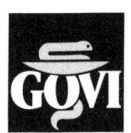

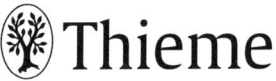

Dermatologische Rezepturen

Schlüssel zur individualisierten topischen Therapie – Praxis der einfachen und sicheren Verschreibung mittels NRF-Kürzel

Claus Garbe
Holger Reimann

2., vollständig neu bearbeitete Auflage

9 Abbildungen
43 Tabellen

Georg Thieme Verlag
Stuttgart · New York

Bibliographische Information
Der Deutschen Bibliothek

Die Deutsche Bibliothek verzeichnet diese Publikation in der Deutschen Nationalbibliographie; detaillierte bibliographische Daten sind im Internet über http://dnb.ddb.de abrufbar

1. Auflage 1996

Prof. Dr. med. Claus Garbe
Hautklinik der Universität Tübingen
Sektion Dermatologische Onkologie
Liebermeisterstraße 25
72076 Tübingen

Dr. rer. nat. Holger Reimann
Pharmazeutisches Laboratorium des
Neuen Rezeptur-Formulariums
Carl-Mannich-Straße 20
65760 Eschborn

Wichtiger Hinweis: Wie jede Wissenschaft ist die Medizin ständigen Entwicklungen unterworfen. Forschung und klinische Erfahrung erweitern unsere Erkenntnisse, insbesondere was Behandlung und medikamentöse Therapie anbelangt. Soweit in diesem Werk eine Dosierung oder eine Applikation erwähnt wird, darf der Leser zwar darauf vertrauen, dass Autoren, Herausgeber und Verlag große Sorgfalt darauf verwandt haben, dass diese Angabe **dem Wissensstand bei Fertigstellung des Werkes** entspricht.
Für Angaben über Dosierungsanweisungen und Applikationsformen kann vom Verlag jedoch keine Gewähr übernommen werden. **Jeder Benutzer ist angehalten**, durch sorgfältige Prüfung der Beipackzettel der verwendeten Präparate und gegebenenfalls nach Konsultation eines Spezialisten festzustellen, ob die dort gegebene Empfehlung für Dosierungen oder die Beachtung von Kontraindikationen gegenüber der Angabe in diesem Buch abweicht. Eine solche Prüfung ist besonders wichtig bei selten verwendeten Präparaten oder solchen, die neu auf den Markt gebracht worden sind. **Jede Dosierung oder Applikation erfolgt auf eigene Gefahr des Benutzers.** Autoren und Verlag appellieren an jeden Benutzer, ihm etwa auffallende Ungenauigkeiten dem Verlag mitzuteilen.

© 2005 Georg Thieme Verlag KG
Rüdigerstraße 14
D- 70469 Stuttgart
Telefon: + 49/ 0711/ 8931-0
Unsere Homepage: http://www.thieme.de

Printed in Germany

Umschlaggestaltung: Thieme Verlagsgruppe
Umschlaggrafik: Martina Berge, Erbach
Zeichnungen: Joachim Hormann, Stuttgart
Satz: Reemers Publishing GmbH, Krefeld
Gesetzt in 3B2 Advent
Druck: Appl Druck, Wemding

ISBN 3-13-107292-X (Thieme)   1 2 3 4 5 6
ISBN 3- 7741-1034-4 (Govi)

Geschützte Warennamen (Warenzeichen) werden **nicht** besonders kenntlich gemacht. Aus dem Fehlen eines solchen Hinweises kann also nicht geschlossen werden, dass es sich um einen freien Warennamen handelt.
Das Werk, einschließlich aller seiner Teile, ist urheberrechtlich geschützt. Jede Verwertung außerhalb der engen Grenzen des Urheberrechtsgesetzes ist ohne Zustimmung des Verlages unzulässig und strafbar. Das gilt insbesondere für Vervielfältigungen, Übersetzungen, Mikroverfilmungen und die Einspeicherung und Verarbeitung in elektronischen Systemen.

Vorwort zur zweiten Auflage

Nachdem die gesamte erste Auflage von 6 000 Exemplaren vergriffen ist, haben wir diese zweite, vollständig überarbeitete Auflage fertiggestellt. Dieses Buch hat erstmalig die Dermatologen wie auch andere rezeptierende Ärzte in breitem Umfang mit dem Neuen Rezeptur-Formularium (NRF) bekannt gemacht. Dadurch wurden die Rezepturen im Vergleich zu früheren Jahren ebenfalls in breitem Umfang auf eine rationellere Grundlage gestellt. Die im NRF enthaltenen Rezepturen stellen die Basis dieser Rezeptursammlung dar. Sie wurden alle galenisch optimiert und auf ihre Haltbarkeit überprüft. In diesem Sinne können sie sich durchaus mit Fertigarzneimitteln messen.

Dennoch empfehlen wir vorzugsweise die Verschreibung von Fertigarzneimitteln, soweit geeignete Präparate zur Verfügung stehen und durch die Rezeptur keine deutlichen Preisvorteile erreicht werden. Um diese Frage beurteilen zu können, enthält der vorliegende Band durchgängig Preiskalkulationen zu den gesammelten Rezepturbeispielen sowie ein eigenes Kapitel zur Preiskalkulation von Rezepturen in der Apotheke.

Die Kapitel über die offizinellen Grundlagen und über die Wirkstoffe wurden vollständig überarbeitet. Für die offizinellen Grundlagen wurde eine neue Systematik aufgenommen, die dem aktuellen Verständnis über dieses Gebiet gerecht wird. Bei den Wirkstoffen wurden einige obsolete weggelassen und neuere Wirkstoffe eingefügt. Neu ist weiterhin, dass sowohl bei den offizinellen Grundlagen als auch bei den Wirkstoffen Rezepturbeispiele aufgeführt werden, die später in der Rezeptursammlung ausführlich kommentiert sind. So kann der Arzt die Auswahl der Rezeptur entweder ausgehend vom Wirkstoff oder von der offizinellen Grundlage gezielt vornehmen.

In den seit der ersten Auflage vergangenen acht Jahren hat das Pharmazeutische Laboratorium des Neuen Rezeptur-Formulariums fleißig weitere galenische Zubereitungen und Rezepturen von Wirkstoffen erprobt und das NRF wurde um mehr als 50 neue topische Rezepturen erweitert. Diese wurden alle in den vorliegenden Band neu aufgenommen sowie auch einige freie Rezepturen. Dagegen wurden einige obsolete oder kaum noch in der Praxis gebrauchte Rezepturen nicht wieder aufgeführt. Im Vergleich zur ersten Auflage wurde die Zahl der Rezepturen von 108 auf 137 erhöht.

Die große Zahl der genau dargestellten offizinellen Grundlagen als auch die eingehende Beschreibung der Wirkstoffe erleichtern es dem Arzt, auch individuelle freie Rezepturen zu verschreiben. Für den mit dem Rezeptieren vertrauten Arzt eröffnet sich so die Möglichkeit einer individualisierten topischen Therapie des Patienten, die dem jeweiligen Krankheitsbild, der Akuität und dem Hauttyp des Patienten Rechnung trägt. So kann der Behandlungserfolg für unsere Patienten verbessert werden und darin liegt das Hauptziel des vorliegenden Bandes.

Tübingen, im April 2005 *Prof. Dr. med. Claus Garbe*
Eschborn, im April 2005 *Dr. rer. nat. Holger Reimann*

Vorwort zur ersten Auflage

In der dermatologischen Literatur existieren eine Vielzahl von Rezeptursammlungen, die oftmals einer kritischen Prüfung nicht standhalten. Die Rezepturen enthalten z. T. obsolete Wirkstoffe, sind galenisch nicht verträglich, weisen eine unzureichende physikalische oder chemische Stabilität auf, oder sind aus therapeutischen Gesichtspunkten nicht rationell kombiniert. Mit dem vorliegenden Band beabsichtigen wir, therapeutisch sinnvolle Rezepturen zusammenzustellen, die galenisch verträgliche Komponenten enthalten und eine hinreichende Stabilität besitzen. Diese Aufgabe wurde in einer arbeitsintensiven Kooperation zwischen Dermatologen und Apothekern in Angriff genommen.

Im vorliegenden Band werden die theoretischen und pharmazeutischen Grundlagen der dermatologischen Rezeptur ausführlich behandelt. Dazu gehören die Eigenschaften und die Indikationsgebiete der offizineilen Grundlagen, die Besprechung von 70 Wirkstoffen und von mehr als 120 Hilfsstoffen sowie von möglichen Inkompatibilitäten. Der aktuelle Stand der Bewertung obsoleter Stoffe wird dargestellt. In die Rezeptursammlung wurden 108 Rezepturen aufgenommen, die mit einem pharmazeutischen Kommentar, dermatologischen Indikationen, Anwendungshinweisen und Preiskalkulationen versehen wurden. Die vielen Preisbeispiele machen auch die wirtschaftliche Bewertung der Rezeptur möglich. Dieser Band stellt erst einen wichtigen Schritt in Richtung auf wissenschaftlich begründete Rezepturempfehlungen dar, der weiterer Ergänzung bedarf. Für Hinweise und Vorschläge sind wir dankbar.

Das Zentrallaboratorium Deutscher Apotheker in Eschborn prüft Rezepturen auf ihre galenischen Eigenschaften und ihre Haltbarkeit, und unter der Leitung von Herrn Dr. rer. nat. H. Reimann wurden Standardvorschriften für die Herstellung in der Apotheke ausgearbeitet, die im Neuen Rezeptur-Formularium (NRF) enthalten sind. Diese Rezepturen wurden im vorliegenden Band berücksichtigt. Frau Dr. rer. nat. C. Sander-Bähr hat darüberhinaus in das vorliegende Werk ihre Erfahrungen als Krankenhausapothekerin mit der Herstellung und dem Einsatz dermatologischer Rezepturen eingebracht. An einer ersten Bearbeitung der Rezepturen haben sich aktiv die Ärzte der Poliklinik in der Universitäts-Hautklinik im Klinikum Benjam Franklin in Berlin beteiligt, unser Dank gilt Frau Dr. U. Blume-Petavi, Herrn Dr. U. Hettmannsberger, Herrn Dr. E. Hilbert, Herrn

Dr. K. Krasagakis, Herrn Dr. M. Owsianowski, Frau Dr. K. Schröder und Herrn Dr. G. Wahl.

Schließlich wurden auch Rezepturempfehlungen der pharmazeutischen und kosmetischen Industrie berücksichtigt. Die Angaben über die Kompatibilität und über die Stabilität dieser Empfehlungen stammen von den Herstellern und wurden von uns nicht überprüft. Schließlich sind wir Herrn Dr. rer. nat. H. W. Reinhardt aus Offenbach für seine kritische Durchsicht des Manuskriptes und für seinen Kommentar zu Rezepturempfehlungen der pharmazeutischen Industrie zu Dank verpflichtet.

Tübingen, im März 1996 *Prof. Dr. med Claus Garbe*

Inhaltsverzeichnis

1	**Warum rezeptieren?**	1
1.1	Qualitätsanforderungen an dermatologische Rezepturen	1
1.2	Überholte Traditionen des dermatologischen Rezeptierens	3
1.2.1	Traditionalistisches Konzept	3
1.2.2	Verwendung obsoleter Substanzen	4
1.2.3	Verdünnung wirkstoffhaltiger Fertigarzneimittel mit verschiedenen Grundlagen	5
1.2.4	Galenisch inkompatible Rezepturen	5
2	**Individualisierung der topischen dermatologischen Behandlung**	6
2.1	Vorteile	6
2.2	Ziele	8
3	**Wie rezeptieren?**	10
3.1	Rezeptformalität	10
3.2	Verschreibung	12
3.3	Rezeptursammlung in der Apotheke – gesetzliche Grundlagen	15
3.3.1	Arzneibuch	15
3.3.2	Deutscher Arzneimittel-Codex	16
3.3.3	Neues Rezeptur-Formularium im DAC	16
3.3.4	Standardrezepturen	16
3.3.5	Formularium hospitale	16
4	**Kosten**	17
4.1	Fertigarzneimittel	17
4.2	Rezepturen	18
4.2.1	Dermatikagrundlagen	19
4.2.2	Verpackungen und Applikationshilfen	19
4.2.3	Zusätzliche Bestandteile	19
4.2.4	Beispiele	20

Inhaltsverzeichnis

5	**Offizinelle Grundlagen mit Indikationen und Rezepturbeispielen**	25
5.1	Salben	28
5.1.1	Hydrophobe Salben	28
5.1.2	Wasser aufnehmende Salben	29
5.1.3	Hydrophile Salben	31
5.2	Cremes	32
5.2.1	Lipophile Cremes	32
5.2.2	Hydrophile Cremes	34
5.2.3	Ambiphile Cremes	36
5.2.4	Hautemulsionen (O/W-Lotionen)	37
5.3	Gele	38
5.3.1	Lipophile Gele	38
5.3.2	Hydrophile Gele	40
5.4	Schüttelmixturen	41
5.5	Pasten	43
5.5.1	Harte Pasten	43
5.5.2	Weiche Pasten	44
5.5.3	Flüssige Pasten	45
5.6	Zinkleim	46
5.7	Pflaster (Emplastra)	46
5.8	Lösungen	46
5.8.1	Wässrige und alkoholische Lösungen	47
5.8.2	Bäder	49
5.8.3	Feuchter Verband (Umschlag)	50
5.8.4	Fettfeuchter Verband	50
5.8.5	Okklusivverband	50
5.8.6	Lacke	50
5.8.7	Sprays	51
5.9	Puder	51
6	**Rezeptierbare Wirkstoffe**	52
6.1	Aluminiumchlorid-Hexahydrat	52
6.2	Ammoniumbituminosulfonat, hell und dunkel (Leukichthol, Ichthyol)	53
6.3	Antibiotika	53
6.4	Antihistaminika	56
6.5	Antimykotika	56
6.6	Azelainsäure	58
6.7	Benzoylperoxid	58
6.8	Benzylbenzoat	58
6.9	Brillantgrün	59

6.10	Bufexamac	59
6.11	Capsaicin	59
6.12	Chinolinderivate	60
6.13	Chlorhexidin	61
6.14	Dexpanthenol	61
6.15	Diltiazemhydrochlorid	62
6.16	Dimeticon	62
6.17	Dithranol (Anthralin, Cignolin)	62
6.18	Eosin	63
6.19	Estrogenderivate	63
6.20	Ethacridinlactat (Rivanol)	64
6.21	Fuchsin	64
6.22	Glyceroltrinitrat	65
6.23	Harnstoff	65
6.24	Hydrochinon	66
6.25	Kaliumpermanganat	66
6.26	Kortikosteroide	67
6.27	Methoxsalen	69
6.28	Methylrosaniliniumchlorid	69
6.29	Metronidazol	70
6.30	Milchsäure	70
6.31	Minoxidil	71
6.32	Permethrin	71
6.33	Phenol	71
6.34	Polidocanol 600 (Thesit)	72
6.35	Polihexanid (Lavasept-Konzentrat)	72
6.36	Povidon-Iod	73
6.37	Salicylsäure	73
6.38	Silbernitrat	74
6.39	Steinkohlenteer	74
6.40	Tiabendazol	75
6.41	Tretinoin (Vitamin-A-Säure)	75
6.42	Triclosan	76
6.43	Zinkoxid	77
6.44	Zinksulfat	77
7	**Hilfsstoffe**	78
7.1	Hydrophobe Stoffe als Lipidbestandteile und Konsistenzgeber	78
7.2	Hydrophile Komponenten und Lösevermittler	81
7.3	Emulgatoren und Tenside	82
7.4	Pigmente und Pudergrundstoffe	85

7.5	Verdickungsmittel	86
7.6	pH-Regulanzien	88
7.7	Konservierungsmittel	91
7.8	Antioxidanzien	96
7.9	Wechselwirkungen und Unverträglichkeiten	97
7.9.1	Physikalisch-chemische Unverträglichkeiten	97
7.9.2	Wechselwirkung über Wasserstoffbrücken	98
7.9.3	Ionische Wechselwirkung	98
7.9.4	Grenzflächeneffekte	99
7.9.5	Beeinflussung der Wirkung	99
8	**Haltbarkeit von Dermatikarezepturen**	**101**
8.1	Haltbarkeit von Grundstoffen	101
8.2	Laufzeit von Fertigarzneimitteln	102
8.3	Aufbrauchsfrist von Rezepturen	104
9	**Obsolete, bedenkliche und problematische Stoffe**	**108**
9.1	Externa	108
9.2	Obsolete Hilfsstoffe	109
9.3	Obsolete Wirkstoffe	111
9.4	Aufbereitungsmonographien für die Nachzulassung	112
9.5	Problematische Wirkstoffe	114
9.6	Empfehlungen für den Umgang mit Problemstoffen	116
10	**Kommentierte Rezeptursammlung einschließlich NRF-Rezepturen**	**119**
10.1	Wasserfreie Salbengrundlagen	119
10.1.1	Weißes Vaselin Ph. Eur. (Vaselinum album)	119
10.1.2	Halbfestes Hartfett (Softisan 378)	120
10.1.3	Wollwachsalkoholsalbe DAB (Lanae alcoholum unguentum, Eucerinum anhydricum)	122
10.1.4	Wollwachsalkoholsalbe SR DAC (Unguentum alcoholum lanae)	123
10.1.5	Hydrophile Salbe DAB (Unguentum emulsificans)	124
10.1.6	Hydrophobes Basisgel DAC (Mucilago basalis hydrophobica, Polyethylen-Oleogel)	125
10.1.7	Hypromellose-Haftpaste 40 % (NRF 7.8.)	127
10.2	Cremes und Emulsionsgrundlagen (geordnet nach Emulsionstyp und steigendem Wassergehalt)	128
10.2.1	Weiche Salbe DAC	128
10.2.2	Kühlsalbe DAB (Unguentum leniens)	129

10.2.3	Wasserhaltige Wollwachsalkoholsalbe DAB (Lanae alcoholum unguentum aquosum, Eucerinum cum aqua)	130
10.2.4	Wasserhaltige Wollwachsalkoholsalbe pH 5 (NRF 11.32.)	132
10.2.5	Hydrophobe Basiscreme DAC	133
10.2.6	Basiscreme DAC (Cremor basalis, ambiphile Creme)	135
10.2.7	Nichtionische hydrophile Creme DAB (Unguentum emulsificans nonionicum aquosum)	136
10.2.8	Nichtionische hydrophile Creme SR DAC	138
10.2.9	Anionische hydrophile Creme SR DAC	139
10.2.10	Wasserhaltige hydrophile Salbe DAB (Unguentum emulsificans aquosum)	140
10.2.11	Nichtionisches wasserhaltiges Liniment DAC	142
10.2.12	Wasserhaltiges Liniment SR DAC	143
10.2.13	Hydrophile Hautemulsionsgrundlage (NRF-Stammzubereitung 25.)	145
10.3	Fettfreie Salbengrundlagen	146
10.3.1	Macrogolsalbe DAC	146
10.3.2	Hydroxyethylcellulosegel DAB (Hydroxyethylcellulosi mucilago)	147
10.3.3	Wasserhaltiges Carbomergel DAB	148
10.4	Zinkoxidhaltige Grundlagen	150
10.4.1	Zinkoxid-Talkum-Puder 50 %, weiß oder hautfarben (NRF 11.60.; Zink-Puder, weiß oder hautfarben)	150
10.4.2	Zinkoxidschüttelmixtur, DAC oder hautfarben (NRF 11.22.; Zinci oxidi lotio/Zinci oxidi lotio rubra, Lotio alba aquosa/ Lotio rubra aquosa)	151
10.4.3	Ethanolhaltige Zinkoxidschüttelmixtur, weiß oder hautfarben (NRF 11.3.)	153
10.4.4	Zinkoxid-Emulsionsschüttelmixtur 18 % (NRF 11.49.; 18er-Lotio)	155
10.4.5	Zinkpaste DAB (Zinci pasta, Pasta zinci)	156
10.4.6	Hydrophobe hautfarbene Abdeckpaste, gelblich, mittel oder rötlich (NRF 11.58.)	157
10.4.7	Hydrophile hautfarbene Abdeckpaste, gelblich, mittel oder rötlich (NRF 11.59.)	159
10.4.8	Weiche Zinkpaste DAB (NRF 11.21.; Pasta zinci mollis DAB)	160
10.4.9	Zinköl (NRF 11.20.; Zinci oleum, Oleum zinci)	161
10.5	Salicylsäurehaltige Rezepturen	162
10.5.1	Salicylsäure-Salbe 1/2/3/5/10 oder 20 % (NRF 11.43.)	162
10.5.2	Salicylsäure-Öl 2/5 oder 10 % (NRF 11.44.)	164
10.5.3	Abwaschbares Salicylsäure-Öl 2/5 oder 10 % (NRF 11.85.)	165
10.5.4	Hydrophile Salicylsäure-Creme 5 % (NRF 11.106.)	166

10.5.5	Ethanolhaltiges Salicylsäure-Gel 6 % (NRF 11.54.)	167
10.5.6	Fettender Salicylsäure-Hautspiritus 1/2/3 oder 5 % (NRF 11.45.)	169
10.5.7	Isopropylalkoholhaltiger Salicylsäure-Hautspiritus 1/2/3/5 oder 10 % (NRF 11.55.)	170
10.6	Harnstoffhaltige Rezepturen	171
10.6.1	Lipophile Harnstoff-Creme 5 oder 10 % (NRF 11.129.)	171
10.6.2	Hydrophile Harnstoff-Creme 5 oder 10 % (NRF 11.71.)	172
10.6.3	Hydrophile Harnstoff-Emulsion 5 oder 10 % (NRF 11.72.)	173
10.6.4	Harnstoff-Cetomacrogolsalbe 10 % (NRF 11.73.)	174
10.6.5	Wasserhaltige Harnstoff-Wollwachsalkoholsalbe 5 oder 10 % (NRF 11.74.)	176
10.6.6	Lipophile Harnstoff-Natriumchlorid-Salbe (NRF 11.75.)	177
10.7	Kortikosteroidhaltige Externa	178
10.7.1	Hydrophile Hydrocortisonacetat-Creme 0,25/0,5 oder 1 % (NRF 11.15.)	178
10.7.2	Hydrophile Hydrocortison-Creme 0,25/0,5 oder 1 % (NRF 11.36.)	179
10.7.3	Lipophile Hydrocortisonacetat-Creme 0,25/0,5 oder 1 % (freie Rezeptur)	180
10.7.4	Hydrophile Prednisolonacetat-Creme 0,25 oder 0,5 % (NRF 11.35.)	182
10.7.5	Hydrophile Triamcinolonacetonid-Creme 0,025/0,05 oder 0,1 % (NRF 11.38.)	183
10.7.6	Hydrophile Triamcinolonacetonid-Emulsion 0,025/0,05 oder 0,1 % (NRF 11.90.)	185
10.7.7	Triamcinolonacetonid-Hautspiritus 0,2 % mit Salicylsäure 2 % (NRF 11.39.)	186
10.7.8	Triamcinolonacetonid-Haftpaste 0,1 % (NRF 7.10.)	187
10.7.9	Hydrophile Betamethasonvalerat-Creme 0,025/0,05 oder 0,1 % (NRF 11.37.)	188
10.7.10	Hydrophile Betamethasonvalerat-Emulsion 0,025/0,05 oder 0,1 % (NRF 11.47.)	190
10.7.11	Betamethasonvalerat-Haftpaste 0,1 % (NRF 7.11.)	191
10.7.12	Hydrophile Clobetasolpropionat-Creme 0,05 % (NRF 11.76.)	192
10.8	Antipruriginosa	193
10.8.1	Hydrophiles Polidocanol-Gel 5 % (NRF 11.117.)	193
10.8.2	Hydrophile Polidocanol-Creme 5 % (NRF 11.118.)	194
10.8.3	Hydrophobe Polidocanol-Creme 5 % (NRF 11.119.)	196
10.8.4	Hydrophobe Polidocanol-Creme 5 % mit Harnstoff 5 % (NRF 11.120.)	197

10.8.5	Polidocanol-Zinkoxidschüttelmixtur 3/5 oder 10 % (NRF 11.66.; Thesit in Lotio alba)	198
10.8.6	Hydrophile Capsaicin-Creme 0,025/0,05 oder 0,1 % (NRF 11.125.)	199
10.9	Antipsoriatika	200
10.9.1	Dithranol-Salbe 0,05/0,1/0,25/0,5/1 oder 2 % mit Salicylsäure 2 % (NRF 11.51.)	200
10.9.2	Abwaschbares Dithranol-Öl 0,25 % mit Salicylsäure 2 % (NRF 11.115.)	202
10.9.3	Dithranol-Macrogolsalbe 0,25/0,5/1 oder 2 % (NRF 11.53.)	203
10.9.4	Hydrophile Methoxsalen-Creme 0,0006 % (NRF 11.96.)	204
10.9.5	Methoxsalen-Hautspiritus 0,15 % (NRF 11.89.)	205
10.9.6	Methoxsalen-Badekonzentrat 0,5 % (m/V) (NRF 11.83.)	206
10.10	Kortisonfreie Antiekzematosa	207
10.10.1	Ammoniumbituminosulfonat-Zinkoxidschüttelmixtur 2,5/5 oder 10 % (NRF 11.2.)	207
10.10.2	Ammoniumbituminosulfonat-Salbe 10/20 oder 50 % (NRF 11.12.)	209
10.10.3	Steinkohlenteer-Salbe 2/5/10 oder 20 % (NRF 11.46.)	210
10.10.4	Hydrophile LCD-Creme 5/10 oder 20 % (NRF 11.86.)	211
10.10.5	LCD-Vaselin 5/10 oder 20 % (NRF 11.87.)	212
10.10.6	Hydrophile Salicylsäure-Creme 5 % mit Steinkohlenteerspiritus 10 % (NRF 11.107.)	214
10.11	Desinfizienzien	215
10.11.1	Povidon-Iod-Lösung 10 % (NRF 11.16.; Povidoni-iodi solutio)	215
10.11.2	Povidon-Iod-Salbe 10 % und Weiche Povidon-Iod-Salbe 10 % (NRF 11.17.)	216
10.11.3	Ethanolhaltige Fuchsin-Lösung 0,5 % (NRF 11.26.)	217
10.11.4	Ethacridinlactat-Monohydrat-Lösung 0,05/0,1/0,5 oder 1 % (NRF 11.61.; Rivanol-haltige Lösung)	219
10.11.5	Ethanolhaltige Ethacridinlactat-Monohydrat-Lösung 0,05 oder 0,1 % (NRF 11.8.; alkoholische Rivanol-Lösung)	220
10.11.6	Ethacridinlactat-Monohydrat-Salbe 1 % mit Salicylsäure 3 % (NRF 11.63.)	221
10.11.7	Ethacridinlactat-Monohydrat-Zinkpaste 1 % (NRF 11.7.; Rivanol-Zink-Paste)	222
10.11.8	Hydrophile Chlorhexidindigluconat-Creme 0,5 oder 1 % (NRF 11.116.)	223
10.11.9	Ethanolhaltige Chlorhexidindigluconat-Lösung 0,5 oder 1 % (NRF 11.126.)	224
10.11.10	Methylrosaniliniumchlorid-Lösung 0,1 oder 0,5 % (NRF 11.69.; Gentianaviolett-Lösung)	225

10.11.11	Desinfektionsspiritus (NRF 11.27.)	226
10.11.12	Hydrophobe Triclosan-Creme 2 % (NRF 11.122.)	227
10.11.13	Kaliumpermanganat-Lösungskonzentrat 1 % (NRF 11.82.)	228
10.11.14	Ethanolhaltige Eosin-Dinatrium-Lösung 0,5/1 oder 2 % (NRF 11.94.)	229
10.11.15	Wässrige Eosin-Dinatrium-Lösung 0,5/1 oder 2 % (NRF 11.95.)	230
10.11.16	Chinolinolsulfat-Monohydrat-Lösung 0,1 % (NRF 11.127.)	231
10.11.17	Silbernitrat-Lösung 0,5 oder 1 % (NRF 11.98.)	232
10.11.18	Silbernitrat-Lösung 10 % (NRF 11.99.)	233
10.12	Antiinfektiosa	234
10.12.1	Clotrimazol-Lösung 1 % (NRF 11.40.)	234
10.12.2	Clotrimazol-Hautspray 1 % (NRF 11.41.)	235
10.12.3	Harnstoff-Paste 40 % mit Clotrimazol 1 % (NRF 11.57.)	236
10.12.4	Hydrophile Clotrimazol-Salbe 2 % (NRF 11.50.)	237
10.12.5	Hydrophile Miconazolnitrat-Creme 2 % (NRF 11.79.)	238
10.12.6	Ethanolhaltige Miconazolnitrat-Lösung 1 % (NRF 11.80.)	239
10.12.7	Anionische Miconazolnitrat-Creme 2 % (NRF 11.81.)	240
10.12.8	Benzylbenzoat-Emulsion 10 oder 25 % (NRF 11.64.)	241
10.12.9	Lipophiles Tiabendazol-Gel 10 % (NRF 11.130.)	242
10.12.10	Hydrophiles Metronidazol-Gel 0,75 % (NRF 11.65.)	243
10.12.11	Hydrophile Metronidazol-Creme 1 oder 2 % (NRF 11.91.)	244
10.12.12	Hydrophile Permethrin-Creme 2,5 oder 5 % (freie Rezeptur)	245
10.13	Wundbehandlungsmittel	246
10.13.1	Hydrophile Dexpanthenol-Creme 5 % (NRF 11.28.)	246
10.13.2	Hydrophobe Dexpanthenol-Creme 5 % (NRF 11.29.)	247
10.13.3	Povidon-Iod-Zuckersalbe 2,5 % (NRF 11.42.)	248
10.13.4	Polihexanid-Lösung 0,02 oder 0,04 % (NRF 11.128.)	249
10.13.5	Hydrophiles Polihexanid-Gel 0,04 oder 0,1 % (NRF 11.131.)	250
10.13.6	Hydrophile Polihexanid-Salbe 0,04 % (freie Rezeptur)	252
10.14	Antihidrotika	253
10.14.1	Aluminiumchlorid-Hexahydrat-Gel 15 oder 20 % (NRF 11.24.)	253
10.14.2	2-Propanolhaltige Aluminiumchlorid-Hexahydrat-Lösung 15 oder 20 % (NRF 11.1.)	254
10.15	Aknetherapeutika	255
10.15.1	Benzoylperoxid-Gel 3/5 oder 10 % (NRF 11.25.)	255
10.15.2	Salicylsäure-Aknespiritus 5 oder 10 % (NRF 11.23.)	256
10.15.3	Ethanolhaltige Erythromycin-Lösung 0,5/1/2 oder 4 % (NRF 11.78.)	257
10.15.4	Hydrophile Erythromycin-Creme 0,5/1/2 oder 4 % (NRF 11.77.)	258

10.15.5	Ethanolhaltiges Erythromycin-Gel 0,5/1/2 oder 4 % (NRF 11.84.)	259
10.15.6	Hydrophobe Tretinoin-Creme 0,025/0,05 oder 0,1 % (NRF 11.123.)	260
10.15.7	Hydrophile Tretinoin-Creme 0,025/0,05/0,1 % (NRF 11.100.)	261
10.15.8	Hydrophiles Tretinoin-Gel 0,025/0,05 oder 0,1 % (NRF 11.124.)	262
10.15.9	Ethanolhaltige Tretinoin-Lösung 0,025/0,05 oder 0,1 % (NRF 11.102.)	263
10.16	Warzentherapeutika und Schälmittel	264
10.16.1	Harnstoff-Paste 40 % (NRF 11.30.)	264
10.16.2	Warzensalbe (NRF 11.31.)	265
10.16.3	Milchsäurehaltiges Salicylsäure-Collodium 10 % (NRF 11.18.)	266
10.17	Proktologika	267
10.17.1	Hydrophiles Diltiazemhydrochlorid-Gel 2 % (NRF 5.6.)	267
10.17.2	Ölige Phenol-Injektionslösung 5 % (m/V; NRF 5.3.)	268
10.17.3	Chininhydrochlorid-Injektionslösung 20 % mit oder ohne Mepivacainhydrochlorid 2 % (NRF 5.4.)	269
10.17.4	Ethanolhaltige Zinkchlorid-Sklerosierungslösung (NRF 5.5.)	270
10.18	Stomatologika	271
10.18.1	Chlorhexidingluconat-Mundspüllösung 0,1 oder 0,2 % (NRF 7.2.)	271
10.18.2	Dexpanthenol-Lösung 5 % (NRF 7.3.)	272
10.18.3	Citronensäure-Glycerol 0,5/1 oder 2 % (NRF 7.4.)	273
10.18.4	Tretinoin-Haftpaste 0,05 oder 0,1 % (NRF 7.9.)	274
10.18.5	Künstlicher Speichel (NRF 7.5.)	275
10.19	Sonstiges	276
10.19.1	Zinkleim DAB (Gelatina zinci, Zinci gelatina)	276
10.19.2	Depigmentierende Kligman-Salbe 2 oder 3 % Hydrochinon (freie Rezeptur)	278
10.19.3	Minoxidil-Haarspiritus 2 oder 5 % (NRF 11.121.)	279
11	**Kompatibilitätstabellen der pharmazeutischen Industrie und Rezeptur mit Fertigarzneimitteln**	281
11.1	Wirkstofffreie und wirkstoffhaltige Dermatika mit besonderen Kassenvereinbarungen	281
12	**Weiterführende Literatur**	285
13	**Sachregister**	288

Tabellenverzeichnis

Tabelle 1	Traditionelle Rezepturen der obsoleten Solutio Castellani im Vergleich der Deutschen Rezeptformeln und des Neuen Rezeptur-Formulariums	4
Tabelle 2	Zusammensetzung verschiedener Eucerinum-Grundlagen als Beispiel für die Zunahme der Hilfsstoffe in neueren Salbengrundlagen	7
Tabelle 3	Gliederung des Rezeptes	10
Tabelle 4	Bezeichnung von Gewichtsmengen	11
Tabelle 5	Abkürzungen und Sprachgebrauch der Subscriptio	11
Tabelle 6	Rezeptur: Betamethasonvalerat-Creme 0,1 % (NRF 11.37.)	20
Tabelle 7	Rezeptur: Hydrophile Prednisolon-Creme 0,5 %	21
Tabelle 8	Beispielrezeptur: Einarbeiten eines triamcinolonhaltigen Fertigarzneimittels in eine Rezeptur, um eine Salbe mit geringer Triamcinolonacetonid-Konzentration zu erhalten	21
Tabelle 9	Beispielrezeptur: Einarbeiten der gleichen Triamcinolon-acetonid-Konzentration (0,05 %) in eine Rezepturgrundlage	22
Tabelle 10	Beispielrezeptur: Hydrophile Triamcinolonacetonid-Creme 0,1 % (NRF 11.38.) in Mengen von 20–200 g	22
Tabelle 11	Beispielrezeptur: 50 g Triamcinolonacetonid-Dermatikum 0,1 % mit Asche Basis-Salbe (mit den Krankenkassen vereinbarter Einkaufspreis: 0,074 €/g) oder mit Excipial Fettcreme (Einkaufspreis für 100 ml: 4,95 €)	23
Tabelle 12	Beispielrezeptur: Hydrophobe Dexpanthenol-Creme 5 % (NRF 11.29.)	24
Tabelle 13	Hydrophobe Salben	28
Tabelle 14	W/O-Absorptionssalben	30
Tabelle 15	O/W-Absorptionssalben	31
Tabelle 16	Hydrophile Salben	32
Tabelle 17	Lipophile Cremes	33
Tabelle 18	Hydrophile Cremes	35
Tabelle 19	Ambiphile Cremes	36
Tabelle 20	O/W-Lotionen	38
Tabelle 21	Lipophile Gele	39
Tabelle 22	Hydrophile Gele	41
Tabelle 23	Schüttelmixturen	42
Tabelle 24	Harte Pasten	44

Tabelle 25	Weiche Pasten	45
Tabelle 26	Arzneilösungen	48
Tabelle 27	Extern wirksame Kortikosteroide	67
Tabelle 28	Lipidkomponenten in Dermatika	79
Tabelle 29	Hydrophile Komponenten in Dermatika	81
Tabelle 30	Emulgatoren und Tenside in Dermatika	83
Tabelle 31	Pigmente und Pudergrundstoffe in Dermatika	85
Tabelle 32	Verdickungsmittel für hydrophile Flüssigkeiten	87
Tabelle 33	pH-Regulation in Dermatikarezepturen	90
Tabelle 34	Wasserhaltige Dermatikarezepturen ohne mikrobielles Risiko	93
Tabelle 35	Wichtige Konservierungsstoffe und antimikrobielle Grundlagenbestandteile für Dermatikarezepturen	93
Tabelle 36	Antioxidanzien und Synergisten in Dermatika	96
Tabelle 37	Instabilitäten bei Arzneimitteln	102
Tabelle 38	Richtwerte für Aufbrauchsfristen bei unsterilen Dermatika. Auswahl aus den im Neuen Rezeptur-Formularium tabellierten Richtwerten für stabile standardisierte Rezepturen. Die Angabe „unkonserviert" setzt mikrobielle Anfälligkeit voraus. Bei chemisch oder physikalisch-chemisch instabilen Rezepturen sind die Richtwerte nur bedingt und bei frei komponierten Individualrezepturen nur in Ausnahmefällen anwendbar.	106
Tabelle 39	Obsolete, fast obsolete und problematische Dermatikabestandteile (mit * gekennzeichnete Stoffe gelten nach Publikation der AMK als bedenklich und sind praktisch unzulässig)	110
Tabelle 40	Aufbereitungsmonographien für die Nachzulassung: negativ beurteilte Dermatikawirkstoffe	113
Tabelle 41	Abgestufte Vorgehensweisen bei problematischen Rezepturen (nach AMK)	118
Tabelle 42	Wirkstofffreie Dermatika, für die gemäß Vereinbarung mit den Krankenkassen bei Rezepturen nur die tatsächlich verwendete Menge berechnet wird (Stand: 15.1.2005)	282
Tabelle 43	Arzneistoffhaltige Dermatika, für die gemäß Vereinbarung mit den Krankenkassen bei Rezepturen nur die tatsächlich verwendete Menge berechnet wird (Stand: 15.1.2005)	283

1 Warum rezeptieren?

Für topische Behandlungen steht derzeit dem dermatologisch behandelnden Arzt eine breite Palette von Fertigarzneimitteln zur Verfügung. Der Dermatologe kann in seiner Behandlung heute weitehend ohne selbst verfasste Rezepturen auskommen. Die pharmazeutische Industrie hat fast alle modernen gebräuchlichen dermatologischen Rezepturen in Fertigarzneimittel umgesetzt. Dennoch erfreut sich die Rezeptur insbesondere bei Dermatologen in den letzten Jahren wieder einer zunehmenden Beliebtheit und erlebt eine Renaissance. Für diese Entwicklung gibt es verschiedene Gründe, die unter den Zielen des Rezeptierens ausführlich dargestellt werden. Ausschlaggebend sind vor allem zwei Vorteile der Rezeptur:
- Die Rezeptur kann individuell auf die Erfordernisse des Patienten abgestimmt werden; so können beispielsweise Allergie auslösende Substanzen, wie Konservanzien, Duftstoffe oder Emulgatoren, gezielt vermieden werden, und die Grundlage der Rezeptur kann auf den Hauttyp des Patienten abgestimmt werden.
- Rezepturen können vielfach – insbesondere bei größeren Verschreibungsmengen von Salben – erheblich billiger als Fertigarzneimittel sein. Dies gilt insbesondere für die in der dermatologischen Behandlung häufig verwendeten topischen Kortikosteroide.

1.1 Qualitätsanforderungen an dermatologische Rezepturen

Mit der Verlagerung der Herstellung von Arzneimitteln von den Apotheken auf die pharmazeutische Industrie haben sich die Qualitätsanforderungen an Arzneimittel grundlegend geändert. Die Entwicklung eines Arzneimittels setzt heute umfangreiche Testungen in vitro und in vivo voraus, die Aufschlüsse über die Unbedenklichkeit des Arzneistoffes, seine Pharmakokinetik und seine Wirkung geben müssen. Bei Zulassung von Fertigarzneimitteln müssen die pharmazeutische Qualität, einschließlich der Haltbarkeit, sowie die Unbedenklichkeit und die Wirksamkeit der Präparate in wissenschaftlich anerkannten Prüfungen nachgewiesen werden. Zusätzlich wird die Herstellung der Arzneimittel inzwischen in der Europäischen Gemeinschaft strengen Kontrollen entsprechend den GMP-Richtlinien (Good Manufacturing Practice) unterzogen.

Insofern hat die Verbreitung von Fertigarzneimittelpräparaten in der Dermatologie zweifellos zu einer wesentlichen Verbesserung der therapeutischen Optionen geführt und dazu beigetragen, dass Therapieerfolge durch Anwendung gleich bleibend qualitativ hochwertiger Arzneimittel besser reproduzierbar wurden. Von diesem Standard sind einige in der Dermatologie gebräuchliche Rezepturen zurzeit noch deutlich entfernt.

Die dermatologische Rezeptur muss deshalb einer kritischen Prüfung unterzogen werden. Die Rezepturen sollten sich dem Standard annähern, der von Fertigarzneimitteln der pharmazeutischen Industrie vorgegeben wird. Hierzu müssen folgende Mindestvoraussetzungen erfüllt sein:

- Die rezeptierten Wirkstoffe und Hilfsstoffe sind nach bestem Ermessen unbedenklich.
- Die verordneten Stoffe sind gegen das zu behandelnde Krankheitsbild wirksam.
- Die Galenik des rezeptierten Arzneimittels stimmt; chemische und physikalische Stabilität sind gegeben.
- Der Patient wird ausreichend informiert.

Mit diesem Anspruch wurden dermatologische Rezepturen von der Arzneimittelkommission der Deutschen Apotheker und dem Pharmazeutischen Laboratorium des Neuen Rezeptur-Formulariums überprüft, und die Rezepturvorschriften wurden im Neuen Rezeptur-Formularium (NRF) zusammengefasst. Das NRF ist eine pharmazeutische Vorschriftensammlung, die neben etwa 130 Dermatikarezepturen etwa gleich viele Monographien aus anderen Indikationsgebieten enthält. Sie ist in jeder Apotheke vorhanden, bei Dermatologen und Allgemeinärzten aber noch nicht allgemein bekannt. Die Rezepturen des NRF stellen den Grundstock dieses Buches dar. Darüber hinaus wurden zusätzlich Rezepturen aufgenommen, die aus Sicht der Verfasser eine sinnvolle Ergänzung darstellen.

Mithilfe dieser rationellen Rezepturen sollten Fehlschläge vermieden werden. Die Voraussetzung dazu ist eine Kooperation zwischen Arzt und Apotheker. Die ärztliche Ausbildung umfasst weder im Studium noch während der Spezialisierung eine eingehende Beschäftigung mit der Galenik, die aber Voraussetzung für die Herstellung von funktionierenden Rezepturen ist. Um das Wissen der rezeptierenden Ärzte über die Funktion der verschiedenen in den Rezepturen vorhandenen Wirk- und Hilfsstoffe zu verbessern, wird in diesem Buch bei jeder Rezeptur im Kommentar auf diese Punkte im Einzelnen eingegangen.

Im Spannungsverhältnis zwischen Fertigarzneimitteln und individueller Rezeptur geht es heute darum, den Qualitätsstandard der Rezepturen anzuheben. Dazu gehört die kritische Prüfung der verwendeten Inhaltsstoffe und damit der Verzicht auf einige traditionelle Substanzen, die heute als bedenklich eingestuft werden müssen. Die galenische Verträglichkeit der verwendeten Substanzen ist unbedingt zu fordern. Weiterhin sollen Arzt und Patient über die chemische und physikalische Haltbarkeit des rezeptierten Arzneimittels informiert sein. Schließlich sollte der verschreibende Arzt einen Preisvergleich zur Verordnung von Fertigarzneimitteln vornehmen können, unabhängig davon, ob mit den Kosten die gesetzlichen Krankenkassen, andere Träger oder die Patienten selbst belastet werden. Da die Berechnung des Preises rezeptierter Arzneimittel kompliziert ist (Kap. 4, S. 17 ff), ist die Angabe von Kosten für verschiedene Mengen der Rezeptur dazu erforderlich. Dieses Buch bietet dem rezeptierenden Arzt entsprechende Hilfestellungen, um rationelle Entscheidungen zu ermöglichen.

1.2 Überholte Traditionen des dermatologischen Rezeptierens

Eine rationelle dermatologische Rezeptur muss jedoch gegen verschiedene Traditionen des dermatologischen Rezeptierens durchgesetzt werden, die zum Teil noch die Praxis bestimmen. Folgende seien genannt:

1.2.1 Traditionalistisches Konzept

Viele Rezepturen entstanden zu Beginn des 20. Jahrhunderts, zu einem Zeitpunkt, als erst wenige topisch wirksame Arzneistoffe zur Verfügung standen und Fertigarzneimittel noch nicht auf dem Markt waren. Die dermatologische Therapie war zu dieser Zeit fast ausschließlich topisch, und der behandelnde Dermatologe hatte keine Alternative zum Rezeptieren. Das Konzept des Rezeptierens war damals weitgehend verschieden vom heutigen Verständnis moderner Therapeutika. Während man heute als ein geeignetes Arzneimittel insbesondere Monosubstanzen in einer geeigneten Grundlage ansieht, wurden damals Rezepturen eher wie Kochrezepte gedacht. Das Zusammenmischen verschiedener Substanzen mit ähnlichen Effekten schien den bestmöglichen Erfolg zu versprechen, der damals noch kaum exakt messbar war.

Die bekanntesten Beispiele für diese Rezepturphilosophie sind die Solutio Castellani (Tab. **1**) und die Tinctura Arning. Beide Rezepturen sind auch in diesem Buch sowie im Neuen Rezeptur-Formularium nicht mehr enthalten, da sie aus obsoleten Wirkstoffen bestehen. Daneben finden sich aber in dermatologischen Rezeptursammlungen noch viele Rezepturen, die diesem Konzept folgen und heute sicher als obsolet angesehen werden müssen. Dazu gehören etwa die Schälpasten nach Unna und nach Lassar, die heute in der Aknebehandlung besser durch Vitamin-A-Säure-Präparate oder andere ersetzt werden. Dazu gehören ebenfalls viele Rezepturen zur Behandlung von Dermatitiden, die unter anderem Resorcin und Schwefel enthalten. Derartige Rezepturen wurden in die vorliegende Sammlung bewusst nicht mehr aufgenommen.

1.2.2 Verwendung obsoleter Substanzen

Eine Reihe von Substanzen, die in klassischen Rezepturen enthalten sind, werden heute als obsolet angesehen (siehe Kap. 9, S. 108 ff). So liegen beispielsweise negative Monographien zur Nutzen-Risiko-Beurteilung durch das Bundesinstitut für Arzneimittel und Medizinprodukte für folgende Stoffe vor: Resorcin, Phenol, Schwefel, topische Sulfonamide, Guajazulen, Cadmiumsulfid. Bei Verschreibung von Rezepturen, die diese Substanzen enthalten, wird sich der Arzt im Schadensfalle die Frage stellen lassen müssen, ob nicht unbedenklichere Alternativen zur Behandlung zur Verfügung standen.

Wegen ihrer Toxizität gelten seit langem Quecksilbersalze, Bleisalze und Borsäure in der topischen Behandlung als obsolet. Dieser Situation wurde im Neuen Rezeptur-Formularium bei der Zusammenstellung traditioneller Rezepturen zum Teil dadurch Rechnung getragen, dass obsolete Substanzen substituiert wurden, die Rezeptur aber für eine gewisse Zeit unter dem traditionellen Namen aufgeführt wird (vergleiche dazu Solutio Castellani, Tab. 1). Insbesondere wegen des nach wie vor vorhandenen Resorcins wird die Castellani-Lösung in der vorliegenden Rezeptursammlung negativ kommentiert.

Tabelle 1 Traditionelle Rezepturen der obsoleten Solutio Castellani im Vergleich der Deutschen Rezeptformeln und des Neuen Rezeptur-Formulariums

Deutsche Rezeptformeln (DRF)		Neues Rezeptur-Formularium (NRF 11.26. von 1983, 1996 entfallen)		Ersatzrezeptur (NRF 11.26.)	
Sol. Fuchsini spirit. 10 %	7,94	Solut. Fuchsini spirit. 4 %	10,0	Solut. Fuchsini spirit. 5 %	10,0
Phenol. liquefac.	3,97	Chlorocresol	0,1	–	
Acidi Borici	0,79	Natriumedetat	0,02	–	
Aceton	3,97	Aceton	5,0	Ethanol 96 %	5,0
Resorcini	7,94	Resorcin	10,0	–	
Aqua purif.	zu 100,0	Aqua purif.	zu 100,0	Aqua purif.	zu 100,0

1.2.3 Verdünnung wirkstoffhaltiger Fertigarzneimittel mit verschiedenen Grundlagen

Diese heute noch verbreitete Praxis sollte bis auf wenige begründete Ausnahmen aufgegeben werden. Insbesondere das Zusammenmischen von unterschiedlichen Fertigarzneipräparaten, um verschiedene Wirkstoffe zu kombinieren, sollte unbedingt unterlassen werden. Hier werden unterschiedliche Grundlagen und Hilfsstoffe zusammengeführt, deren Kompatibilität infrage steht. Darüber hinaus summieren sich in der Endrezeptur die Hilfsstoffe, Konservanzien und Duftstoffe, die alle das Sensibilisierungsrisiko zusätzlich erhöhen.

Zudem führt das Zusammenmischen verschiedener Fertigarzneimittel auch zu unnötig hohen Kosten, da zum Teil angebrochene Tuben voll berechnet werden müssen und zusätzlich die Apothekentaxe erhoben wird. Allenfalls ist es sinnvoll, ein wirkstoffhaltiges Fertigarzneipräparat mit der identischen Basiscreme zu verdünnen. In seltenen Fällen steht der Wirkstoff nicht als Rezeptursubstanz zur Verfügung (z. B. bei Patentschutz), sodass er bei Bedarf nur in Form des Fertigarzneimittels als Rezepturbestandteil verschrieben werden kann.

1.2.4 Galenisch inkompatible Rezepturen

Häufig werden Rezepturen geschrieben, deren Herstellung galenisch nicht möglich ist, die inkompatible Substanzen enthalten oder nicht über den vorgesehenen Anwendungszeitraum stabil bleiben.

2 Individualisierung der topischen dermatologischen Behandlung

Die individuelle Rezeptur wird heute in größerem Maßstab nahezu nur noch für die topische Behandlung von Hautkrankheiten verordnet.

2.1 Vorteile

Folgende Gründe sprechen dafür, dass die dermatologische Rezeptur auch langfristig eine sinnvolle Ergänzung zu Fertigarzneimitteln bleiben wird:
- Wirkstoffe werden in Kombination mit Vehikeln (Grundlagen) therapeutisch angewandt, wobei die Wahl der richtigen Grundlage entscheidend für den Behandlungserfolg sein kann. Dafür können je nach Hauttyp und Krankheitsstadium unterschiedliche Erfordernisse vorliegen.
- Bei der topischen Behandlung der Haut sind Allergien im Vergleich zur systemischen Anwendung von Wirkstoffen stark erhöht. Häufiger als bei systemischer Medikamentenanwendung muss dem Vorliegen von Allergien Rechnung getragen werden. Beim Rezeptieren können besonders einfach zusammengesetzte pharmazeutische Grundlagen verwendet werden, deren Sensibilisierungspotenzial gering ist. Der rezeptierende Arzt sollte wissen, dass die modernen pharmazeutischen Grundlagen, insbesondere in Fertigarzneimitteln, oft viel mehr Inhaltsstoffe enthalten als klassische Varianten. Ein Beispiel dafür kann aus dem Vergleich der Eucerinum-Grundlagen von Beiersdorf gesehen werden, wo die traditionellen Grundlagen Eucerinum anhydricum sowie Eucerinum cum aqua nur wenige Stoffe enthalten und konservierungsstofffrei sind. Die moderneren Grundlagen Eucerinum-O/W-Grundlage und Eucerinum-W/O-Grundlage enthalten dagegen bereits eine Vielzahl von Hilfsstoffen (Tab. **2**).
- Je nach Fläche der Hauterscheinungen kann die erforderliche Menge des jeweiligen Externums außerordentlich stark variieren. Eine Ganzkörperbehandlung bei einer akuten Dermatitis kann 100–200 g Salbe täglich erfordern, während für eine kleinflächige Dermatitis (z. B. Herpes simplex) eine Behandlung mit 5 g pro Woche genügen kann. Eine Mengenstandardisierung ist deshalb für die topische Behandlung der Haut viel schwieriger als für die systemische Behandlung.
- Eine Modifikation der Arzneiwirkung ist in der externen Therapie selten allein über die Dosierung ausreichend möglich, sodass sich Bedarf für unterschiedliche Konzentrationsstufen ergibt. Die erwünschten Konzen-

trationsunterschiede der verwendeten Wirkstoffe können dabei bis zu zwei Zehnerpotenzen umfassen. Fertigarzneimittel können aus wirtschaftlichen Gründen meist nur die wichtigsten Konzentrationsstufen berücksichtigen.

Tabelle **2** Zusammensetzung verschiedener Eucerinum-Grundlagen als Beispiel für die Zunahme der Hilfsstoffe in neueren Salbengrundlagen

Eucerinum anhydricum	**Eucerinum cum aqua**	**Eucerinum-O/W-Grundlage**	**Eucerinum-W/O-Grundlage**
93,5 % weißes Vaselin, 6,0 % Wollwachsalkohole (Eucerit), 0,5 % Cetylstearylalkohol	Mischung von Eucerinum anhydricum mit Wasser im Verhältnis 50 : 50	gereinigtes Wasser, Palmitinsäureisopropylester, Glycerinmonostearat, Glycerol 85 %, PEG-5-Stearylstearat, flüssiges Paraffin, weißes Vaselin, PEG-21-Stearylether, Benzylalkohol, Silicone, Wollwachsalkohole (Eucerit), Phenoxyethanol, Natriumhydroxid	gereinigtes Wasser, flüssiges Paraffin, Propylenglycoldicaprylat/Dicaprat, Ceresin, Glycerol 85 %, Sorbitanisosterarat, PEG-2-hydriertes Rizinusöl, Methoxy-PEG-22- Dodecylglycol-Copolymer, PEG-45-Dodecylglycol-Copolymer, Magnesiumsulfat, Phenoxyethanol, hydriertes Rizinusöl, Wollwachsalkohole (Eucerit), Methyldibromoglutaronitril

- Lokaltherapeutika können in Fällen sinnvoller Wirkstoffkombination in der Regel nicht wie systemisch verabreichte Medikamente gleichzeitig gegeben werden, sondern müssen die Wirkstoffe in einer Rezeptur vereinigen. Entsprechende individuelle Kombinationen kann die Industrie ebenfalls nur schwer in Fertigarzneimitteln verwirklichen.
- Die Haltbarkeit ist bei vielen wasserhaltigen Externa ein größeres Problem als bei den wasserfreien, festen Medikamenten zur oralen Verabreichung. So entsteht ein besonderer Bedarf für nur kurzfristig stabile Rezepturen bei dem Wunsch nach Vermeidung von Konservanzien wegen der Gefahr von Unverträglichkeitsreaktionen. Passende Mengen für die Behandlung können dann besser rezeptiert werden.

2.2 Ziele

Folgende Ziele werden mit einer rationellen dermatologischen Rezeptur verbunden:
- Sie ermöglicht die individuelle Auswahl, Dosierung und Kombination von Wirkstoffen. In seltenen Fällen können Wirkstoffe gewählt werden, die in Fertigarzneimitteln bisher nicht zur Verfügung stehen (z. B. Tiabendazol, Polihexanid, Triclosan). Häufiger dient die Rezeptur der Wahl einer niedrigeren Wirkstoffkonzentration, als sie in Fertigarzneimitteln vorliegt (dies trifft etwa für Permethrin und insbesondere für Kortikosteroide zu). Auch die kombinierte Einarbeitung von Wirkstoffen, die in der topischen dermatologischen Therapie zur Anwendung kommt, kann individuell gestaltet werden.
- Die Auswahl des Vehikels (der Grundlage) kann dem Akuitätsstadium der Erkrankung und dem jeweiligen Hauttyp individuell angepasst werden. Das gilt sowohl für den prinzipiellen Typ des Vehikels (Fettsalbe, Creme, Lösung, Lotio, Gel) als auch für den gewünschten Fettgehalt bei Cremes und Fettsalben. Zwar bieten auch Fertigarzneimittel eine gewisse Wahlmöglichkeit, die aber den Wunsch des Dermatologen nach der gesamten Klaviatur bei weitem nicht befriedigen kann.
- In Bezug auf Wirkstoffe und Grundlagen können abgestufte Therapiestrategien verfolgt werden. So kann beispielsweise mit dem Abklingen einer akuten Dermatose die Konzentration des Wirkstoffes (z. B. bei Kortikosteroiden) gesenkt und der Fettgehalt der Grundlage stufenweise erhöht werden. Derartig abgestufte Therapiekonzepte werden mittels der Rezeptur optimiert.
- Die individuelle Rezeptur stellt auch ein Mittel zur Verbesserung der Behandlungscompliance des Patienten dar. Die maßgeschneiderte Rezeptur zeigt dem Patienten, dass er keine Behandlung „von der Stange" bekommt. Im Laufe längerfristiger Behandlungen lassen sich so die Rezepturen auch entsprechend der Rückmeldung und der Empfindlichkeit des Patienten modifizieren. Sie erlaubt auch, gegebenenfalls nach bisher erfolgloser Behandlung oder nach Arztwechsel, eine für den Patienten erkennbare Abgrenzung der Medikation.
- Individuelle Rezepturen sind zum Teil deutlich preisgünstiger als vergleichbare Fertigarzneimittel. Das trifft insbesondere dann zu, wenn größere Mengen eines Externums verordnet werden müssen. So gilt beispielsweise für kortikosteroidhaltige Externa, dass für denselben Preis wie für eine 50-g-Tube einer steroidhaltigen Salbe oft fast 100 g einer gleichwertigen Rezeptur verordnet werden können. Damit kann der Arzt besser auf die Erfordernisse einer großflächigen Behandlung reagieren.

Dieses Buch soll helfen, die Vorteile der individuellen Rezeptur optimal auszuschöpfen. Die Rezepturen wurden nicht einfach aus anderen Kompendien abgeschrieben. Sie sind zum größten Teil im Pharmazeutischen Laboratorium des NRF standardisiert worden und haben sich in der Praxis bewährt. Die ausführliche Kommentierung der pharmazeutischen Konzeption der aufgeführten Rezepturen und ihr Beispielcharakter sollen es weiterhin ermöglichen, in Anlehnung ähnliche Rezepturen herzustellen.

3 Wie rezeptieren?

3.1 Rezeptformalität

Das Rezept stellt eine schriftliche Anweisung des Arztes an den Apotheker zur Herstellung und Abgabe einer Arznei dar. Rezepte dürfen nur von approbierten Ärzten ausgestellt werden. Es gilt als eine Privaturkunde. Rezepte haben einen formalen Aufbau, müssen aber nicht auf speziellen Vordrucken ausgestellt werden (Tab. **3**). Spezielle Vordrucke sind lediglich für Betäubungsmittelrezepte und für Kassenrezepte erforderlich. Das Privatrezept kann auch auf ein einfaches Blatt Papier mit handgeschriebener Inscriptio ausgestellt werden.

Der Tradition folgend wird das Rezept in der Regel in lateinischer Sprache abgefasst. Die eindeutig nur die für den Patienten bestimmte Gebrauchsanweisung, die „Signatur", wird in deutscher Sprache geschrieben. Auch in der Praescriptio können häufig die Rezepturbestandteile einfacher und präziser auf Deutsch bezeichnet werden.

Tabelle **3** Gliederung des Rezeptes

Abschnitt	Eintragung
Inscriptio	Dr. med. X.Y., Dermatologe
	Ort, Straße, Hausnummer, Telefon
	Datum
Invocatio	Rp.
Praescriptio	Bestandteile bzw. Vorschriftenbezeichnung
Subscriptio	M.f. ……
Signatura	S. Genaue Gebrauchsanweisung
	mit z. B. Lokalisation, Anwendungshäufigkeit und Behandlungsdauer
	Für Frau/Herrn in Ort, Straße, Hausnummer
	Unterschrift

Inscriptio. Sie enthält Namen, Adresse und genaue Berufsbezeichnung des verordnenden Arztes.

Invocatio. Sie enthält die Aufforderung an den Apotheker „recipe" (= nimm) und wird mit Rp. abgekürzt.

Praescriptio. Die Verschreibung (auch Ordinatio genannt) führt die einzelnen Stoffe und die Gewichtsmengen des Rezeptes aus. Die Gewichtsmengen werden in Gramm angegeben, die Angabe Gramm erscheint aber nicht im Rezept (Tab. **4**). Wirkstoffe können auch in Prozentangaben eingefügt werden, diese beziehen sich dann ebenfalls auf das Gewicht. Nur in Ausnahmefällen ist die Gesamtmenge als Volumenangabe in Milliliter zu verstehen und sollte dann zur Vermeidung von Rückfragen auch so angegeben werden (volumendosierte Lösungen).

Tabelle 4 Bezeichnung von Gewichtsmengen

lateinische Abkürzung	Bedeutung
a̅a̅ (ana partes aequales)	jeweils die angegebene Masse zu gleichen Teilen
ad	bis zu
a̅a̅ ad	zu gleichen Teilen bis zu

Subscriptio. Die Subscriptio stellt die Anweisung an den Apotheker dar und wird heute nur noch in Ausnahmefällen aufgeschrieben (Tab. **5**):
- in welcher Form die Arzneimittel hergestellt werden sollen,
- wie viele solcher Dosen abzugeben sind,
- welcher Art die Verpackung sein soll.

Tabelle 5 Abkürzungen und Sprachgebrauch der Subscriptio

Abkürzung	Latein	Bedeutung
M.	misce	mische
f.	fiat	(damit) entstehe(n)
pulv.	pulvis	Pulver
D.	da	gib
tal. dos. Nr. X	tales doses Nr. X	10 solcher Dosen
ad…	ad chartas	in Papiertütchen (bzw. in andere Behältnisse)

Signatura. Die Signatur stellt die Gebrauchsanweisung für den Patienten dar und ist deshalb in deutscher Sprache abzufassen. Sie wird vom Apotheker auf die Medikamentenverpackung übertragen und ist bei verschreibungspflichtigen Medikamenten Pflicht. Die Signatur ist bei Rezepturen aber allgemein notwendig, denn nur dadurch kann der Apotheker eindeutig erkennen, wie die Rezeptur herzustellen ist (z. B. Nasensalbe, Augensalbe, zur Anwendung an der Haut, zur Anwendung an der Schleimhaut).

Arztstempel. Ein Arztstempel ist für eine Rezeptur grundsätzlich nicht erforderlich, sondern nur für ein Kassenrezept.

3.2 Verschreibung

Wirkstoffe und offizinelle Grundlagen werden im Allgemeinen als Gewichtsanteile verschrieben, ohne dass die Bezeichnung Gramm angeführt wird. In der Verschreibung werden Gramm mit einer Stelle hinter dem Komma angegeben. Abb. **1** enthält ein typisches Beispiel.

Prof. Dr. med. Claus Garbe
Arzt für Dermatologie und Venerologie, Allergologie,
Phlebologie und Umweltmedizin
Universitäts-Hautklinik, Liebermeisterstr. 25
72076 Tübingen

12.10.2004

Triclosan	2,0
Betamethasonvalerat	0,2
Basiscreme DAC	ad 200,0

S: Einmal täglich für drei Wochen die entzündlichen Hautveränderungen behandeln.

Für Frau Gabriele Mustermann, Tübingen

Abb. **1** Beispiel für eine Rezeptur mit Mengenangaben in Gramm.

Anstelle der Mengenangaben in Gramm kann der verordnende Arzt die Wirkstoffangaben auch in Prozent angeben. Damit erspart er sich die Umrechnung auf die jeweilige Gesamtmenge und vermeidet Fehler, die durch die Umrechnung entstehen können. Abb. **2** enthält das oben gezeigte Rezept mit den Prozentangaben für die Wirkstoffe.

Prof. Dr. med. Claus Garbe
Arzt für Dermatologie und Venerologie, Allergologie,
Phlebologie und Umweltmedizin
Universitäts-Hautklinik, Liebermeisterstr. 25
72076 Tübingen

12.10.2004

Triclosan	1,0 %
Betamethasonvalerat	0,1 %
Basiscreme DAC	ad 200,0

S: Einmal täglich für drei Wochen die entzündlichen Hautveränderungen behandeln.

Für Frau Gabriele Mustermann, Tübingen

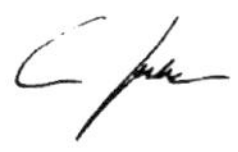

Abb. **2** Beispiel für eine Rezeptur mit Mengenangaben in Prozent für die Wirkstoffe.

Die Verschreibung kann weiterhin dadurch vereinfacht werden, dass die Rezepte des Neuen Rezeptur-Formulariums (NRF) verwendet werden und die entsprechende Rezeptnummer angegeben wird. Da alle Apotheken diese Vorschriften vorhalten müssen, wird dadurch die Kommunikation erleichtert und der Arzt ist sicher, dass er eine galenisch korrekte und in der Apotheke ausführbare Verschreibung vorgenommen hat. Zwei Beispiele sind in Abb. **3** (Verwendung der NRF-Nummern) und Abb. **4** (kombinierte Rezeptur mit Verwendung einer NRF-Rezeptur als Bestandteil) aufgeführt.

3 Wie rezeptieren?

Prof. Dr. med. Claus Garbe
Arzt für Dermatologie und Venerologie, Allergologie,
Phlebologie und Umweltmedizin
Universitäts-Hautklinik, Liebermeisterstr. 25
72076 Tübingen

12.10.2004

Hydrophile Betamethasonvalerat-
Creme 0,1 % NRF 11.37.   200,0

S: Einmal täglich für drei Wochen die entzündlichen Hautveränderungen behandeln.

Für Frau Gabriele Mustermann, Tübingen

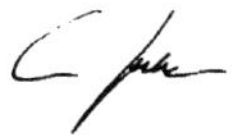

Abb. **3** Beispiel für eine Rezeptur mit Verwendung der NRF-Nummern.

Prof. Dr. med. Claus Garbe
Arzt für Dermatologie und Venerologie, Allergologie,
Phlebologie und Umweltmedizin
Universitäts-Hautklinik, Liebermeisterstr. 25
72076 Tübingen

12.10.2004

Triclosan   1,0 %
Hydrophile Betamethasonvalerat-
Creme 0,1 % NRF 11.37.   ad 200,0

S: Einmal täglich für drei Wochen die entzündlichen Hautveränderungen behandeln.

Für Frau Gabriele Mustermann, Tübingen

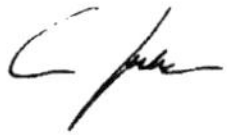

Abb. **4** Beispiel für eine kombinierte Rezeptur mit Verwendung der NRF-Nummern.

3.3 Rezeptursammlung in der Apotheke – gesetzliche Grundlagen

In allen Apotheken müssen laut Rechtsverordnung (§ 5 ApBetrO) das Arzneibuch und der Deutsche Arzneimittel-Codex (DAC) vorhanden sein. Die enthaltenen Vorschriften und Rezepturmonographien haben verbindlichen bzw. stark empfehlenden Charakter.

3.3.1 Arzneibuch

In § 55 Arzneimittelgesetz wird das Arzneibuch gesetzlich definiert als eine „vom Bundesministerium bekannt gemachte Sammlung anerkannter pharmazeutischer Regeln über die Qualität, Prüfung, Lagerung, Abgabe und Bezeichnung von Arzneimitteln und den bei ihrer Herstellung verwendeten Stoffen. Das Arzneibuch enthält auch Regeln für die Beschaffenheit von Behältnissen und Umhüllungen."

„Arzneimittel dürfen nur hergestellt und zur Abgabe an den Verbraucher ... in den Verkehr gebracht werden, wenn die in ihnen enthaltenen Stoffe und ihre Darreichungsformen den anerkannten pharmazeutischen Regeln entsprechen."

1978 wurden das Deutsche Arzneibuch (DAB 8) und das Europäische Arzneibuch (Ph. Eur.) gemeinsam als erstes Arzneibuch mittels Rechtsverordnung auf dieser Grundlage eingeführt. Heute besteht das Arzneibuch aus drei Teilen: Europäisches, Deutsches und Homöopathisches Arzneibuch (HAB). Aktualisierungen erfolgen mehrmals im Jahr, sodass die Bezeichnung bestimmter Ausgaben allenfalls dann sinnvoll ist, wenn absichtlich auf eine frühere Zusammensetzung Wert gelegt wird, z. B. „Unguentum leniens DAB 7" (mit heute nicht mehr enthaltenem Glycerolmonostearat) oder „Unguentum leniens DAB 6" (mit Rosenöl und Mandelöl anstelle des heute enthaltenen Erdnussöls). Die heute gültigen Fassungen sind (Stand 10/2004):
- Ph. Eur. 4.07.,
- DAB 2004,
- HAB 2004.

Für nicht mehr enthaltene Vorschriften sind vorangegangene Arzneibücher zu berücksichtigen, z. B. das Arzneibuch der DDR (AB-DDR) für früher in der DDR offizinelle Zubereitungen. Jedoch müssen dem aktuellen Stand entsprechende Reinheitsprüfungen in analoger Weise angewendet werden. Dies gilt auch für Stoffe; beispielsweise sind für das im AB-DDR monographierte Triclosan Zusatzprüfungen auf Dibenzodioxin nach dem US-amerikanischen Arzneibuch erforderlich.

3.3.2 Deutscher Arzneimittel-Codex

Der Deutsche Arzneimittelcodex (DAC) wird von der ABDA (Bundesvereinigung Deutscher Apothekerverbände) herausgegeben; er enthält Qualitätsvorschriften für Arzneistoffe, Arzneizubereitungen, Drogen und Hilfsstoffe, die nicht in den Arzneibüchern enthalten sind, aber von praktischer Bedeutung sind. Der DAC zählt zu den „allgemein anerkannten Regeln der pharmazeutischen Wissenschaft".

3.3.3 Neues Rezeptur-Formularium im DAC

Dem DAC ist 1983 das Neue Rezeptur-Formularium (NRF) als Sammlung zeitgemäßer Rezepturvorschriften angeschlossen worden. Es löst historische Rezeptursammlungen wie die Deutschen Rezeptformeln (DRF) von 1950 und die Reichsformeln (RF) von 1940 ab.

3.3.4 Standardrezepturen

Die vom Institut für Arzneimittelwesen der DDR aus den Reichsformeln weiterentwickelte Sammlung wurde bis zu ihrer letzten Ausgabe, der 15. Auflage von 1990, alle 2 Jahre aktualisiert. Ein großer Teil der Rezepturen kann durch das zur Verfügung stehende Angebot an Fertigarzneimitteln jetzt als entbehrlich gelten, andere Vorschriften müssen wegen neuerer Nutzen-Risiko-Beurteilungen oder Bezugsschwierigkeiten für bestimmte Ausgangsstoffe heute als obsolet angesehen werden (siehe Kap. 9, S. 108 ff). Die Standardrezepturen haben in den neuen Bundesländern immer noch Bedeutung. Ihre noch praxisrelevanten Vorschriften wurden jedoch größtenteils in das NRF eingearbeitet.

3.3.5 Formularium hospitale

Die von der Bundesvereinigung Deutscher Krankenhausapotheker (ADKA) herausgegebenen Herstellungsvorschriften aus deutschen Krankenhausapotheken enthalten auch einige dermatologische Monographien.

4 Kosten

Unabhängig von Wirtschaftlichkeitsbetrachtungen aus Sicht der Apotheke führt die unterschiedliche Systematik der Preisbildung für Fertigarzneimittel und Rezepturen zu Ergebnissen, welche eine individuelle Betrachtung der Wirtschaftlichkeit für Arzt, Krankenkasse oder Patient erfordert.

4.1 Fertigarzneimittel

Anfang 2005 stellte sich nach Inkrafttreten des Gesetzes zur Modernisierung der gesetzlichen Krankenversicherung (GKV-Modernisierungsgesetz – GMG) die folgende Situation dar: Arzneimittelpreise werden im Wesentlichen nach der Arzneimittelpreisverordnung (AMPreisV) nach § 78 Arzneimittelgesetz (AMG) gebildet. Diese gilt uneingeschränkt für *verschreibungspflichtige Humanarzneimittel*. Bei Fertigarzneimitteln resultiert der Apothekenabgabepreis aus:
- Herstellerabgabepreis ohne Umsatzsteuer,
- gestaffeltem, prozentual mit der Höhe sinkendem Großhandelszuschlag,
- Apothekenzuschlag, zusammengesetzt aus einem Zuschlag in Höhe von 3 % auf die Summe von Herstellerabgabepreis und Großhandelszuschlag sowie aus einem fixen Betrag von 8,10 €,
- gesetzlicher Mehrwertsteuer.

Tendenziell werden durch den festen Zuschlag billige Kleinpackungen merklich verteuert. *Nicht verschreibungspflichtige Fertigarzneimittel*, gleichgültig, ob sie nach Definition des Arzneimittelgesetzes im Einzelhandel frei verkäuflich sind oder der Apothekenpflicht unterliegen, sind von dieser gesetzlichen Preisgestaltung grundsätzlich ausgenommen. In der Regel gelten die z. B. im ABDA-Artikelstamm für die Große Deutsche Spezialitätentaxe/Lauer-Taxe genannten Abgabepreise.

Werden jedoch ausnahmsweise nicht verschreibungspflichtige Fertigarzneimittel zulasten der *gesetzlichen Krankenversicherung* (GKV) abgegeben, berechnet sich der Preis nach der Ende 2003 geltenden Fassung der AMPreisV. Zum Beispiel geht es dabei um die Anwendung bei Kindern oder um Fälle, die in der OTC-Ausnahmeliste des Gemeinsamen Bundesausschusses nach § 92 des 5. Buches Sozialgesetzbuch als Therapiestandard in der Be-

handlung schwer wiegender Erkrankungen festgelegt sind. Hiervon betroffen sind nur wenige dermatologisch relevante Fälle, z. B.
- Antimykotika zur Behandlung im Mund- und Rachenraum,
- Nystatin zur Behandlung von Mykosen bei immunsupprimierten Patienten oder
- Salicylsäure-Zubereitungen in der Dermatotherapie als Teil der Behandlung der Psoriasis und hyperkeratotischer Ekzeme.

4.2 Rezepturen

Bei Rezepturen wurde durch das GMG die Systematik der Preisbildung nicht wesentlich verändert, sondern es wurden nur die „Rezepturzuschläge" angepasst. Der Apothekenabgabepreis eines komponierten Rezepturarzneimittels setzt sich zusammen aus:
- Apothekeneinkaufspreis für die verarbeiteten Ausgangsstoffe und Verpackungen ohne Umsatzsteuer,
- Festzuschlag von 90 % auf Ausgangsstoffe und Verpackungen,
- nach Arzneiform, Aufwand und Ansatzmenge gestaffeltem Rezepturzuschlag (bei Dermatika oft 5 €),
- gesetzlicher Mehrwertsteuer.

Durch in der AMPreisV vorgesehene Vereinbarungen zwischen den Spitzenverbänden der Apotheker und der Krankenkassen („Hilfstaxe für Apotheken") werden die Apothekeneinkaufspreise für Ausgangsstoffe nur in längeren zeitlichen Abständen aktualisiert und so gegenüber kurzfristig schwankenden Tagespreisen auf einem mittleren Niveau stabilisiert. Außerdem wird der erhöhte Aufwand bei dem billigen, aber mikrobiell anfälligen Ausgangsstoff Wasser mit einem „Qualitätszuschlag" ausgeglichen, und für bestimmte Rezepturen (z. B. Zytostatika als Parenteralia) gelten fest ausgehandelte Preise. Der Einfachheit halber wenden die Apotheken die in der AMPreisV und der Hilfstaxe fixierte Preisbildung auch auf nicht verschreibungspflichtige und auf nicht zulasten der GKV verordnete Rezepturarzneimittel an, obgleich die Aufschläge bei aufwendigen Rezepturen für die Apotheke betriebswirtschaftlich meist nicht kostendeckend sind.

Der bis zu Ansatzmengen von mehreren hundert Gramm konstante Rezepturzuschlag führt zu einer relativen Verteuerung kleiner Rezepturarzneimittel-Packungen und damit zu einer ähnlichen Tendenz wie bei den Fertigarzneimitteln.

4.2.1 Dermatikagrundlagen

Wird eine Dermatikagrundlage, die in die Hilfstaxe aufgenommen worden ist, ohne Zusatz weiterer Bestandteile verordnet, errechnet sich der Apothekenabgabepreis aus:
- Apothekeneinkaufspreis für die Grundlage und Verpackungen ohne Umsatzsteuer,
- Festzuschlag von 100 % auf die Grundlage und Verpackungen,
- gesetzlicher Mehrwertsteuer.

Ist die betreffende Grundlage nicht in die Hilfstaxe aufgenommen worden, wird sie als Rezeptur unter Berücksichtigung des Arbeitspreises taxiert, jedenfalls dann, wenn sie nicht als Bulk erhältlich ist. In manchen Fällen hängen Berechnungsmodus und Preis davon ab, ob und zu welchen Konditionen die Apotheke die Grundlage vorgefertigt bezieht. Bei Bearbeitung in der Apotheke und Berechnung als Rezeptur ist der Preis deshalb bei Kleinansätzen solcher Grundlagen etwa 5 € höher als bei Abfassung aus Bulk. Die halbfesten und flüssigen Dermatikagrundlagen in den Abschnitten 10.1 bis 10.4 werden von der Apotheke überwiegend vorgefertigt bezogen und sind dann ohne Arbeitspreis als abgefüllter „Stoff" berechnet. In den Beispielen dort wird die Berechnungsbasis kenntlich gemacht („aus Bulk" bzw. „rezeptiert").

4.2.2 Verpackungen und Applikationshilfen

Die taxierten Beispiele in Kapitel 10 geben Anhaltspunkte für die Preise aktueller Rezepturvorschriften in unterschiedlichen, rezepturtypischen Mengen. Bei den NRF-Rezepturen werden die dort vorgeschriebenen Verpackungen und Applikationshilfen einbezogen, ebenso wie bei den sonstigen Beispielen handelt es sich meist um (siehe Kap. 8, Abb. **9**):
- Glasflaschen geeigneter Größe für flüssige Rezepturen,
- Aluminiumtuben für halbfeste Rezepturen bis 100 g,
- Spenderdosen („Dosierkruken") aus Polypropylen für halbfeste Rezepturen über 100 g (zwei 500-ml-Spenderdosen bei 1 000 g).

4.2.3 Zusätzliche Bestandteile

Bei Einarbeitung zusätzlicher Bestandteile in die in den Abschnitten 10.1 bis 10.4 kommentierten offizinellen Grundlagen in freier Rezeptur kommen die Preise dieser zusätzlichen Stoffe samt Festzuschlag und Mehrwertsteuer hinzu sowie zusätzlich etwa 5 € für den Arbeitspreis, es sei denn, die Grundlage ist bereits als Rezeptur taxiert und der Arbeitspreis ist bereits enthalten. Preise der rezeptierbaren Arzneistoffe sind Kapitel 6 zu entnehmen.

4.2.4 Beispiele

Der Sinn des Rezeptierens hängt auch maßgeblich von der Wirtschaftlichkeit der Verschreibung ab. Die nachfolgenden Beispiele machen diesen Zusammenhang im Vergleich zu Fertigarzneimitteln im Ansatz verständlich. Bei der Verschreibung von Rezepturen empfiehlt es sich, die beschriebenen Preiskalkulationen kritisch den Preisen von Fertigarzneimitteln gegenüberzustellen. Im Zweifelsfalle sollte der Arzt den Apotheker zu Rate zu ziehen.
Betamethasonvalerat-Creme. Häufig sind rezeptierte Arzneimittel trotz Einführung der Festbeträge preiswerter für die Krankenkassen als Fertigarzneimittel. Ein Beispiel für die Wirtschaftlichkeit der Rezeptur stellt die Betamethasonvalerat-Creme dar (Tab. **6**) – das vergleichbare Fertigarzneimittel (mit 0,122 % Arzneistoff) kostet das Eineinhalb- bis Zweifache (Fertigarzneimittel Celestan-V Creme 100 g: 31,52 €; entspricht Festbetrag).

Tabelle **6**   Rezeptur: Betamethasonvalerat-Creme 0,1 % (NRF 11.37.)

Bestandteile	Menge	Preise (€)
Betamethasonvalerat	0,1 g	4,09
Ol. neutrale	0,5 g	0,02
Citratpufferlösung	5,0 g	0,06
Basiscreme DAC	94,4 g	3,50
120-ml-Tube	1 Stück	1,35
Summe		*9,02*
+ Qualitätszuschlag		1,46
+ Rezepturzuschlag		5,00
+ 16 % MwSt.		2,48
gesamt	*100 g*	*17,96*

Prednisolon-Creme. Eine ähnliche Situation liegt bei anderen kortikosteroidhaltigen Arzneimitteln vor (Tab. **7**). So ist beispielsweise die rezeptierte Prednisolon-Creme deutlich preiswerter als vergleichbare Handelsprodukte (z. B. das 0,25%ige Fertigarzneimittel Prednisolon Creme LAW oder das 0,4%ige Fertigarzneimittel Linola Fett H bei jeweils 100 g: 22,57 €; Festbetrag: 22,60 €). Vgl. auch die Prednisolonacetathaltige NRF-Rezeptur, Kap. 10, S. 182.

Tabelle 7 Rezeptur: Hydrophile Prednisolon-Creme 0,5 %

Bestandteile	Menge	Preise (€)
Prednisolon mikrofein	0,5 g	4,81
Ol. neutrale	1,5 g	0,08
Basiscreme DAC	98,0 g	3,63
120-ml-Tube	1 Stück	1,35
Summe		9,87
+ Rezepturzuschlag		5,00
+ 16 % MwSt.		2,38
gesamt	100 g	17,25

Einarbeiten von Arzneistoffen in eine Rezeptur. Die Einarbeitung von wirkstoffhaltigen Fertigarzneimitteln in eine Rezeptur ist in der Regel sehr teuer (Tab. **8**). Das Fertigarzneimittel, z. B. Kortikoid-ratiopharm Creme, wird in diesem Fall wie eine Basissubstanz behandelt. Auf den Apothekeneinkaufspreis der Kortikoid-ratiopharm Creme wird ein Zuschlag von 90 % erhoben, zusätzlich werden weitere eingearbeitete Substanzen, der Arbeitspreis und die Mehrwertsteuer berechnet. Im Normalfall wird zudem die volle Packungsgröße des eingearbeiteten Fertigarzneimittels zugrunde gelegt, selbst wenn tatsächlich nur ein Teil davon benötigt wird. Die so verdünnten Rezepturen sind deshalb oft teurer als die gleiche Menge des höher konzentrierten Fertigarzneimittels. 50 g der Verdünnung 1 : 1 kosten mit 18,80 € fast genauso viel wie 100 g mit 21,99 €, die 50-g-Packung Kortikoid-ratiopharm Creme kostet 16,16 € (Festbetrag: 20,52 €).

Tabelle 8 Beispielrezeptur: Einarbeiten eines triamcinolonhaltigen Fertigarzneimittels in eine Rezeptur, um eine Salbe mit geringer Triamcinolonacetonid-Konzentration zu erhalten

Bestandteile	Menge	Preise (€)
Kortikoid-ratiopharm Creme 50 g (EK 5,66 € + 90 %) 1 Packung	50,0 g	10,75
Basiscreme DAC	50,0 g	1,86
120-ml-Tube	1 Stück	1,35
Summe		13,96
+ Rezeptzuschlag		5,00
+ 16 % MwSt.		3,03
gesamt	100 g	21,99

Einarbeiten von Arzneistoffen in eine Rezepturgrundlage. Sehr viel preiswerter ist es in der Regel, die Arzneistoffe in geeigneten, in der Apotheke verfügbaren Grundlagen zu rezeptieren. Dieser Hinweis gilt insbesondere für Kortikosteroide (Tab. **9**).

Tabelle **9** Beispielrezeptur: Einarbeiten der gleichen Triamcinolonacetonid-Konzentration (0,05 %) in eine Rezepturgrundlage

Bestandteile	Menge	Preise (€)
Triamcinolonacetonid	0,05 g	2,43
Ol. neutrale	0,5 g	0,02
Basiscreme DAC	ad 100,0 g	3,69
120-ml-Tube	1 Stck.	1,35
Summe		*7,49*
+ Rezepturzuschlag		5,00
+ 16 % MwSt.		2,00
gesamt	*100 g*	*14,49*

Verordnung größerer Externamengen. Der größte Vorteil der Rezeptur besteht in der vergleichsweise preiswerten Verordnung von größeren Mengen von Externa, insbesondere wenn diese Kortikosteroide oder andere teure Wirkstoffe enthalten (Tab. **10**).

Tabelle **10** Beispielrezeptur: Hydrophile Triamcinolonacetonid-Creme 0,1 % (NRF 11.38.) in Mengen von 20–200 g

Bestandteile	Preise (€) für 20 g	50 g	100 g	200 g
Triamcinolonacetonid	0,49	1,22	2,43	4,86
Ol. neutrale	0,02	0,02	0,02	0,06
Basiscreme DAC	0,74	1,84	3,69	7,37
Tube bzw. Spenderdose (1 Stück)	0,78	0,97	1,35	1,90
Summe	*2,03*	*4,05*	*7,49*	*7,49*
+ Rezepturzuschlag	5,00	5,00	5,00	5,00
+ 16 % MwSt.	1,12	1,45	2,00	3,07
gesamt	*8,15*	*10,50*	*14,49*	*22,26*

Ein Fertigarzneimittel mit vergleichbarer Zusammensetzung auf Niveau des Festbetrages, z. B. Volon A Creme, kostet:

20 g	14,76 €	100 g (2 Tuben)	41,04 €
50 g	20,52 €	200 g (4 Tuben)	82,08 €

Aber auch ein Fertigarzneimittel deutlich unter Festbetrag, z. B. Triamgalen Creme, ist mit 14,65 € für 50 g und 19,73 € für 100 g (Festbetrag: 29,00 €) sowie 39,46 € für zwei 100-g-Tuben teurer.

Mindestberechnungsmengen. Für zurzeit etwa 40 Markenprodukte, darunter Arzneistoffe, wirkstofffreie und wirkstoffhaltige Fertigarzneimittel und andere Dermatikagrundlagen, sind zwischen der Spitzenorganisation der Apotheker und den Spitzenverbänden der Krankenkassen Preise und Mindestberechnungsmengen für die Verarbeitung in Rezepturen ausgehandelt worden (siehe Kap. 11). Bei diesen Produkten dürfen nur die tatsächlich eingesetzten Teilmengen von der Apotheke in Rechnung gestellt werden. Bei nicht in dieser Liste enthaltenen Markenpräparaten darf die Apotheke die erforderliche kleinste im Handel befindliche Packung vollständig abrechnen und verbleibende Restmengen vernichten. Ein Beispiel ist der Vergleich zweier kortikoidhaltiger Zubereitungen mit entsprechend unterschiedlicher Berechnung der Grundlage in Tab. **11**.

Tabelle **11** Beispielrezeptur: 50 g Triamcinolonacetonid-Dermatikum 0,1 % mit Asche Basis-Salbe (mit den Krankenkassen vereinbarter Einkaufspreis: 0,074 €/g) oder mit Excipial Fettcreme (Einkaufspreis für 100 ml: 4,95 €)

Bestandteile	Menge	Preise (€)
Triamcinolonacetonid	0,05 g	1,22
Ol. neutrale	0,5 g	0,02
Asche Basis-Salbe	ad 50,0 g	5,76
60-ml-Tube	1 Stück	0,97
Summe		*7,97*
+ Rezepturzuschlag		5,00
+ 16 % MwSt.		2,08
gesamt	*50 g*	*15,05*
Triamcinolonacetonid	0,05 g	1,22
Ol. neutrale	0,5 g	0,02
Excipial Fettcreme	ad 50,0 g	9,41
60-ml-Tube	1 Stück	0,97
Summe		*11,62*
+ Rezepturzuschlag		5,00
+ 16 % MwSt.		2,66
gesamt	*50 g*	*19,28*

Dexpanthenol-Salben. Eine Rezeptur ist aber nicht in jedem Falle billiger als ein Fertigarzneimittel (Tab. **12**). So kosten verschiedene Dexpanthenol-Salben auf dem Markt für die 100-g-Tube zwischen 4,42 € und 11,69 € (Festbetrag: 5,45 €). Die vergleichbare Rezeptur im NRF ist dagegen teurer. Dies gilt zum Teil auch für Clobetasolpropionat-Cremes.

Tabelle **12**   Beispielrezeptur: Hydrophobe Dexpanthenol-Creme 5 % (NRF 11.29.)

Bestandteile	Menge	Preise (€)
Dexpanthenol	5,0 g	1,82
Ol. neutrale	7,0 g	0,36
Eucerinum anhydricum	58,0 g	1,06
Aqua purificata	30,0 g	0,04
120-ml-Tube	1 Stück	1,35
Summe		6,55
+ Qualitätszuschlag		1,46
+ Rezepturzuschlag		5,00
+ 16,00 % MwSt.		2,08
gesamt	*100 g*	*15,09*

5 Offizinelle Grundlagen mit Indikationen und Rezepturbeispielen

Für eine rationelle topische Dermatotherapie ist es notwendig, die jeweils am besten geeignete dermatologische Grundlage auszuwählen. Das Vehikel dient nicht nur als Träger für die inkorporierten Arzneistoffe, sondern entfaltet aufgrund seines physikochemischen Charakters therapeutische Effekte. In diesem Sinne kann auch eine offizinelle Grundlage als Arzneimittel verstanden werden. Die richtige Wahl einer Grundlage kann heilen, die falsche kann krankheitsverschlimmernd wirken.

Die Auswahl geeigneter Grundlagen für die topische Dermatotherapie orientiert sich im Wesentlichen an folgenden Merkmalen:
- Akuitätsgrad der entzündlichen Hautveränderungen,
- Hauttyp,
- morphologischem Bild der zu behandelnden Krankheit.

Der *Akuitätsgrad der Entzündung* ist in der antientzündlichen Behandlung von Ekzemen und anderen entzündlichen Hautkrankheiten entscheidend für die Wahl der Grundlage. Bei akuten Ekzemen und anderen akut entzündlichen Hautkrankheiten werden hydrophile Creme, Milch oder Schüttelmixturen verwendet. Dagegen würden Pasten, Salben oder Fettsalben einen zu starken okklusiven Effekt bewirken und damit die Abdunstung und die entzündungshemmende Abkühlung behindern. Bei subakuten Ekzemen oder subakuten Entzündungen (z. B. Psoriasis vulgaris) werden Cremes und Salben mit einem mittleren Fettgehalt verwendet wie hydrophobe Salben, lipophile Cremes und weiche Pasten. Bei chronischen Ekzemen (chronifizierte Psoriasis) werden noch fettere Zubereitungen eingesetzt, die einen Okklusionseffekt und eine Aufweichung sowie Mazeration des Stratum corneum bewirken. Hierfür werden insbesondere Salben und Fettsalben sowie harte Pasten eingesetzt.

Der *Hauttyp* ist insbesondere bei einer pflegenden Behandlung zu berücksichtigen. Patienten mit trockener Haut, beispielsweise Atopiker oder Patienten mit Genodermatosen wie Ichthyosis, brauchen stark fettende Grundlagen wie hydrophobe Salben oder W/O-Absorptionssalben. Auch weiche Pasten und Wasser-in-Öl-Emulsionen können verwendet werden. Patienten mit einer fetten oder seborrhoischen Haut sollten demgegenüber vorwiegend mit wenig fettenden Grundlagen behandelt werden, die hydrophile Eigenschaften besitzen. Dazu gehören hydrophile Cremes und Salben, Gele und Schüttelmixturen. Bei Patienten mit normaler Haut oder so genannter

Mischhaut, die weder eine trockene noch eine fettige Haut zeigen, werden eher fettarme Grundlagen wie hydrophile Cremes und O/W-Cremes bzw. ambiphile Cremes bevorzugt.

Weiterhin ist die im Vordergrund *stehende Morphologie der Hautveränderungen* bei der Wahl der Grundlage zu beachten. Bei Vorliegen von Blasen, Erosionen und Krusten können feuchte Verbände und fettfeuchte Verbände empfohlen werden. Weiterhin eignen sich hydrophile Cremes. Weniger geeignet sind hydrophobe Zubereitungen sowie Puder, Schüttelmixturen und Pasten. Bei Vorliegen von Hyperkeratosen sollten vorwiegend hydrophobe, fette Salben sowie weiche Pasten eingesetzt werden. Hydrophile Zubereitungen sind weniger geeignet.

Eine *Systematik dermatotherapeutischer Grundlagen* wurde bereits von Polano 1956 veröffentlicht und in Form eines Dreiecks dargestellt, bei dem die Eckpunkte durch Puder (fest), Fett/Fettsalbe (viskös) und Wasser/Ethanol (flüssig) gebildet werden (Abb. **5**).

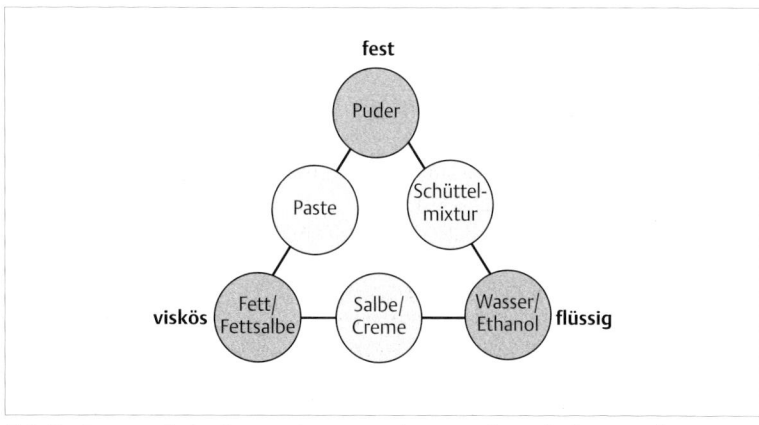

Abb. **5** Systematik der dermatotherapeutischen Grundlagen (Polano 1956).

Diese Systematik der klassischen dermatotherapeutischen Grundlagen ist heute nicht mehr ausreichend und muss um neuere Grundlagen erweitert werden, eine Aktualisierung dieser Systematik ist in Abb. **6** dargestellt.

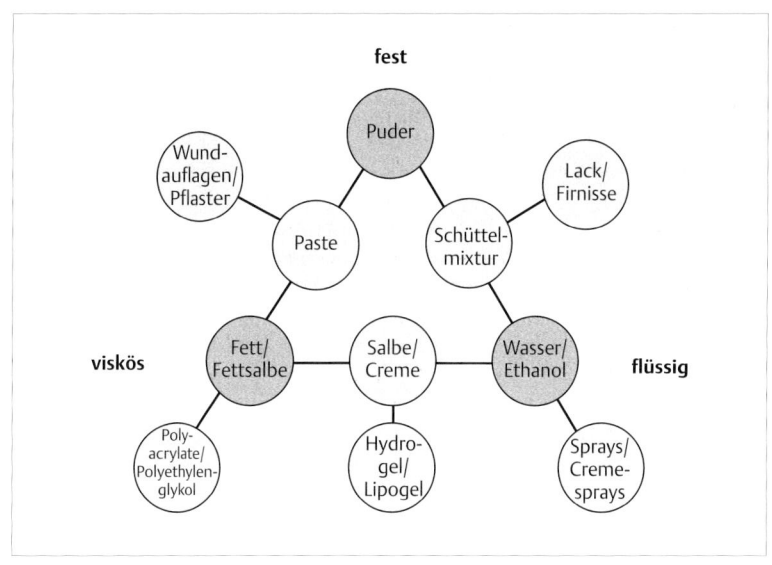

5 Offizinelle Grundlagen mit Indikationen und Rezepturbeispielen

Abb. **6** Erweiterte Systematik der dermatotherapeutischen Grundlagen.

Bei jeder Systematik der Dermatika bestehen grundsätzliche Probleme, die sich nicht ohne weiteres auflösen lassen.
- Zum einen mischen sich begrifflich traditionell gebräuchliche Bezeichnungen für Darreichungsformen, physikalisch-chemische Beschreibungen und dermatologische Anwendungstechniken. Eine Folge sind zum Beispiel Diskrepanzen zwischen der praxisnahen Einteilung in Ein-, Zwei- und Dreiphasensystemen und den oft komplizierteren kolloidchemischen Vorstellungen.
- Zudem lässt sich die Einteilung der Grundlagen nur grob auf arzneistoffhaltige Rezepturen übertragen, wenn die Wirkstoffe gelöst, suspendiert oder als Flüssigkeit dispergiert werden und in höherer Konzentration selbst die Struktur verändern.
- Weiterhin haben sich die innerhalb der Europäischen Gemeinschaft für Fertigarzneimittel vereinheitlichten Begriffe („standard terms") vorerst nur als amtliche Verkehrsbezeichnung durchgesetzt und werden selbst bei den Spezialitäten von den Herstellern mit weiteren Attributen ergänzt, etwa eine Creme mit dem Zusatz „Fettsalbe". Zudem sind die amtlichen Bezeichnungen, wie „Lösung" oder „Salbe" zu wenig differenziert. Die nachfolgende Systematik orientiert sich deshalb nicht nur an den EU-Richtlinien und Angaben im Arzneibuch, sondern bezieht zum Teil dermatologisch übliche Unterscheidungen und Begriffe mit ein.

5.1 Salben

Nicht im kolloidchemisch strengen Sinne, aber von der dermatologisch relevanten Natur der Bestandteile her sind Salben „einphasige" Grundlagen. Genau genommen bestehen sie aus meist chemisch ähnlichen, festen und flüssigen Komponenten, woraus die für Salben typische halbfeste Beschaffenheit und das opake Aussehen resultieren. Bis zu einem gewissen Grad können unlösliche feste oder flüssige Substanzen dispers enthalten sein. Innerhalb der Salben wird zwischen hydrophoben (= lipophilen), Wasser aufnehmenden und hydrophilen Salben unterschieden.

5.1.1 Hydrophobe Salben

Hydrophobe Salben (lipophile Salben) können kein oder nur äußerst wenig Wasser aufnehmen und sind daher auch nicht mit Wasser abwaschbar (Tab. 13). Typische Bestandteile solcher Grundlagen sind Paraffine fester Art, wie Paraffinum solidum oder durum, Paraffine halbfester Konsistenz, wie gelbes und weißes Vaselin, Paraffine flüssiger Konsistenz wie Paraffinum subliquidum und Paraffinum perliquidum. Hydrophobe Salben bestehen überwiegend aus flüssigen Bestandteilen, bei weniger als etwa 10 % fester Komponente erfolgt der nicht scharf definierte Übergang zu den hydrophoben Gelen (lipophilen Gelen).

Weitere Bestandteile von hydrophoben Salben können pflanzliche Öle oder tierische Fette, synthetische Glyceride, Wachse und flüssige Polyalkylsiloxane sein.

Tabelle **13** Hydrophobe Salben

Charakteristik	einphasige Grundlage, praktisch wasserfrei, keine Wasseraufnahme möglich, halbfeste Konsistenz
Anwendung	Entschuppung (z. B. Salicylvaselin), Behandlung von hyperkeratotisch-rhagadiformen Handekzemen sowie bei Patienten mit Sebostase und sebostatischen Hauterkrankungen wie Ichthyosis oder atopischem Ekzem
Vorteile	Durch eine Okklusion wird der transepidermale Wasserverlust gestoppt. Der daraus resultierende Wärme- und Feuchtigkeitsstau lässt die Haut aufquellen. Dieser physikalische Vorgang, auch Mazeration genannt, kann ausgenutzt werden, wenn langfristige Effekte bei chronischen Prozessen oder das Eindringen von Wirkstoffen in tiefere Hautschichten beabsichtigt sind.

Nachteile	Für die Behandlung akut entzündlicher Hauterkrankungen sind hydrophobe Salben nicht geeignet und demzufolge kontraindiziert. Aufgrund der Mazeration käme es zu einer Förderung der Entzündung.
Beispiele	10.1.1 Weißes Vaselin DAB (Vaselinum album) 10.1.2 Halbfestes Hartfett (Softisan 378) Wachssalben, vergleichbar mit Kühlsalbe ohne Wasseranteil, siehe 10.2.2 Kühlsalbe DAB (Unguentum leniens)
Anwendungsbeispiele	10.16.2 Warzensalbe (NRF 11.31.) 10.5.1 Salicylsäure-Salbe 1/2/3/5/10 oder 20 % (NRF 11.43.) 10.9.1 Dithranol-Salbe 0,05/0,1/0,25/0,5/1 oder 2 % mit Salicylsäure 2 % (NRF 11.51.) 10.10.3 Steinkohlenteer-Salbe 2/5/10 oder 20 % (NRF 11.46.) 10.11.6 Ethacridinlactat-Monohydrat-Salbe 1 % mit Salicylsäure 3 % (NRF 11.63.) 10.10.5 LCD-Vaselin 5/10 oder 20 % (NRF 11.87.)

5.1.2 Wasser aufnehmende Salben

Wasser aufnehmende Salben sind geeignet, um größere Mengen Wasser aufzunehmen. Dann entsteht je nach verwendetem Emulgator eine Emulsion vom Wasser-in-Öl-Typ (lipophile Creme, hydrophobe Creme bzw. W/O-Creme) oder eine Emulsion vom Öl-in-Wasser-Typ (hydrophile Creme bzw. O/W-Creme). In den Hauptbestandteilen gleichen die Wasser aufnehmenden Salben den hydrophoben Salben.

W/O-Absorptionssalben. Als W/O-Emulgatoren werden beispielsweise Wollwachsalkohole, Sorbitanester, Monoglyceride und Fettalkohole verwendet. Die Bezeichnung W/O-Absorptionssalben soll zum Ausdruck bringen, dass diese Vehikelsysteme wasserfrei sind, jedoch Wasser als disperse Phase aufnehmen bzw. absorbieren können (Tab. **14**). Ein offizineller Vertreter dieses Vehikeltyps ist die Wollwachsalkohol-Salbe DAB bzw. Eucerinum anhydricum.

5 Offizinelle Grundlagen mit Indikationen und Rezepturbeispielen

Tabelle **14** W/O-Absorptionssalben

Charakteristik	einphasige Grundlage, gute Wasseraufnahme, halbfeste Konsistenz
Anwendung	W/O-Absorptionssalben sind indiziert bei sebostatischer, trockener Haut und subakuten bis chronischen Stadien von Entzündungen. Sie fetten die Haut, erweichen Keratosen und lassen sich mit Wasser nur schwer abwaschen.
Vorteile	Im Vergleich zu den hydrophoben Salben erzeugen W/O-Absorptionssalben zum Teil eine geringere Okklusion. Sie besitzen daher eine bessere Hautaffinität und eine gute Tiefenwirkung. Die Wirkstoffabgabe ist in gleicher Weise verbessert.
Nachteile	Der mäßige Okklusiveffekt führt bei akut entzündlichen Hautveränderungen unter Umständen zu einer Verschlechterung.
Beispiele	10.1.3 Wollwachsalkohol-Salbe DAB (Lanae alcoholum unguentum, Eucerinum anhydricum) 10.1.4 Wollwachsalkohol-Salbe SR (Unguentum alcoholum lanae)
Anwendungsbeispiele	10.10.2 Ammoniumbituminosulfonat-Salbe 10/20 oder 50 % (NRF 11.12.) 10.12.3 Harnstoff-Paste 40 % mit Clotrimazol 1 % (NRF 11.57.) 10.16.1 Harnstoff-Paste 40 % (NRF 11.30.)

O/W-Absorptionssalbe. Wasser aufnehmende Salben vom Öl-in-Wasser-Typ nehmen im Grunde kein Wasser auf (allenfalls in geringer Menge), sondern sind unter Wärmeanwendung in ausreichend viel Wasser (ab etwa 50 %) unter Emulsionsbildung dispergierbar (Tab. **15**). Sie enthalten hydrophile Emulgatoren, z. B. sulfatierte Fettalkohole oder Alkaliseifen als Aniontenside, oder nichtionische Tenside, wie Polysorbate, Macrogolcetylstearylether oder Ester von Fettsäuren mit Macrogolen. Als Hauptkomponente findet man wie bei den W/O-Absorptionssalben oft Paraffinkohlenwasserstoffe, denen noch Fettalkohole (wie Cetyl- oder Cetylstearylalkohol) oder Partialglyceride (wie Glycerinmonostearat) als Koemulgatoren und Konsistenzgeber beigefügt wurden.

Ein offizineller Vertreter einer anionischen O/W-Absorptionssalbe ist die hydrophile Salbe (Ungt. emulsificans) DAB. Der O/W-Emulgator, emulgierender Cetylstearylalkohol (Typ A), ist ein so genannter Komplex- bzw. Mischemulgator, der zu 90 % aus Cetylstearylalkohol und zu mindestens 7 % aus Natriumcetylstearylsulfat besteht. Da letztere Verbindung anionischen Charakter besitzt, existiert eine grundsätzliche Inkompatibilität der Absorptionssalbe mit kationischen Wirk- oder Hilfsstoffen. Diese Unverträglichkeit fällt aber äußerlich nicht auf, sofern kein Wasser zugesetzt wird.

Tabelle 15 O/W-Absorptionssalben

Charakteristik	Aufgrund der hydrophilen Emulgatoren eigentlich zweiphasige Grundlage, die bei Lagerung zu Inhomogenität neigt; halbfeste Konsistenz, aufnahmefähig für geringen Wasseranteil, Cremebildung mit größeren Mengen an Wasser, jedoch unverträgliche Mischungen bei Wasseranteil von etwa 20–50 %
Anwendung	O/W-Absorptionssalben haben ohne Wasserzusatz kaum Anwendungsgebiete. Sie sind allenfalls indiziert bei einer normalen bis etwas fettigen Haut und bei akuten bis subakuten Stadien von Entzündungen. Sie okkludieren weniger als hydrophobe Salben.
Vorteile	Durch Vorliegen eines O/W-Emulgators lassen sich die Wasser aufnehmenden Salben leichter mit Wasser abwaschen, wenn auch nicht so gut wie hydrophile Salben oder Gele. Dieser Umstand prädestiniert sie für die Behandlung behaarter Areale und für die so genannte Minutentherapie. Die Applikation sollte vorzugsweise bei normaler bis feuchter bzw. sezernierender Haut erfolgen.
Nachteile	Auf ein trockenes Hautareal aufgebracht, kann durch den O/W-Emulgator eine weitere Austrocknung erfolgen. Hiermit wäre vor allem bei einer längerfristigen und großflächigen Anwendung zu rechnen.
Beispiele	10.1.5. Hydrophile Salbe DAB (Unguentum emulsificans) Unguentum Cordes
Anwendungsbeispiele	10.6.4 Harnstoff-Cetomacrogolsalbe 10 % (NRF 11.73.) meist nur unter Zusatz von reichlich Wasser unter Cremebildung: 10.10.4 Hydrophile LCD-Creme 5/10 oder 20 % (NRF 11.86.)

5.1.3 Hydrophile Salben

Hydrophile Salben sind wasserlöslich, enthalten aber kein oder nur wenig Wasser (Tab. **16**). Sie bestehen aus Mischungen von flüssigen und festen Macrogolen (Polyethylenglycolen), gelegentlich auch Propylenglycol und Cetylstearylalkohol. Dieser erhöht die Wasseraufnahmefähigkeit etwas. Wasser führt in einer Menge ab etwa 15–20 % zur Verflüssigung. Nota bene: Hydrophile Salbe DAB ist keine hydrophile Salbe, sondern eine Wasser aufnehmende Salbe vom Öl-in-Wasser-Typ.

Tabelle **16** Hydrophile Salben

Charakteristik	einphasige Grundlage, hydrophil und hygroskopisch, höchstens 15–20 % an Wasser aufnehmend, feste bis weiche Konsistenz je nach Mischungsverhältnis der Komponenten
Anwendung	Hydrophile Salben werden vorzugsweise zur wirkstoffhaltigen Behandlung in antibiotischen, antiseptischen und antimykotischen Salben auf stark geschädigter Haut, Schleimhäuten oder Wunden sowie wegen ihrer leichten Abwaschbarkeit auf stark behaarten Arealen und zur kurzfristigen Einwirkung (Minutentherapie) eingesetzt.
Vorteile	Wasserfreie und wasserarme hydrophile Salben sind nicht anfällig gegenüber Bakterien; sie müssen daher nicht konserviert werden. Sie wirken osmotisch und entquellend.
Nachteile	Hydrophile Salben ermöglichen für viele Arzneistoffe eine schlechte Resorption wegen ihres hohen Lösevermögens und möglicherweise aufgrund des Wasserentzugs aus dem Stratum corneum. Polyethylenglycole sind mit vielen Arznei- und Hilfsstoffen wie Tannin und Kaliumiodid unverträglich und mit Paraffin, Oleyloleat (Cetiol) und anderen Lipiden nicht mischbar. Daher ist ihr Einsatz beschränkt.
Beispiele	10.3.1 Macrogolsalbe DAC
Anwendungsbeispiele	10.4.7 Hydrophile hautfarbene Abdeckpaste, gelblich, mittel oder rötlich (NRF 11.59.)
	10.9.3 Dithranol-Macrogolsalbe 0,25/0,5/1 oder 2 % (NRF 11.53.)
	10.11.2 Povidon-Iod-Salbe 10 % und Weiche Povidon-Iod-Salbe 10 % (NRF 11.17.)
	10.12.4 Hydrophile Clotrimazolsalbe 2 % (NRF 11.50.)
	10.13.3 Povidon-Iod-Zuckersalbe 2,5 % (NRF 11.42.)
	10.13.6 Hydrophile Polihexanid-Salbe 0,04 % (freie Rezeptur)

5.2 Cremes

Cremes stellen mehrphasige Zubereitungen dar, die mindestens aus einer lipophilen und einer wässrigen Phase bestehen.

5.2.1 Lipophile Cremes

Die äußere Phase in lipophilen Cremes (= hydrophoben Cremes) ist lipophil. Die innere, wässrige Phase ist in Form feinster Tröpfchen darin verteilt. Die eingesetzten Emulgatoren vom Wasser-in-Öl-Typ sind z. B. Wollwachs, Wollwachsalkohole, Sorbitanester und Monoglyceride (Tab. **17**).

Der bekannteste und am häufigsten benutzte Vertreter ist die wasserhaltige Wollwachsalkohol-Salbe DAB bzw. Eucerinum cum aqua. Modernere lipophile Cremes, wie die hydrophobe Basiscreme DAC, enthalten weniger stark okkludierende Lipidkomponenten und sehr potente oxidationsstabile wollwachsfreie Emulgatoren. Eine Ausnahme stellt als Quasi-W/O-Creme die Kühlsalbe (Ungt. leniens) DAB dar. Sie kommt ohne einen echten W/O-Emulgator aus. Die hydrophile innere Phase wird lediglich physikalisch-mechanisch durch die äußere lipophile Phase, die aus Erdnussöl und Konsistenz gebenden Wachsen besteht, festgehalten. Die Kühlsalbe gilt daher nicht nur chemisch, sondern auch physikalisch als sehr labil und reagiert auf den Zusatz gewisser Wirkstoffe sehr empfindlich mit dem Austritt von Wasser.

Tabelle **17** Lipophile Cremes

Charakteristik	zweiphasige Grundlage, äußere Phase lipophil und innere Phase wässrig, weiche halbfeste Konsistenz
Anwendung	Lipophile Cremes werden hauptsächlich bei chronischen Entzündungen (Psoriasis, chronische Ekzeme), zur Abweichung von Auflagerungen (Schuppen, Krusten) oder zur Fettung bei Patienten mit trockener Haut eingesetzt.
Vorteile	Sie bewirken zugleich eine Hydratisierung und Fettung der Haut, erweichen Keratosen und erzeugen eine mäßige Okklusion. Die lipophilen Cremes lassen sich nur schwer mit Wasser abwaschen. Wasserreiche lipophile Cremes können auch zur Hautpflege langfristig angewendet werden. Beim Auftragen der Kühlsalbe bricht durch die Wärme der Haut die Quasiemulsion. Das frei werdende Wasser verdunstet und erzeugt dadurch einen Kühleffekt.
Nachteile	Bei Seborrhö, seborrhoischen Erkrankungen und akut entzündlichen Hauterkrankungen sind hydrophobe Cremes in der Regel nicht einzusetzen. Grenzflächenaktive Wirkstoffe und O/W-Emulgatoren bewirken ein Brechen von W/O-Emulsionen. Wegen des bereits enthaltenen Wassers können hydrophile Arzneistoffe, wie Harnstoff oder Dexpanthenol bzw. wässrige Arzneistofflösungen, das Phasen-Volumen-Verhältnis verschlechtern und zum Austritt der Wasserphase führen (Abhilfe durch Reduktion des Wasseranteils in der Grundlage).
Beispiele	10.2.1 Weiche Salbe DAC 10.2.2 Kühlsalbe DAB (Unguentum leniens) Abschnitt 10.2.3 Wasserhaltige Wollwachsalkoholsalbe DAB (Lanae alcoholum unguentum aquosum, Eucerinum cum aqua)

Charakteristik	zweiphasige Grundlage, äußere Phase lipophil und innere Phase wässrig, weiche halbfeste Konsistenz
Anwendungs-beispiele	10.2.4 Wasserhaltige Wollwachsalkoholsalbe pH 5 (NRF 11.32.)
	10.2.5 Hydrophobe Basiscreme DAC
	10.6.1 Lipophile Harnstoff-Creme 5 oder 10 % (NRF 11.129.)
	10.6.5 Wasserhaltige Harnstoff-Wollwachsalkoholsalbe 5 oder 10 % (NRF 11.74.)
	10.6.6 Lipophile Harnstoff-Natriumchlorid-Salbe (NRF 11.75.)
	10.7.3 Lipophile Hydrocortisonacetat-Creme 0,25/0,5 oder 1 % (freie Rezeptur)
	10.8.3 Hydrophobe Polidocanol-Creme 5 % (NRF 11.119.)
	10.8.4 Hydrophobe Polidocanol-Creme 5 % mit Harnstoff 5 % (NRF 11.120.)
	10.11.12 Hydrophobe Triclosan-Creme 2 % (NRF 11.122.)
	10.13.2 Hydrophobe Dexpanthenol-Creme 5 % (NRF 11.29.)
	10.15.6 Hydrophobe Tretinoin-Creme 0,025/0,05 oder 0,1 % (NRF 11.123.)

5.2.2 Hydrophile Cremes

In hydrophilen Cremes können mehrere Phasen auftreten. In jedem Falle ist die äußere, kohärente Phase wässrig. Öl- oder Fetttröpfchen sind in feinster Form emulgiert (Tab. **18**). Wie die O/W-Absorptionssalben enthalten hydrophile Cremes, oft in Mischung mit stabilisierenden Emulgatoren vom Wasser-in-Öl-Typ, Emulgatoren vom Öl-in-Wasser-Typ. Anionische Tenside sind zum Beispiel Alkaliseifen und sulfatierte Fettalkohole. Häufig verwendete nichtionische Tenside sind Polysorbate oder Ester von Polyethoxyfettsäuren und Polyethoxyfettsäurealkoholen. Typischer Vertreter einer hydrophilen Creme vom anionischen Typ ist die Wasserhaltige hydrophile Salbe DAB (Ungt. emulsificans aquosum). Trotz des anders lautenden Namens ist diese Grundlage nach heutiger Nomenklatur als Creme zu bezeichnen.

Tabelle 18 Hydrophile Cremes

Charakteristik	zwei- oder mehrphasige Grundlage, äußere Phase wässrig, Lipide sind in feinster Form in der inneren Phase emulgiert, halbfeste bis weiche Konsistenz
Anwendung	Bei akut bis subakut entzündlichen Dermatosen und bei fettiger Haut. Hydrophile Cremes besitzen einen ausgeprägten Kühleffekt, da die Außenphase aus Wasser besteht. Sie wirken überdies austrocknend.
Vorteile	Da das Wasser in der Außenphase schnell verdunstet, wirken hydrophile Cremes entzündungshemmend und kühlend. Aus intertriginösen Räumen und behaarten Arealen lassen sie sich leicht auswaschen.
Nachteile	Bei längerer Anwendung führen die O/W-Cremes zur Austrocknung der Haut und damit eventuell zu Juckreiz und Spannungsgefühlen. Im Extremfall kann das Bild des Exsikkationsekzematoids (Etat craquelé) entstehen. Die anionischen Vertreter der hydrophilen Cremes sind inkompatibel mit vielen kationischen Wirk- und Hilfsstoffen, die nichtionischen Vertreter mit bestimmten phenolischen Wirk- und Hilfsstoffen.
Beispiele	10.2.7 Nichtionische hydrophile Creme DAB (Unguentum emulsificans nonionicum aquosum) 10.2.8 Nichtionische hydrophile Creme SR DAC 10.2. Anionische hydrophile Creme SR DAC 10.2.10 Wasserhaltige hydrophile Salbe DAB (Unguentum emulsificans aquosum) 10.2.11 Nichtionisches wasserhaltiges Liniment DAC 10.2.12 Wasserhaltiges Liniment SR DAC
Anwendungsbeispiele	10.5.4 Hydrophile Salicylsäure-Creme 5 % (NRF 11.106.) 10.6.2 Hydrophile Harnstoff-Creme 5 oder 10 % (NRF 11.71.) 10.7.1 Hydrophile Hydrocortisonacetat-Creme 0,25/0,5 oder 1 % (NRF 11.15.) 10.8.6 Hydrophile Capsaicin-Creme 0,025/0,05 oder 0,1 % (NRF 11.125.) 10.9.4 Hydrophile Methoxsalen-Creme 0,0006 % (NRF 11.96.) 10.10.6 Hydrophile Salicylsäure-Creme 5 % mit Steinkohlenteerspiritus 10 % (NRF 11.107.) 10.12.7 Anionische Miconazolnitrat-Creme 2 % (NRF 11.81.) 10.12.11 Hydrophile Metronidazol-Creme 1 oder 2 % (NRF 11.91.) 10.12.12 Hydrophile Permethrin-Creme 2,5 oder 5 % (freie Rezeptur) 10.15.4 Hydrophile Erythromycin-Creme 0,5/1/2 oder 4 % (NRF 11.77.)

Charakteristik	zwei- oder mehrphasige Grundlage, äußere Phase wässrig, Lipide sind in feinster Form in der inneren Phase emulgiert, halbfeste bis weiche Konsistenz
	10.15.7 Hydrophile Tretinoin-Creme 0,025/0,05/0,1 % (NRF 11.100.)
	10.19.2 Depigmentierende Kligman-Salbe 2 oder 3 % Hydrochinon

5.2.3 Ambiphile Cremes

Ambiphile Cremes nehmen eine Zwischenstellung zwischen lipophilen und hydrophilen Cremes ein. Sie sind weder reine W/O- noch reine O/W-Cremes, werden aber häufig den hydrophilen Cremes zugeschlagen (Tab. **19**). Es existiert eine Kohärenz der hydrophilen sowie der lipophilen Phase nebeneinander. Ambiphile Cremes lassen sich sowohl mit Wasser als auch mit nennenswerten Mengen an Fetten oder Ölen mischen, ohne dass die galenische Stabilität darunter leidet. Bei der Zufuhr von Wasser entsteht aus der ursprünglich ambiphilen Creme in allmählichen Übergängen zunächst eine hydrophile Creme bzw. O/W-Creme, bei größeren Mengen Wasser eine O/W-Lotion, im Körperpflege- und Kosmetikbereich auch als Milch bezeichnet. Ambiphile Cremes sind leicht verstreichbar, leicht abwaschbar und besitzen wegen des begrenzten Wasseranteils einen geringeren Kühleffekt als hydrophile Cremes.

Der typische Vertreter ist die Basiscreme DAC. Sie besitzt Lipide und Wasser in etwa gleichen Anteilen und kann nicht nur beliebig mit Wasser verdünnt werden, sondern umgekehrt auch erhebliche Mengen weiterer Lipide aufnehmen. Die Basiscreme DAC ist eine gute Vehikelwahl, wenn eine hydrophile Creme bzw. O/W-Creme mit Vaselin, Paraffinum liquidum oder anderen Ölen „aufgefettet" werden soll.

Tabelle **19** Ambiphile Cremes

Charakteristik	zweiphasige Grundlage mit jeweils kohärenter Lipid- und Wasserkomponente, begrenzt Lipide und beliebig Wasser aufnehmend, halbfeste bis weiche Konsistenz
Anwendung	Breites Einsatzgebiet bei entzündlichen Dermatosen, Psoriasis, auch atopische Dermatitis, Akne. Ambiphile Cremes eignen sich in erster Linie für die Behandlung von subakuten bis chronischen Hautzuständen. Sie sind indiziert bei normaler bis nässender und eventuell bei zur Trockenheit neigender Haut.
Vorteile	Ambiphile Cremes zeigen keine Okklusion und nur eine geringe Kühlwirkung. Sie liefern etwas mehr „Fett" als hydrophile

Cremes. Durch Zusätze von Wasser oder/und Lipiden lässt sich eine nahezu optimale Abstimmung auf die jeweilige Akuität und auf die Hautbeschaffenheit finden. Aufgrund der Gegenwart von Propylenglycol muss die Basiscreme DAC nicht konserviert werden.

Nachteile Ein möglicher Austrocknungseffekt ist bei ambiphilen Cremes geringer ausgeprägt als bei hydrophilen Cremes. Da der Emulgator in der Basiscreme DAC Polyethylenglycol-Anteile aufweist, sind Inkompatibilitäten mit bestimmten phenolischen Wirk- und Hilfsstoffen zu beachten.

Beispiele 10.2.6 Basiscreme DAC (Cremor basalis, ambiphile Creme)

Anwendungsbeispiele
- 10.7.2 Hydrophile Hydrocortison-Creme 0,25/0,5 oder 1 % (NRF 11.36.)
- 10.7.4 Hydrophile Prednisolonacetat-Creme 0,25 oder 0,5 % (NRF 11.35.)
- 10.7.5 Hydrophile Triamcinolonacetonid-Creme 0,025/0,05 oder 0,1 % (NRF 11.38.)
- 10.7.9 Hydrophile Betamethasonvalerat-Creme 0,025/0,05 oder 0,1 % (NRF 11.37.)
- 10.7.12 Hydrophile Clobetasolpropionat-Creme 0,05 % (NRF 11.76.)
- 10.8.2 Hydrophile Polidocanol-Creme 5 % (NRF 11.118.)
- 10.11.8 Hydrophile Chlorhexidindigluconat-Creme 0,5/1 % (NRF 11.116.)
- 10.12.5 Hydrophile Miconazolnitrat-Creme 2 % (NRF 11.79.)
- 10.13.1 Hydrophile Dexpanthenol-Creme 5 % (NRF 11.28.)

5.2.4 Hautemulsionen (O/W-Lotionen)

O/W-Lotionen (hydrophile Hautemulsionen) sind wassermischbare Emulsionen von flüssiger Konsistenz (Tab. **20**). Nicht verwechselt werden dürfen sie mit den Schüttelmixturen (Lotio bzw. Lotiones), die wässrige oder wässrig-alkoholische Zubereitungen mit darin suspendierten Feststoffen, Wirk- und Hilfsstoffen sind. O/W-Lotionen eignen sich unter anderem zur Einarbeitung von Kortikosteroiden, Antibiotika, Antimykotika und Harnstoff.

Seit einiger Zeit gibt es Lotionen im Bereich der Körperpflegemittel auch in Form von Wasser-in-Öl-Emulsionen, insbesondere zur Pflege trockener Haut. Offizinelle Vorschriften für solche lipophilen Hautemulsionen (hydrophobe Hautemulsionen) existieren noch nicht.

Tabelle 20 O/W-Lotionen

Charakteristik	zweiphasige Grundlage, äußere Phase wässrig, Fetttröpfchen sind in feinster Form in der inneren Phase emulgiert, flüssige Konsistenz, in Ruhe zum Teil halbfest
Anwendung	O/W-Lotionen sind indiziert bei akut entzündlichen, nässenden und Blasen bildenden Hauterkrankungen, beispielsweise bei akuter Kontaktdermatitits, akuter Dyshidrose oder dyshidrotischem Ekzem. Ferner dienen sie zur Behandlung intertriginöser Areale und entzündlicher Erkrankungen der Schleimhäute.
Vorteile	Lotionen wirken nur sehr oberflächlich. Sie haben wegen des hohen Wassergehaltes eine gute Kühlwirkung. Die leichte Abwaschbarkeit und der geringe Lipidgehalt prädestinieren hydrophile Hautemulsionen für die Behandlung behaarter Areale. Da meist Thixotropie im Sinne einer von der Scherung abhängigen Strukturviskosität vorliegt, sedimentieren suspendierte Arzneistoffe nicht, wenn sie mikrofein gepulvert vorliegen.
Nachteile	Wegen des hohen Wasseranteils kommt es bei längerer Anwendung zur Austrocknung der behandelten Haut.
Beispiele	10.2.13 Hydrophile Hautemulsionsgrundlage (NRF-Stammzubereitung 25.)
Anwendungsbeispiele	10.6.3 Hydrophile Harnstoff-Emulsion 5 oder 10 % (NRF 11.72.) 10.7.6 Hydrophile Triamcinolonacetonid-Emulsion 0,025/0,5 oder 0,1 % (NRF 11.90.) 10.7.10 Hydrophile Betamethasonvalerat-Emulsion 0,025/0,05 oder 0,1 % (NRF 11.47.) 10.12.8 Benzylbenzoat-Emulsion 10 oder 25 % (NRF 11.64.)

5.3 Gele

Gele bestehen aus gelierten Flüssigkeiten. Sie werden mithilfe geeigneter Quellmittel hergestellt. Man unterscheidet zwischen lipophilen (hydrophoben) und hydrophilen Gelen.

5.3.1 Lipophile Gele

Lipophile Gele (Oleogele) sind Zubereitungen mit einem hohen Anteil an flüssigen Lipiden. Für die Grundlagen werden in der Regel Dickflüssiges Paraffin mit Polyethylen oder ein fettes Öl mit kolloidalem Siliciumdioxid, Aluminium- oder Zinkseifen im meist einstelligem Prozentbereich geliert

(Tab. 21). Bei höherem Gelbildneranteil erfolgt ein unscharfer Übergang zu lipophilen Salben. Das flüssige Lipid bestimmt das Lösevermögen für Arzneistoffe. Oleogele auf Paraffinbasis ähneln in ihren Eigenschaften dem Vaselin. Sie verändern jedoch nicht über einen großen Temperaturbereich ihre Viskosität und lassen sich selbst bei niedrigen Temperaturen leicht verstreichen. Ein offizineller Vertreter ist mit Hydrophobem Basisgel DAC eine nur nach industriellen Verfahren herstellbare Zubereitung aus Dickflüssigem Paraffin und 5 % Polyethylen.

Tabelle 21 Lipophile Gele

Charakteristik	einphasige Grundlage, praktisch wasserfrei, kann Lipide aufnehmen, halbfeste weiche Konsistenz, durchscheinendes, weniger stark opakes Aussehen als das der hydrophoben Salben
Anwendung	Entschuppung, Behandlung von hyperkeratotisch-rhagadiformen Handekzemen und bei Patienten mit sebostatischen Hauterkrankungen wie Ichthyosis oder atopischem Ekzem. Hydrophober Bestandteil für lang haftende Adhäsivpasten an Schleimhäuten. Häufig verwendet als Bestandteil von Pasten und lipophilen Cremes, wenig geeignet für hydrophile Cremes und Hautemulsionen.
Vorteile	Oleogele schaffen wie die Kohlenwasserstoff-Salben eine starke Okklusion und eignen sich daher zum Einsatz bei chronischen Prozessen und Vorliegen einer trockenen, schuppenden Haut. Infolge des Feuchtigkeits- und Wärmestaus mazeriert die Haut und ermöglicht so den Wirkstoffen ein Eindringen in tiefere Hautschichten. Die nur wenig temperaturabhängige, weiche Konsistenz und der im Vergleich zu Vaselin schwächere Geruch sind Vorteile bei Applikationen in der Mundhöhle. Die Verarbeitung ist ohne Wärmeanwendung möglich.
Nachteile	Für die Behandlung akut entzündlicher Hauterkrankungen sind Olegele nicht geeignet und demzufolge kontraindiziert. Aufgrund der Mazeration käme es zu einer Zunahme der Entzündung. Beim Erhitzen über etwa 60 °C erfolgt bei manchen lipophilen Gelen ein irreversibler Zusammenbruch des Gelgerüsts. Wegen des geringen Gelbildneranteils ist das flüssige Lipid nur schwach immobilisiert und kann nach längerer Lagerung „ausölen"
Beispiele	10.1.6 Hydrophobes Basisgel DAC (Mucilago basalis hydrophobica)
Anwendungsbeispiele	10.1.7 Hypromellose-Haftpaste 40 % (NRF 7.8.) 10.2.5 Hydrophobe Basiscreme DAC (Lipidphase) 10.4.6 Hydrophobe hautfarbene Abdeckpaste, gelblich, mittel oder rötlich (NRF 11.58.) 10.7.8 Triamcinolonacetonid-Haftpaste 0,1 % (NRF 7.10.)

Charakteristik	einphasige Grundlage, praktisch wasserfrei, kann Lipide aufnehmen, halbfeste weiche Konsistenz, durchscheinendes, weniger stark opakes Aussehen als das der hydrophoben Salben
	10.7.11 Betamethasonvalerat-Haftpaste 0,1 % (NRF 7.11.) 10.12.9 Lipophiles Tiabendazol-Gel 10 % (NRF 11.130.) 10.18.4 Tretinoin-Haftpaste 0,05 oder 0,1 % (NRF 7.9.)

5.3.2 Hydrophile Gele

Hydrophile Gele (Hydrogele) sind Zubereitungen, deren Grundlagen in der Regel zu über 90 % aus Wasser, Glycerol, Propylenglycol oder anderen hydrophilen Lösemitteln bestehen, die mit geeigneten Quellstoffen, wie Stärke, Cellulosederivaten, Carbomeren oder Magnesium-Aluminium-Silikaten, geliert werden (Tab. **22**). In der Regel sind Hydrogele fettfrei und mit Wasser abwaschbar. Wegen des hohen Wasseranteils wirken sie stark kühlend. Im weiteren Sinne sind auch gelierte Lösemittel, wie Ethanol, 2-Propanol, Dimethylsulfoxid oder Aceton, einschließlich der Gemische dieser Lösemittel mit Wasser, den Hydrogelen zuzuordnen.

Die Art der hydrophilen Flüssigkeit bestimmt unter anderem das Lösevermögen und die dermatologischen Eigenschaften. Arzneistoffhaltige Hydrogele sind gelierte Lösungen oder Suspensionen mit anwendungstechnischen Vorteilen bei Applikation und Suspensionsstabilität. Der Gelbildner muss auf die flüssige Komponente abgestimmt sein und beeinflusst konzentrationsabhängig die Konsistenz. Hydrogele auf der Basis von Celluloseethern bilden auf der Haut einen Film aus. Polyacrylatgele (Carbomergele) benötigen meist weniger als 1 % Gelbildner und werden als praktisch rückstandsfrei empfunden. Trotz eines höheren Gelbildneranteils von 20–30 % kann man auch die Poloxamergele zu den hydrophilen Gelen rechnen. Die Poloxamere bilden als makromolekulare Tenside klare Tensidgele, die eine ausgeprägte Gel-Sol-Umwandlung bei Abkühlung zeigen und wegen ihrer guten Verträglichkeit auch auf Schleimhäuten und Wunden angewendet werden.

Tabelle 22 Hydrophile Gele

Charakteristik	einphasige wässrige oder zumindest wasserlösliche Grundlage mit geringen Gelbildneranteil, transparente bis völlig klare und meist weiche Zubereitung, flüchtiger hydrophiler Hauptbestandteil, geringer nichtfettender Rückstand
Anwendung	Hydrogele sind besonders geeignet für die Anwendung an den Schleimhäuten und bei seborrhoischer Haut. Deshalb werden Hydrogele bevorzugt zur Behandlung der Akne eingesetzt. Weiterhin eignen sich Hydrogele zur Behandlung intertriginöser Lokalisationen sowie des behaarten Kopfes.
Vorteile	Hydrogele wirken kühlend, oberflächlich entzündungshemmend und Juckreiz mindernd, zumindest anfänglich. Sie sind nicht fettend, meist gut Sekret aufnehmend, wärme- und wasserdurchlässig sowie mit Wasser abwaschbar. Im Allgemeinen gut mit hydrophilen Cremes und Emulsionen mischbar.
Nachteile	Bei längerer Anwendung kommt es zur Austrocknung; daher stellt sebostatische Haut eine relative Kontraindikation dar. Entsprechend der Art des Gelbildners sind unterschiedliche Inkompatibilitäten möglich.
Beispiele	10.3.2 Hydroxyethylcellulosegel DAB (Hydroxyethylcellulosi mucilago) 10.3.3 Wasserhaltiges Carbomergel DAB Gel Cordes (Poloxamertensid-Gel)
Anwendungsbeispiele	10.5.5 Ethanolhaltiges Salicylsäure-Gel 6 % (NRF 11.54.) 10.8.1 Hydrophiles Polidocanol-Gel 5 % (NRF 11.117.) 10.12.10 Hydrophiles Metronidazol-Gel 0,75 % (NRF 11.65.) 10.13.5 Hydrophiles Polihexanid-Gel 0,04 oder 0,1 % (NRF 11.131.) 10.14.1 Aluminiumchlorid-Hexahydrat-Gel 20 % (NRF 11.24.) 10.15.1 Benzoylperoxid-Gel 5 oder 10 % (NRF 11.25.) 10.15.5 Ethanolhaltiges Erythromycin-Gel 0,5/1/2 oder 4 % (NRF 11.84.) 10.15.8 Hydrophiles Tretinoin-Gel 0,025/0,05 oder 0,1 % (NRF 11.124.) 10.17.1 Hydrophiles Diltiazemhydrochlorid-Gel 2 % (NRF 5.6.)

5.4 Schüttelmixturen

Schüttelmixturen sind flüssige Suspensionen, die in wässriger oder zumindest hydrophiler Grundlage ein oder mehrere unlösliche Pigmente mit oder ohne Wirkstoffcharakter enthalten (Tab. 23). Geeignete Hilfsstoffe, wie

Konservierungsmittel, Antioxidanzien, Stabilisatoren, Emulgatoren und Verdickungsmittel, werden bei Bedarf zugesetzt. Eingearbeitete Arzneistoffe lösen sich oder liegen ebenfalls suspendiert vor. Suspensionen können ein Sediment zeigen, das durch Schütteln leicht dispergierbar ist. Die aufgeschüttelte Suspension muss genügend lange stabil bleiben, um die Verabreichung einer homogenen Zubereitung zu gewährleisten. Die typische Vertreterin einer Schüttelmixtur stellt seit langem die Zinkoxidschüttelmixtur DAC (Lotio alba aquosa) dar. Sie kann nach NRF 11.22. wahlweise weiß oder hautfarben angefertigt werden. Die früher eindeutige Bezeichnung als Lotionen ist heute missverständlich, da der Begriff vor allem außerhalb des medizinisch-pharmazeutischen Sprachgebrauchs inzwischen auf flüssige Emulsionen, im Angelsächsischen unter anderem auch auf fettfreie Spüllösungen oder Tensidkonzentrate ausgedehnt wird.

Bei Einarbeitung und Dispersion von Lipiden bilden sich Mischsysteme, die entsprechend dem vorherrschenden Charakter auch als Hautemulsionen mit suspendiertem Anteil aufgefasst werden könnten. Stabilisierung mit Verdickungsmitteln führt bei Gelierung zu halbfesten hydrophilen Pasten.

Das lipophile Analogon zu den hydrophilen Schüttelmixturen sind die „flüssigen Pasten" (siehe 5.5.3, S. 45 f).

Tabelle **23** Schüttelmixturen

Charakteristik	frei fließende, mindestens zweiphasige Zubereitung in Form einer Suspension von Feststoffen in wässrigen Lösungen oder in Emulsionen, bei denen der wässrige Anteil nach Anwendung verdunstet
Anwendung	Schüttelmixturen sind bei akuten und subakuten oberflächlich entzündlichen Dermatosen (erythematöse Exantheme, akute Kontaktdermatitis, Pityriasis rosea) indiziert, wenn diese Hauterscheinungen nicht nässen. Bei initialer Blasenbildung kann eine Schüttelmixtur zur Eintrocknung in Betracht kommen. Den Schüttelmixturen können auch Arzneistoffe zugefügt werden. Hydrolyse- und oxidationsempfindliche Glukokortikoide werden in Gegenwart von Zinkoxid zersetzt. Die Aufbrauchsfrist derartiger Verordnungen muss daher sehr kurz gehalten werden, oder es sind zinkoxidfreie Schüttelmixturen zu verwenden.
Vorteile	Schüttelmixturen wirken kühlend, austrocknend und oberflächlich entzündungshemmend. Insbesondere Schüttelmixturen nach Art der Lotio alba aquosa oder spirituosa wirken stärker entzündungshemmend als Externa vom Pudertyp, da nach Verdunsten des Wassers oder/und des Alkohols eine fest haftende Puderschicht zurückbleibt. Die entstehende Verdunstungskälte ist dabei ein durchaus erwünschter Nebenef-

	fekt. Bei Bedarf ist die Mischung mit Hautemulsionen oder hydrophilen Cremes möglich, dabei kann die Stabilisierung zur halbfesten Zubereitung eintreten.
Nachteile	Die zurückbleibende feste Puderschicht stellt eventuell ein Problem dar. Bei nässenden und krustösen Hauterscheinungen kann es zu Sekretstauung und Sekundärinfektionen kommen.
Beispiele	10.4.2 Zinkoxidschüttelmixtur DAC oder hautfarben (NRF 11.22.; Zinci oxidi lotio/Zinci oxidi lotio rubra, Lotio alba aquosa/Lotio rubra aquosa) 10.4.3 Ethanolhaltige Zinkoxidschüttelmixtur, weiß oder hautfarben (NRF 11.3.)
Anwendungsbeispiele	10.8.5 Polidocanol-600-Zinkoxidschüttelmixtur 3/5 oder 10 % (NRF 11.66.; Thesit in Lotio alba) 10.10.1 Ammoniumbituminosulfonat-Zinkoxidschüttelmixtur 2,5/5 oder 10 % (NRF 11.2.)

5.5 Pasten

Pasten werden als halbfeste Zubereitungen zur kutanen Anwendung definiert, die ein fein dispergiertes Pulver mit einem Anteil von 30–50 % enthalten. Wenn früher vorwiegend Kohlenwasserstoffgele als Grundlagen fungierten, findet man heute nahezu alle Vehikelsysteme darin wieder. Als Pulverbestandteile kommen in der Regel Zinkoxid, Titandioxid, Talkum und verschiedene Stärken vor. Je nach Festigkeit, die vor allem vom Mengenanteil der Pulver und der Konsistenz der Matrix abhängt, unterscheidet man zwischen harten und weichen Pasten.

5.5.1 Harte Pasten

Harte Pasten enthalten meist 50 % Pulveranteile. Der bekannteste und älteste Vertreter ist die weizenstärkehaltige Zinkpaste DAB (Tab. **24**). Ein hoher Pigmentanteil ist auch in der überarbeiteten Form der ehemaligen, längst obsoleten „Pasta exsiccans" (DRF) enthalten: Zinkoxidpaste 50 % mit Bismutgallat 10 % (NRF 11.112.). Aufgrund des Angebotes an potenten synthetischen W/O-Emulgatoren lassen sich bei Bedarf auch Zinkoxid- oder Titandioxidhaltige Pasten mit einer von Wollwachsprodukten freien W/O-Absorptionssalbe als Grundlage rezeptieren.

In der DDR wurde aus Hygienegründen Stärke aus offizinellen Dermatikarezepturen eliminiert. Als Modifikation der dort offizinellen „Pasta zinci oxidati SR" bzw. der Weichen Zinkpaste DAB mit jeweils 30 % Zinkoxid kann durch Zusatz von Gebleichtem Wachs nach der NRF-Vorschrift 11.111. Lipophile Zinkoxid-Paste 30 %, eine sehr feste und gut haftende Zubereitung, erhalten werden.

Tabelle **24** Harte Pasten

Charakteristik	Kombinationen einer festen Phase und einer lipophilen Salbengrundlage (häufig Vaselin, Wollwachs, Paraffin), noch streichfähige Zubereitungen mit hohem Gehalt an suspendiertem Feststoff (meist 50 %)
Anwendung	Langzeitbehandlung kleiner akuter und flächiger erythematöser Herde, Nachbehandlung chronisch verlaufender Zustände, Anwendung in Intertrigines, Schutz unbeteiligter Hautareale (Ulkusbehandlung, Warzenbehandlung)
Vorteile	Harte Pasten haben einen abdeckenden, protektiven und Haut schützenden Effekt. Aufgrund der eingesetzten Kohlenwasserstoff-Gele erzeugen sie eine starke Okklusion. Sie vereinen die Vorzüge von Puder und Salbe: Oberflächenwirkung, lange Haftung, mäßige Austrocknung (Kühleffekt).
Nachteile	Wegen des Wärme stauenden Effekts sind harte Pasten bei akut entzündlichen Hautveränderungen kontraindiziert. Unter Pastenabdeckung kann es bei erosiven oder ulzerösen Hautveränderungen zu bakteriellen Sekundärinfektionen kommen. Bei Anwendung auf stärker geschädigter Haut können stärkehaltige Pasten aus mikrobiologischen Gründen und Wollwachsprodukte enthaltende Pasten wegen möglicher Kontaktallergenität nachteilig sein.
Beispiele	10.4.5 Zinkpaste DAB (Zinci pasta, Pasta zinci) Lipophile Zinkoxid-Paste 30 % (NRF 11.111.)
Anwendungsbeispiele	10.11.7 Ethacridinlactat-Monohydrat-Zinkpaste 1 % (NRF 11.7.; Rivanol-Zinkpaste)

5.5.2 Weiche Pasten

Weiche Pasten enthalten ungefähr 30 % feste, pulverige Bestandteile. Der bekannteste und offizinelle Vertreter auf lipophiler Basis ist die Weiche Zinkpaste DAB (Tab. **25**). Als Grundlage findet anstelle der früher enthaltenen Wollwachsalkoholsalbe DAB eine weiche Paraffinkohlenwasserstoff-Wachs-Mischung Verwendung.

Hydrophile Zinkoxid-Pasten spielen vor allem als verfestigte Zinkoxid-Schüttelmixturen eine Rolle und werden in der Praxis eher als solche und nicht als „Pasten" wahrgenommen (siehe NRF 11.49. und 11.108.).

Bestimmte Typen von Schleimhauthaftpasten auf der Basis hydrophober Gele wirken völlig anders, können aber auch als weiche Pasten betrachtet werden (Beispiele: siehe Tab. 21).

Tabelle **25** Weiche Pasten

Charakteristik	Kombinationen einer festen Phase und einer halbfesten Grundlage (meist lipophile Salbe), gut streichfähige Zubereitungen mit meist niedrigerem Gehalt an suspendiertem Feststoff (bis 30 %)
Anwendung	Nachbehandlung chronisch verlaufender Zustände, besonders Anwendung in Intertrigines, Schutz unbeteiligter Hautareale. Absorptionsgrundlagen oder ambiphile Cremegrundlagen können Wasser und Sekrete aufnehmen und unterstützen damit eher die leicht antiseptischen und austrocknenden Eigenschaften der eingearbeiteten Wirkstoffe.
Vorteile	Weiche Pasten sollen eine kühlende, entzündungshemmende, Sekret aufsaugende (trocknende) und Haut schützende Wirkung zeigen. Dies ist leichter möglich, wenn Emulgatoren vom W/O-, besser vom O/W-Typ, den hydrophoben Salbengrundlagen hinzugesetzt werden oder hydrophile bzw. ambiphile Cremegrundlagen zum Einsatz kommen.
Nachteile	Weiche Pasten mit Kohlenwasserstoffgelen als Grundlage erzeugen eine starke Okklusion und fördern deshalb einen Wärme stauenden Effekt. Daher sind sie bei akut entzündlichen Hautveränderungen kontraindiziert.
Beispiele	10.4.4 Emulsions-Zinkoxid-Schüttelmixtur (NRF 11.49.; 18er-Lotio) 10.4.8 Weiche Zinkpaste DAB (NRF 11.21.; Pasta zinci mollis DAB)
Anwendungsbeispiele	Hydrophile Zinkoxid-Paste 40 % mit Ammoniumbituminosulfonat 5 % (NRF 11.108.)

5.5.3 Flüssige Pasten

Flüssige Pasten stellen Suspensionen mit hohen Anteilen von Feststoffen in einem Öl dar. Die ältesten und bekanntesten Beispiele sind Zinköl (Oleum zinci, NRF 11.20.), in dem 50 % Zinkoxid in Olivenöl suspendiert wird, und die analoge SR-Vorschrift auf der Basis von Erdnussöl. Da sich der Wirkstoff nach geraumer Zeit am Boden des Gefäßes absetzt, muss die Zubereitung unmittelbar vor dem Gebrauch umgeschüttelt werden. Ein weiteres Beispiel für eine flüssige Paste ist das oxidationsstabile Zinkoxid-Neutralöl 50 % (NRF 11.113.). Wegen ihrer flüssigen Konsistenz kann eine flüssige Paste wesentlich einfacher aufgetragen und verteilt werden als eine harte Paste.

Da die physikalischen Eigenschaften der Grundlage – also das fette Öl – die flüssige Paste in ihren Eigenschaften bestimmen, eignen sie sich ebenso wie die weichen Pasten zur Versorgung trockener und sehr trockener Hautzustände.

5.6 Zinkleim

Zinkleim (Gelatina zinci) ist ein nicht mehr streichfähiges Hydrogel, das vor der Applikation durch Erwärmen verflüssigt werden muss. Verwendet wird Zinkleim zur Herstellung eines dauerhaften halbstarren Verbandes. Außer bei Ulcus cruris sind Zinkleimverbände indiziert bei chronischer Beinveneninsuffizienz, um vor allem ein stärkeres Ödem zu vermindern, ferner auch zur Okklusion bei Artefakten (siehe 10.19.1, S. 276).

5.7 Pflaster (Emplastra)

Wirkstoffhaltige Pflaster sind flexible Zubereitungen, die einen Wirkstoff oder mehrere Wirkstoffe enthalten und zur Anwendung auf der Haut bestimmt sind. Pflaster können Wirkstoffe in engem Kontakt zur Haut halten, sodass diese langsam absorbiert werden können. Weiterhin haben Pflaster schützende oder keratolytische Wirkung. Nachdem Bleipflaster als obsolet gelten, spielen Pflaster in der Rezeptur praktisch keine Rolle mehr.

5.8 Lösungen

Als Lösungen werden weniger die einphasigen flüssigen Grundlagen als die arzneistoffhaltigen flüssigen Zubereitungen bezeichnet, die in unterschiedlicher Form dermatologisch angewendet werden. Wie bei den halbfesten Zubereitungen reicht das Spektrum der flüssigen Träger von Paraffinen, fetten Ölen und anderen Lipiden über Alkohole und andere organische Lösemittel sowie über nichtflüchtige hydrophile Flüssigkeiten, wie Macrogole, Glycerol und Propylenglycol, bis zu wässrigen Systemen, wobei die einphasigen Mischungen dieser Stoffgruppen immer eingeschlossen sind. Außerdem können Lösungen und deren flüssige Träger in gelöster Form Tenside, Salze, pH-Regulanzien, Antioxidanzien, Verdickungsmittel und andere Bestandteile enthalten.

Ölige Lösungen finden unter anderem als salicylsäurehaltige Keratolytika, Antimykotika, Ölbäder und zur Sklerosierungstherapie mit Phenol Anwendung. *Wasserfreie hydrophile Lösungen* (insbesondere macrogolische und glycerolische Lösungen) wirken austrocknend und osmotisch und werden vor allem im äußeren Gehörgang sowie auf Wunden angewendet. *Wässrige Tensidlösungen* sind als Waschkonzentrate (Shampoos) nur für den kurzzeitigen Hautkontakt bestimmt. Im Vordergrund stehen die flüchtigen *wässrigen* und *alkoholischen Lösungen* (Tab. **26**). Die Systematik der Lösungen orientiert sich stark an der spezifischen Art der Anwendung.

5.8.1 Wässrige und alkoholische Lösungen

Wässrige Lösungen sind flüssige Grundlagen auf Wasserbasis, die unter Umständen zusätzliche Stoffe enthalten, etwa Konservierungsstoffe, pH-Regulanzien oder physiologische Kochsalzlösung, und auf verletzter Haut angewendet werden.

Alkoholische Lösungen stellen meist Ethanol- oder Isopropylalkohol-Wasser-Gemische unterschiedlicher Konzentrationen dar, die in den Arzneibuchmonographien „Ethanol-Wasser-Gemische" DAB und „2-Propanol-Wasser-Gemische" DAC traditionell (jedoch herstellungstechnisch wenig vorteilhaft) in Volumenprozent (Prozent V/V) angegeben werden. Der erforderliche Alkoholgehalt richtet sich oft nicht nur nach den dermatologischen Erfordernissen, sondern muss auch die vollständige Lösung der zum Teil schlecht wasserlöslichen Arzneistoffe sicherstellen. Eingebracht werden können zusätzliche Wirkstoffe, die Juckreiz stillend, gerbend, keratolytisch, hyperämisierend, antiphlogistisch oder antimikrobiell wirken. Zum Lösen lipophiler Arzneistoffe sind höherprozentige Alkohole erforderlich. Die Alkoholkomponente kann die Aufnahme von eingebrachten Wirkstoffen steigern. Alkoholische Lösungen werden insbesondere am behaarten Kopf, im Gesicht, an Händen und Füßen sowie intertriginösen Räumen benutzt. Okklusive Verbände dürfen erst angelegt werden, wenn der Alkohol verdunstet ist.

Steht bei einer alkoholischen Zubereitung eine Wirkstoffapplikation an umschriebenen Hautarealen, die wenig zur Irritation neigen, im Mittelpunkt des Interesses, so sprach man früher von „Tinkturen". Möglicherweise geht dies darauf zurück, dass stark wirkende Arzneistoffe, wie Anthrarobin oder Podophyllin, früher tatsächlich in Benzoetinktur angewendet wurden oder dass Myrrhen-, Ratanhia- oder Tormentilltinktur ähnlich angewendet werden. Dieser missverständliche Begriff sollte nicht mehr verwendet werden.

5 Offizinelle Grundlagen mit Indikationen und Rezepturbeispielen

Tabelle 26 Arzneilösungen

Charakteristik	Grundlage für flüssige Arzneistofflösungen sind einphasige Zubereitungen aus hydrophilen Flüssigkeiten (z. B. Wasser, Ethanol, 2-Propanol, Glycerol, Propylenglycol oder Dimethylsulfoxid) oder öligen Lösungsmitteln (z. B. Olivenöl, flüssige Wachse, flüssiges Paraffin)
Anwendung	Wässrig-alkoholische Lösungen haben Kühleffekt, wirken austrocknend und entfettend. Ölige Lösungen werden eingesetzt im behaarten Bereich bei hyperkeratotischen Zuständen, zur Entfernung von Pastenrückständen auf der Haut, bevorzugt im Gesicht und am behaarten Kopf, z. B. bei Akne, Kopfekzem, Haarwachstumsstörungen.
Vorteile	wässrig alkoholische Lösungen: kühlend
Nachteile	wässrig-alkoholische Lösungen; stark austrocknend, entfettend ölige Lösungen: bei Langzeitanwendung entfettend
Beispiele	Ethanol 90 % (V/V) DAB („Spiritus" mit 86 % [m/m] Alkohol) 2-Propanol 40 % (V/V) DAB (mit 33 % [m/m] Isopropylalkohol)
Anwendungsbeispiele	10.5.2 Salicylsäure-Öl 2/5 oder 10 % (NRF 11.44.) 10.5.3 Abwaschbares Salicylsäure-Öl 2/5 oder 10 % (NRF 11.85.) 10.5.6 Fettender Salicylsäure-Hautspiritus 1/2/3 oder 5 % (NRF 11.45.) 10.5.7 Isopropylalkoholhaltiger Salicylsäure-Hautspiritus 1/2/3/5 oder 10 % (NRF 11.55.) 10.7.7 Triamcinolonacetonid-Hautspiritus 0,2 % mit Salicylsäure 2 % (NRF 11.39.) 10.9.2 Abwaschbares Dithranol-Öl 0,25 % mit Salicylsäure 2 % (NRF 11.115.) 10.11.3 Ethanolhaltige Fuchsin-Lösung 0,5 % (NRF 11.26.) 10.11.5 Ethanolhaltige Ethacridinlactat-Monohydrat-Lösung 0,05 % oder 0,1 % (NRF 11.8.; alkoholische Rivanol-Lösung) 10.9.5 Methoxsalen-Hautspiritus 0,15 % (NRF 11.89.) 10.11.1 Povidon-Iod-Lösung 10 % (NRF 11.16.; Povidoni-iodi solutio) 10.11.9 Ethanolhaltige Chlorhexidindigluconat-Lösung 0,5/1 % (NRF 11.126.) 10.11.10 Methylrosaniliniumchlorid-Lösung 0,1 oder 0,5 % (NRF 11.69.; Gentianaviolett-Lösung) 10.11.14 Ethanolhaltige Eosin-Dinatrium-Lösung 0,5/1 oder 2 % (NRF 11.94.) 10.11.15 Wässrige Eosin-Dinatrium-Lösung 0,5/1 oder 2 % (NRF 11.95.) 10.11.17 Silbernitrat-Lösung 0,5 oder 1 % (NRF 11.98.) 10.11.18 Silbernitrat-Lösung 10 % (NRF 11.99.)

10.12.1 Clotrimazol-Lösung 1 % (NRF 11.40.)
10.12.2 Clotrimazol-Hautspray 1 % (NRF 11.41.)
10.12.6 Ethanolhaltige Miconazolnitrat-Lösung 1 % (NRF 11.80.)
10.14.2 2-Propanolhaltige Aluminiumchlorid-Hexahydrat-Lösung 15 oder 20 % (NRF 11.1.)
10.15.2 Salicylsäure-Aknespiritus 5 oder 10 % (NRF 11.23.)
10.15.3 Ethanolhaltige Erythromycin-Lösung 0,5/1/2 oder 4 % (NRF 11.78.)
10.15.9 Ethanolhaltige Tretinoin-Lösung 0,025/0,05/0,1 % (NRF 11.102.)
10.17.2 Ölige Phenol-Injektionslösung 5 % (m/V; NRF 5.3.)
10.17.3 Chininhydrochlorid-Injektionslösung 20 % mit bzw. ohne Mepivacain (NRF 5.4.)
10.17.4 Ethanolhaltige Zinkchlorid-Sklerosierungslösung (NRF 5.5.)
10.18.1 Chlorhexidingluconat-Mundspüllösung (NRF 7.2.)
10.18.2 Dexpanthenol-Lösung 5 % (NRF 7.3.)
10.18.3 Citronensäure-Glycerol 0,5/1 oder 2 % (NRF 7.4.)
10.18.5 Künstlicher Speichel (NRF 7.5.)
10.19.3 Minoxidil-Haarspiritus 2 oder 5 % (NRF 11.121.)

5.8.2 Bäder

Diese werden meist in Form warmer (31–35° C) oder heißer Bäder (36–40° C) verordnet. Man kann den ganzen Körper (Vollbad) oder Teile davon (Teilbad) exponieren. Bäder wirken reinigend, Auflagerungen wie Krusten, Schuppen, Sekrete oder Salbenreste werden aufgeweicht und abgelöst. Bei hohem Anteil geeigneter Lipide wird trockene Haut bei Ekzem günstig beeinflusst (siehe Paraffin-Sojaöl-Bad [NRF 11.97.]). Bei längerer Badezeit wirken Bäder austrocknend, da sich die Hydration der Hornschicht infolge von Quellung erhöht. Mithilfe von Bädern können auch Wirkstoffe an die Haut herangebracht werden, zum Beispiel als PUVA-Bad (Psoralen-Ultraviolett-A-Therapie; 10.9.6 Methoxsalen-Badekonzentrat 0,5 % [m/V; NRF 11.83.]) oder als antiseptisches Teilbad (10.11.13 Kaliumpermanganat-Lösungskonzentrat 1 % [NRF 11.82.]).

Häufiges Baden führt durch Herauslösen Wasser bindender Inhaltsstoffe aus der Epidermis (Feuchthaltefaktoren) zur Austrocknung. Beigefügte waschaktive Substanzen, also Netzmittel oder Tenside, können je nach ihrer Art zusätzlich irritierend wirken. Beispielhaft gilt dies für die früher häufig eingesetzte Substanz Natriumlaurylsulfat.

5.8.3 Feuchter Verband (Umschlag)

Bei diesem Verband wird Mull auf der erkrankten Haut mit Mullbinden fixiert und häufig mit wässriger Flüssigkeit getränkt. Als Folge der raschen Abdunstung entsteht Verdunstungskälte, sodass der Verband kühlend wirkt. Er wirkt weiterhin entquellend, entzündungshemmend und Juckreiz lindernd. Ferner ist er zum Erweichen und Ablösen von Auflagerungen (Krusten, Schuppen, Sekreten), zur Säuberung sekretbedeckter Ulzera und zur Reepithelisierung oberflächlicher Wunden geeignet. Da der feuchte Verband schnell austrocknet, muss er regelmäßig angefeuchtet werden. Antiseptische Spülflüssigkeiten sind beispielsweise in Abschnitt 10.11.4 Ethacridinlactat-Monohydrat-Lösung 0,05/0,1/0,5 oder 1 % (NRF 11.61.), in Abschnitt 10.11.16 Chinolinolsulfat-Monohydrat-Lösung 0,1 % (NRF 11.127.) oder in Abschnitt 10.13.4 Polihexanid-Lösung 0,02 oder 0,04 % (NRF 11.128.).

5.8.4 Fettfeuchter Verband

Hierbei wird das zu behandelnde Areal zunächst mit einer Salbe oder Fettsalbe bedeckt; anschließend wird ein feuchter Verband angelegt. Kurzfristig kann bei ausgedehnten Hauterscheinungen (z. B. generalisiertem atopischem Ekzem) statt Verbänden ein feuchter Schlafanzug appliziert werden.

5.8.5 Okklusivverband

Hierbei wird ein feuchter Verband angelegt, und die Abdunstung nach außen wird durch einen wasserundurchlässigen Stoff (z. B. Billroth-Batist, Guttapercha, Plastikfolie) verhindert. Die wasserundurchlässige Schicht muss allseitig die angefeuchteten Mulllagen überragen, um eine Dochtwirkung nach außen zu vermeiden. Der gut angelegte Verband bleibt 24 Stunden feucht.

5.8.6 Lacke

Lacke (Firnisse) können als Spezialform der früher in der Dermatologie als „Tinkturen" bezeichneten Lösungen auf der Basis von Alkoholen oder anderen organischen Lösemitteln verstanden werden. Nach Eintrocknen hinterlassen Lacke einen Film. Sie dienen dazu, Wirkstoffe auf streng umschriebene Hautpartien gezielt aufzubringen. Klassischerweise erfolgt die Auftragung mit einem Pinsel (siehe 10.16.3 Milchsäurehaltiges Salicylsäure-Collodium 10 %, S. 266). Nach Verdunstung des Lösungsmittels bleibt ein fest haftender, hautartiger Überzug zurück. In neuester Zeit haben Lacke bei der Onychomykosetherapie Bedeutung erlangt (siehe Antimykotika).

5.8.7 Sprays

Es handelt sich um Zubereitungen, die durch Versprühen aus einem geeigneten Behältnis auf die Haut aufgebracht werden, wobei in der Regel einzelne Bestandteile rasch wieder an die Umwelt abgegeben werden. Bei einem Teil der Präparate steht die Schutzwirkung eines auf der Haut entstehenden Films im Vordergrund. Bei anderen geht es um die ästhetisch besonders akzeptable Anwendung.

5.9 Puder

Puder sind Arzneistoffpulver oder Pulvermischungen. Diese Anwendung spielt in der Rezeptur kaum noch eine Rolle, weil etwa mit den leichter anzuwendenden Schüttelmixturen einfacher behandelt werden kann. Eine einfache Pudergrundlage ist Zinkoxid-Talkum-Puder 50 % weiß oder hautfarben (NRF 11.60.; siehe 10.4.1, S. 150).

6 Rezeptierbare Wirkstoffe

Die folgenden Erläuterungen zu rezepturfähigen Wirkstoffen sollen und können ein pharmazeutisches sowie pharmakologisches Lehrbuch nicht ersetzen. Beabsichtigt ist vielmehr, das Wirkspektrum der einzelnen Substanzen sowie pharmazeutische Besonderheiten kurz zu erläutern. Zusätzlich wird mit diesem Kapitel ein Überblick über die in der Apotheke zur Verfügung stehenden rezeptierbaren Substanzen und gleichzeitig ein Einblick in die Preisgestaltung bei Einarbeitung der Wirkstoffe in Rezepturen gegeben. Die Preisangaben beziehen sich immer auf die übliche Wirkstoffmenge, die in 100 g einer Grundlage eingearbeitet wird, ohne Rücksicht darauf, ob 100 g als Rezeptur therapiegerecht sind. Der angegebene Preis enthält bereits den 90%igen Festzuschlag ohne Mehrwertsteuer. Außerdem sind Angaben zur Verschreibungspflicht (Stand: Anfang 2005) sowie zur Dosierung gemacht. Die so genannte „obere Richtkonzentration" ist eine im Neuen Rezeptur-Formularium tabellierte und in aktuellen Leitlinien für stark wirksame Arzneistoffe genannte Konzentration, bei deren Überschreitung sich der Apotheker über die ärztliche Absicht zur Höherdosierung vergewissern soll. Zur Vermeidung solcher Rückfragen soll der Arzt bei Überschreitung der oberen Richtkonzentration einen Vermerk anbringen, etwa ein Ausrufezeichen hinter der Arzneistoffmenge.

6.1 Aluminiumchlorid-Hexahydrat

Aluminiumchlorid-Hexahydrat bewirkt eine Eiweißfällung und wird in hoher Konzentration in wässrige und alkoholische Lösungen eingearbeitet. Es wird zur lokalen Behandlung der Hyperhidrosis, insbesondere Hyperhidrosis manuum et peduum, sowie der axillären Hyperhidrosis eingesetzt. Die Wirkung resultiert aus einem Verschluss der Schweißdrüsen-Ausführungsgänge durch Eiweißkoagulation.

Die Lösungen haben einen pH-Wert von etwa 2 und wirken korrosiv auf Behältnisse und Kleidung. Rezepturen mit diesem Stoff müssen nicht konserviert werden.

Konzentration: 10–25 % in wässriger oder alkoholischer Lösung
Preis (20 g): 1,73 €
Beispiele: 10.14.1 Aluminiumchlorid-Hexahydrat-Gel 20 % (NRF 11.24.)
10.14.2 Isopropylalkoholhaltige Aluminiumchlorid-Hexahydrat-Lösung 20 % (NRF 11.1.)

6.2 Ammoniumbituminsulfonat, hell und dunkel (Leukichthol, Ichthyol)

Sulfonierte Schieferschwelöle haben antientzündliche und antimikrobielle Eigenschaften. Es handelt sich um schwefelreiche anionische Verbindungen, die im Gegensatz zu Teeren kein kanzerogenes Potenzial haben. Klassischerweise werden sie hauptsächlich in Konzentrationen von 10–20 % als Antiekzematosum eingesetzt, darüber hinaus werden hohe Konzentrationen (50 %) zur Behandlung von Abszessen (Zugsalbe) verwendet.

Die Substanzen sind ähnlich zusammengesetzt, unterscheiden sich aber durch den Herstellungsprozess in der Farbe. Sie sind gut wasserlöslich, haben grenzflächenaktive Eigenschaften und lassen sich schwer in Wasser-in-Öl-Emulsionen oder wasserfreie Salben einarbeiten.

Konzentration: 10–50 % in Salben
Preis (20 g): 10,27 € (Leukichthol)
6,40 € (Ichthyol)
2,82 € (Ammoniumbituminsulfonat)
Beispiele: 10.10.1 Ammoniumbituminsulfonat-Zinkoxidschüttelmixtur 2,5/5 oder 10 % (NRF 11.2.)
10.10.2 Ammoniumbituminsulfonat-Salbe 10/20 oder 50 % (NRF 11.12.)

6.3 Antibiotika

Bei lokaler Anwendung von Antibiotika muss das Sensibilisierungsrisiko bedacht werden. Die Sensibilisierungsrate bei Anwendungen an der Haut ist um ein Vielfaches größer als bei innerlicher Anwendung. Insofern gilt die lokale Anwendung von Penicillin und Penicillinderivaten sowie von Sulfonamiden heute grundsätzlich als kontraindiziert. Auch andere Antibiotika, wie Neomycin, sind wegen ihrer hohen Sensibilisierungsrate aus der lokalen Anwendung weitestgehend herausgenommen worden. Ein weiteres Problem der topischen Anwendung von Antibiotika besteht in der möglichen Ausbildung bakterieller Resistenzen. Bei den meisten Antibiotika ist die antimikrobielle Wirkung nicht breit genug, um auf die Konservierung bei Rezepturen verzichten zu können. Folgende Antibiotika stehen heute zur Einarbeitung in Rezepturen für die lokale Anwendung hauptsächlich zur Verfügung:

Bacitracin. Dieses Polypeptidantibiotikum wirkt hauptsächlich gegen grampositive Keime und gramnegative Kokken. Es inhibiert ähnlich wie Penicillin die Mureinsynthese der bakteriellen Zellwand. Bacitracin ist wasserlöslich und in wasserhaltigen Rezepturen nur kurze Zeit haltbar. Verschreibungspflicht ab 600 I.E./g (0,91 %) auch bei Lokalanwendungen auf Haut und Schleimhaut.

Konzentration: 1 % in Creme oder Lösung (60 000 I.E. in 100 g)
Preis (1 g): 6,52 €

Chloramphenicol. Es bindet sich reversibel an die 50-S-Untereinheit des bakteriellen Ribosoms und verhindert damit die DNA-Ketten-Verlängerung. Es wirkt bakteriostatisch, hat ein ähnliches Wirkspektrum wie Tetracycline und umfasst Staphylokokken, Streptokokken und gramnegative Keime. Chloramphenicol hat ein hohes Sensibilisierungsrisiko und ist deswegen weitestgehend aus Externa zur Behandlung der Haut entfernt worden. Verschreibungspflicht.

Clindamycin. Es bindet ebenso wie Chloramphenicol und Erythromycin reversibel an die ribosomale 50-S-Untereinheit bakterieller Ribosomen und führt zum Abbruch der DNA-Ketten-Verlängerung. Es wirkt bakteriostatisch und umfasst Staphylokokken, Streptokokken und grampositive Keime. Als Rezeptursubstanz ist das in Wasser sehr leicht, in Alkohol schwer lösliche Clindamycinhydrochlorid erhältlich. Verschreibungspflicht.

Konzentration: 1 % in wässrig-alkoholischer Lösung
Preis (1 g): 14,57 € (Clindamycinhydrochlorid)

Erythromycin. Es bindet sich an die ribosomale 50-S-Untereinheit von Bakterien und bewirkt einen Kettenabbruch bei der DNA-Synthese. Es wirkt bakteriostatisch und wird vorwiegend zur lokalen Aknebehandlung eingesetzt, da es gut auf Propionibacterium acnes wirkt. In Lösung hat Erythromycin einen pH-Wert von etwa 10. Da sowohl das Stabilitätsoptimum als auch das Wirkungsoptimum bei pH 8–8,5 liegen und sich die Haltbarkeit außerhalb dieses engen Bereiches erheblich verschlechtert, muss der pH-Wert in der Rezeptur zumindest bei Lösungen korrigiert werden. Für Cremes und Hautemulsionen, in denen Erythromycin nicht vollständig gelöst vorliegt, ist mikrofein gepulverter Arzneistoff zu verwenden. Verschreibungspflicht.

Konzentration: 1–2 % in Cremes und als Lösung
Preis (1 g): 1,14 €
Beispiele: 10.15.3 Ethanolhaltige Erythromycin-Lösung 0,5/1/2 oder 4 % (NRF 11.78.)
10.15.4 Hydrophile Erythromycin-Creme 0,5/1/2 oder 4 % (NRF 11.77.)
10.15.5 Ethanolhaltiges Erythromycin-Gel 0,5/1/2 oder 4 % (NRF 11.84.)

6.3 Antibiotika

Fusidinsäure. Dieses Steroidantibiotikum wird aus Pilzkulturen gewonnen. Es hemmt die bakterielle Proteinsynthese. Die Substanz ist wirksam gegen grampositive Bakterien und insbesondere gegen Staphylococcus aureus. Sie wird auch zur Behandlung multiresistenter Staphylokokken eingesetzt (MRSA). Wegen der noch günstigen Resistenzsituation wird derzeit empfohlen, Fusidinsäure ebenso wie Mupirocin als Reserveantibiotikum zu betrachten sowie die Anwendung zeitlich und lokal zu begrenzen. Die Wasserlöslichkeit ist stark pH-abhängig, im Sauren liegt die praktisch unlösliche Carbonsäureform, oberhalb von pH 6 liegt weitgehend das leicht lösliche Salz vor. Rezeptierbar sind sowohl die lipophile Fusidinsäure als auch das wasserlösliche Natriumfusidat. Verschreibungspflicht.

Konzentration: 1–2 % in Salben und als wässrige Lösung
Preis (1 g): 11,76 € (Fusidinsäure-Hemihydrat)
11,76 € (Natriumfusidat)

Gentamicin. Dieses Aminoglycosidantibiotikum bindet an die 30-S-Untereinheit des bakteriellen Ribosoms und führt zu einem Syntheseabbruch. Es hat eine gute Wirkung gegen Staphylokokken, Streptokokken sowie ein breites Spektrum grampositiver und gramnegativer Keime. Die topische Anwendung von Gentamicin in Salben und Cremes kann nur bei fehlenden therapeutischen Alternativen und nachgewiesener Erregerempfindlichkeit im Einzelfall indiziert sein und ist auf wenige Tage zu begrenzen. In der Wundbehandlung sollte es wegen der hohen Sensibilisierungsgefahr nicht mehr verwendet werden. Gentamicinsulfat soll ohne erklärenden Vermerk für den Apotheker nicht höher als in 0,2%iger Konzentration verschrieben werden, wird aber zum Teil auch höher konzentriert eingesetzt. Sowohl das Gentamicinsalz als auch die -base sind sehr gut wasserlöslich und chemisch relativ stabil. Gentamicinsulfat ist mit anionischen Emulgatoren und anionischen Verdickungsmitteln unverträglich. Wegen schwankenden Gehaltes (Hälfte bis 2 Drittel) wird die Verschreibung als „Gentamicin" empfohlen, die Apotheke verarbeitet dann die entsprechende Menge Gentamicinsulfat. Verschreibungspflicht.

Konzentration: Gentamicin 0,1 % (Gentamicinsulfat 0,2 %) in Cremes
höhere Konzentrationen (obere Richtkonzentration) mit Ausrufezeichen rezeptieren
Preis (200 mg): 2,81 € (Gentamicinsulfat)

Tetracycline. Tetracyclinhydrochlorid, Oxytetracyclinhydrochlorid und Chlortetracyclinhydrochlorid binden an die 30-S-Untereinheit des bakteriellen Ribosoms und hemmen dadurch die Proteinsynthese. Sie wirken bakteriostatisch. Ihr Wirkspektrum umfasst Staphylokokken, Streptokokken sowie weitere grampositive und gramnegative Keime. Um die chemische Stabilität zu gewährleisten, muss in Cremes und anderen wasserhaltigen Rezepturen durch pH-Korrektur eine gezielte Fällung der Base im schwach sauren Bereich erfolgen. Hierbei liegen die Substanzen in suspendierter Form vor. Die Tetracycline sind unverträglich mit anionischen Emulgatoren und anionischen Verdickungsmitteln. Verschreibungspflicht.

Konzentration: 3 % in Salben, Cremes und alkoholischen Lösungen
Preis (3 g): 2,36 € (Tetracyclinhydrochlorid)
2,28 € (Oxytetracyclinhydrochlorid)
3,78 € (Chlortetracyclinhydrochlorid)

6.4 Antihistaminika

Eine antipruritische und entzündungshemmende Wirkung lokal applizierter Antihistaminika ist bis heute nicht sicher nachgewiesen. Häufig werden diese Substanzen zur Behandlung von Insektenstichen eingesetzt, hierbei können auch feuchte Umschläge oder Behandlungen mit Eis eine ähnlich gute Wirkung verzeichnen. Da unseres Erachtens kein Bedarf für das Rezeptieren lokaler Antihistaminika besteht, werden die zur Verfügung stehenden Substanzen (z. B. Diphenhydraminhydrochlorid, Pheniraminhydrogenmaleat) nicht aufgeführt.

6.5 Antimykotika

Clotrimazol, Miconazol. Als lokal rezeptierbare Antimykotika stehen vor allem Imidazole zur Verfügung. Diese hemmen die Synthese von Ergosterol, das in Säugetierzellen nicht vorkommt. Für Rezepturzwecke sind unter anderem Bifonazol, Econazolnitrat und Ketoconazol erhältlich, es sind jedoch kaum entsprechende Vorschriften standardisiert. Die wichtigsten Imidazolderivate für die Rezeptur sind deshalb Clotrimazol und Miconazol. Die kutane Resorptionsquote dieser Imidazolderivate ist gering. Sie ist nur nennenswert bei der Anwendung an der Vaginalschleimhaut und kann bei Clotrimazol bis zu 10 % der applizierten Menge betragen, bei Miconazol finden sich bis zu 1 % der applizierten Dosis systemisch wieder.

In Cremes liegen beide Imidazolderivate suspendiert vor, bei Clotrimazol lassen sich Lösungen auf der Grundlage von Alkohol-Wasser-Mischungen, von Propylenglycol und von Macrogolen herstellen. In anionische Cremes sollte Clotrimazol nicht eingearbeitet werden, jedenfalls nicht in Kombination mit sauren Rezepturbestandteilen (Salicylsäure), die eine Salzbildung bewirken. Miconazolnitrat ist nicht nur in Wasser, sondern auch in Alkohol schwer löslich, sodass sich rezepturmäßig nur 1%ige Lösungen herstellen lassen. Verschreibungspflicht bei „innerlicher" Anwendung (z. B. Schleimhäute, Gehörgang, Auge) mit Ausnahme bei vaginaler Anwendung und möglicherweise ab Mitte 2005 bei Miconazol in der Mundhöhle.

Konzentration: 1 % (Clotrimazol), 2 % (Miconazol, meist als Miconazolnitrat)

Preis (1 g): 1,50 € (Clotrimazol)
16,30 € (Miconazol)
19,42 € (Miconazolnitrat)

Beispiele: 10.12.1 Clotrimazol-Lösung 1 % (NRF 11.40.)
10.12.2 Clotrimazol-Hautspray 1 % (NRF 11.41.)
10.12.3 Harnstoff-Paste 40 % mit Clotrimazol 1 % (NRF 11.57.)
10.12.4 Hydrophile Clotrimazol-Salbe 2 % (NRF 11.50.)
10.12.5 Hydrophile Miconazolnitrat-Creme 2 % (NRF 11.79.)
10.12.6 Ethanolhaltige Miconazolnitrat-Lösung 1 % (NRF 11.80.)
10.12.7 Anionische Miconazolnitrat-Creme 2 % (NRF 11.81.)

Ciclopiroxolamin. Es gehört zu den Pyridonen, wirkt fungizid und bindet irreversibel an Zellwände und Mitochondrien von Pilzen. Ciclopiroxolamin hat einen anderen Wirkmechanismus als die Imidazole und stellt daher bei innerlicher Therapie mit Azolen eine gute Ergänzung durch lokale Anwendung dar. Es hat weiterhin eine antibiotische Wirkung. Verschreibungspflicht bei „innerlicher" Anwendung (z. B. Gehörgang, Schleimhautanwendung) oder bei Kleinkindern.

Konzentration: 1 % in Creme oder alkoholischen Rezepturen
Preis (1 g): 20,90 €

Nystatin. Dieses Polyenantibiotikum wirkt schwerpunktmäßig auf Hefe- und in geringerem Maße auf Schimmelpilze. Nystatin wird vor allem bei Candidosen angewendet. Es ist in allen Rezepturbestandteilen praktisch unlöslich, wird mikrofein gepulvert in suspendierter Form in Rezepturen eingearbeitet und ist für Cremes, Pasten sowie wässrige Suspensionen geeignet. Nystatin wird nicht resorbiert und ist deshalb gut zur Sanierung einer enteralen oder vaginalen Candidamykose geeignet.

Konzentration: 100 000 I.E./g, das entspricht etwa einer 2%igen Konzentration
Preis (2 g): 12,16 €
Beispiele: *(nicht in Kapitel 10 besprochen)*
Anionische Nystatin-Creme 70 000 I.E./g (NRF 11.105.)

Zinkoxid-Neutralöl 50 % mit Nystatin 70 000 I.E./g (NRF 11.114.)
Nystatin-Suspension 50 000 I.E./g (NRF 21.3.)

6.6 Azelainsäure

Azelainsäure ist eine gesättigte Dicarbonsäure, die von Mikroorganismen produziert wird. Azelainsäure wird in der Therapie der Akne und Rosazea (15%iges Gel) angewendet und wirkt hier vor allem aufgrund ihres antimikrobiellen Effektes sowie ihrer antikomedogenen Eigenschaften. Azelainsäure greift in die Keratinisierung ein, vermutlich bei der Bildung der Keratinfilament aggregierenden Proteine. Rezepturen können in Cremezubereitungen verschrieben werden. In 20%iger Anwendungskonzentration liegt Azelainsäure in kristalliner Form suspendiert vor. Verschreibungspflicht.
Konzentration: 20 % in Creme
Preis (20 g): 79,65 €

6.7 Benzoylperoxid

Die Hauptwirkung von Benzoylperoxid beruht auf seiner antimikrobiellen Wirksamkeit gegen Propionibacterium acnes, das ein anaerobes Milieu braucht. Benzoylperoxid setzt Sauerstoff frei und wirkt so nach seinem Eindringen in den Komedo antimikrobiell. Zusätzlich bewirkt es eine Keratinolyse durch Spaltung von Disulfidbrücken des Cysteins und wirkt auf diese Weise komedolytisch. Benzoylperoxid-Rezeptursubstanz ist ein weißes Pulver, das zum Schutz vor Explosion mit definiert 25 % Wasser befeuchtet sein muss. Es ist in Alkoholen, Fetten sowie Wasser unlöslich und wird in feindisperser Form als Suspension in Rezepturen eingebracht. Als Rezepturgrundlagen dienen vorwiegend Hydrogele, Emulsionen und Cremes.
Konzentration: 2,5–10 % in Gelen, Cremes oder Emulsionen
Preis (5 g): 1,62 € (entsprechend 6,7 g wasserhaltiges Benzoylperoxid)
Beispiel: 10.15.1   Benzoylperoxid-Gel 5 oder 10 % (NRF 11.25.)

6.8 Benzylbenzoat

Benzylbenzoat ist ein Atemgift für Parasiten und wirkt insbesondere bei Skabies, kann aber auch gegen Läuse und als Insektenrepellens eingesetzt werden. Benzylbenzoat wird in hoher Konzentration von 25 % bei Erwachsenen angewendet, bei Kindern bis zu 3 Jahren wird eine Konzentration von 10 % empfohlen. Die Substanz ist eine mit Wasser nicht mischbare Flüssigkeit und wird als Antiskabiosum als Lipidphase in O/W-Emulsionen, als Repellens in alkoholischen Gelen eingearbeitet.

Konzentration: 25 % (Erwachsene), 10 % (Kinder bis 3 Jahre)
Preis (25 g): 2,34 €
Beispiel: 10.12.8 Benzylbenzoat-Emulsion 10 oder 25 % (NRF 11.64.)

6.9 Brillantgrün

Der Wirkmechanismus von Brillantgrün sowie von anderen Triphenylmethan-Farbstoffen ist nicht sicher geklärt. Diskutiert werden sowohl eine Hemmung der Zellwandsynthese als auch der bakteriellen Proteinsynthese, welche die antiseptische Wirkung begründen. Brillantgrün ist besonders wirksam gegen grampositive Kokken, in höheren Konzentrationen auch gegen gramnegative Keime und Pilze. Da es derzeit keine Rezeptursubstanz in der erforderlichen pharmazeutischen Qualität gibt, kann Brillantgrün nicht rezeptiert werden. Weiterhin rezeptierbar sind die verwandten Farbstoffe Fuchsin und Methylrosaniliniumchlorid.

6.10 Bufexamac

Bufexamac hemmt die Prostaglandinsynthese und gehört prinzipiell zu den nichtsteroidalen Antiphlogistika, auch wenn es nicht systemisch angewendet wird. Bufexamac hat eine antiinflammatorische und antipruriginöse Wirkung. Es wurde vor allem zur Substitution von Kortikosteroiden eingeführt, erreicht aber bei weitem nicht deren lokalen Wirkungsgrad. Sensibilisierungen gegen Bufexamac sind häufig. Bufexamac ist ein weißes Pulver, das in Wasser, Ether und Ethanol kaum löslich ist. Es liegt in Cremes, Salben und Lotionen in suspendierter Form vor.

Konzentration: 5 % in Creme oder Lotiones
Preis (5 g): 13,11 €

6.11 Capsaicin

Capsaicin stellt ein Gemisch von Capsaicinoiden dar, die Inhaltsstoffe des Chilipfeffers sind. Nach der lokalen Anwendung kommt es initial zu einer Erregungsphase peripherer Nozizeptoren mit Hyperämisierung und Hyperalgesie, der eine Phase der Unempfindlichkeit folgt. Es wirkt also ähnlich wie ein lokales Anästhetikum und wird zur lokalen Behandlung von postherpetischen Neuralgien und anderen Neuropathien eingesetzt. Die sehr lipophilen Capsaicinoide sind in Ölen und Alkoholen löslich, in Wasser praktisch nicht. Wegen der starken Wirkung sollten sie in Rezepturen gelöst vorliegen. Neben dem „reinen" Capsaicinoidgemisch sind auch Zubereitungen aus Cayennepfefferauszügen einsetzbar („Rp.: Cayennepfefferextrakt 1 % 5 g" entspricht Capsaicin 0,05 g). Verschreibungspflicht.

Konzentration: 0,02–0,1 % (maximal 1 %) in Creme oder Lotiones
über 0,05 % (obere Richtkonzentration) mit Ausrufezeichen rezeptieren
Preis (0,05 g): 34,45 €
2,46 € (enthalten in 5 g eingestelltem öligem Cayennepfefferextrakt 1 %)
Beispiel: 10.8.6 Hydrophile Capsaicin-Creme 0,025/0,05 oder 0,1 % (NRF 11.125.)

6.12 Chinolinderivate

Die wichtigsten Chinolinderivate für die Rezeptur sind 8-Chinolinol und Clioquinol. Beide Substanzen haben eine antimikrobielle Wirkung und bilden Metall-Chelat-Komplexe, die in die Zelle eindringen und dort toxisch wirken. Chinolinderivate wirken vor allem gegen grampositive Kokken, weniger gegen gramnegative Keime. Bei Verwendung von Chinolinderivaten entstehen gelb gefärbte Zubereitungen, die auch Kleidung und andere Gegenstände verfärben. Als Rezeptursubstanz hat neben 8-Chinolinolsulfat-Monohydrat eine äquimolare Mischung mit Kaliumsulfat, das 8-Chinolinolsulfat-Kaliumsulfat (Chinosol), das um den Faktor 0,7 weniger Aktivstoff enthält, Bedeutung. Clioquinol ist in den üblichen Rezepturgrundstoffen schlecht löslich und liegt suspendiert vor. Die Stabilität ist in manchen Clioquinolzubereitungen, insbesondere bei zinkoxidhaltigen Pasten, nur kurzfristig gewährleistet. Verschreibungspflicht für Clioquinol mit Ausnahme der Hautbehandlung.

Konzentration: 0,1 % in Lösungen (8-Chinolinolsulfat)
0,5–1 % (maximal 3 %, obere Richtkonzentration) in Salben, Schüttelmixturen und Pasten (Clioquinol)
Preis (0,1 g): 0,04 € (8-Chinolinolsulfat-Monohydrat)
0,05 € (8-Chinolinolsulfat-Kaliumsulfat)
Preis (1 g): 0,80 € (Clioquinol)
Beispiel: 10.11.16 Chinolinolsulfat-Monohydrat-Lösung 0,1 % (NRF 11.127.)

6.13 Chlorhexidin

Chlorhexidin zerstört die Zellmembranen von Mikroorganismen und wirkt in niedrigen Konzentrationen bakterio- und fungistatisch, in höheren Konzentrationen bakterizid und fungizid. Es wirkt auf grampositive und gramnegative Keime sowie Hefen. Die präoperative Desinfektion mit konzentrierten Chlorhexidin-Lösungen und die Anwendung in der Wundbehandlung gelten als obsolet. Die Substanz ist farblos und in Form geeigneter Salze gut wasserlöslich. Chlorhexidin ist von wenigen Ausnahmen abgesehen mit anionischen Verbindungen unverträglich, weil es schwer lösliche Salze bildet. Wegen Unverträglichkeit mit Sorbinsäure (Graufärbung) kann man die Substanz nicht in vorkonservierte Grundlagen einarbeiten, eine Konservierung ist nicht erforderlich. Als Rezeptursubstanzen haben das feste Chlorhexidiniacetat und eine 20%ige Chlorhexidindigluconat-Lösung Bedeutung.

Konzentration: 0,1 % in Lösungen für Wundspülungen und Mundspülungen (Chlorhexidindigluconat)
1 % in Cremes und Salben (Chlorhexidindigluconat)

Preis (1 g): 1,63 € (entsprechend 5 ml Chlorhexidindigluconat-Lösung 20 %)
1,85 € (Chlorhexidindiacetat)

Beispiele: 10.11.8 Hydrophile Chlorhexidindigluconat-Creme 0,5/1 % (NRF 11.116.)
10.11.9 Ethanolhaltige Chlorhexidindigluconat-Lösung 0,5/1 % (NRF 11.126.)
10.18.1 Chlorhexidingluconat-Mundspüllösung (NRF 7.2.)

6.14 Dexpanthenol

Dexpanthenol ist der Alkohol des Vitamins Pantothensäure, die ein Bestandteil des Coenzym A ist. Dieses katalysiert eine Reihe von enzymatischen Reaktionen. Dexpanthenol wird seit langem zur Wundheilung eingesetzt, auch wenn sein genauer Wirkmechanismus in diesem Zusammenhang nicht ganz sicher geklärt ist. Dexpanthenol ist ein weißes Pulver oder eine hygroskopische, dickflüssige Verbindung, die gut wasserlöslich ist und in Cremes sowie Lösungen eingearbeitet werden kann.

Konzentration: 5 % in Creme oder Lösung
Preis (5 g): 1,82 €
Beispiele: 10.13.1 Hydrophile Dexpanthenol-Creme 5 % (NRF 11.28.)
10.13.2 Hydrophobe Dexpanthenol-Creme 5 % (NRF 11.29.)
10.18.2 Dexpanthenol-Lösung 5 % (NRF 7.3.)

6.15 Diltiazemhydrochlorid

Diltiazemhydrochlorid wird systemisch als Calciumkanalblocker bei Hochdruckerkrankungen eingesetzt. Es wirkt erschlaffend auf die glatte Muskulatur, führt dadurch zu einer Tonussenkung an der Sphinktermuskulatur und wird vermehrt lokal in der proktologischen Therapie eingesetzt. Das in Wasser leicht lösliche Salz ist mit anionischen Cremes und Gelen unverträglich. Verschreibungspflicht.

Konzentration: 2 % in Gel, Creme oder Salbe
Preis (2 g): 10,26 €
Beispiel: 10.17.1 Hydrophiles Diltiazemhydrochlorid-Gel 2 % (NRF 5.6.)

6.16 Dimeticon

Dimeticon ist ein Silikonöl, das bei Anwendung an der Haut nicht resorbiert wird. Es macht die Haut Wasser abweisend, da es sehr hydrophob ist, und wird deshalb zum Hautschutz in Cremes eingesetzt. In niedrigen Konzentrationen wird das Hautgefühl für Cremes verbessert. Dimeticon ist eine klare Flüssigkeit, die sich nicht in Wasser oder Fett löst. Seine Viskosität steigt mit der Kettenlänge der Moleküle und wird durch die Ziffernbezeichnung der unterschiedlichen Typen wiedergegeben. In Rezepturen wird meist Dimeticon 350 verwendet.

Konzentration: 10 % in Creme
Preis (10 g): 1,33 €

6.17 Dithranol (Anthralin, Cignolin)

Dithranol ist ein klassisches Antipsoriatikum, das durch seine antiproliferativen Eigenschaften zur Normalisierung der Proliferationsrate der psoriatischen Haut beiträgt. Es wird meist in ansteigenden Konzentrationen über mehrere Stunden oder in Form der Minutentherapie (siehe Rezepturen) eingesetzt. Dithranol ist ein gelbes, kristallines Pulver, das sehr leicht oxidiert. Zur Stabilisierung wird es in Rezepturen immer zusammen mit Salicylsäure eingearbeitet. Dithranol löst sich in den meisten Rezepturgrundlagen kaum und liegt suspendiert als Feststoff vor. Verschreibungspflicht.

Konzentration: 0,05–3 %
über 0,1 % (obere Richtkonzentration) bei Therapiebeginn bzw. über 3 % bei Weiterbehandlung mit Ausrufezeichen rezeptieren

Preis (1 g):	4,35 €	
Beispiele:	10.9.1	Dithranol-Salbe 0,05/0,1/0,25/0,5/1 oder 2 % mit Salicylsäure 2 % (NRF 11.51.)
	10.9.2	Abwaschbares Dithranol-Öl 0,25 % mit Salicylsäure 2 % (NRF 11.115.)
	10.9.3	Dithranol-Macrogolsalbe 0,25/0,5/1 oder 2 % (NRF 11.53.)

6.18 Eosin

Eosin ist ein anionischer Fluoreszeinfarbstoff mit schwacher antimikrobieller Wirkung. Es wirkt nur im schwach sauren Bereich und ist nur in Form des Natriumsalzes wasserlöslich. Deshalb kann Eosin nur in einem engen Fenster um pH 5 rezeptiert werden. Im Gegensatz zu den kationischen Triarylmethanfarbstoffen (Fuchsin, Methylrosaniliniumchlorid, Brillantgrün) ist es nicht wundheilungshemmend. Wegen seiner austrocknenden Wirkung wird es als Ersatz für den quecksilberhaltigen Fluoreszeinfarbstoff Merbromin empfohlen.

Konzentration:	0,5–2 %	
Preis (1 g):	2,72 € (Eosin-Natrium)	
Beispiele:	10.11.14	Ethanolhaltige Eosin-Dinatrium-Lösung 0,5/1 oder 2 % (NRF 11.94.)
	10.11.15	Wässrige Eosin-Dinatrium-Lösung 0,5/1 oder 2 % (NRF 11.95.)

6.19 Estrogenderivate

Als Estrogenderivate werden in der Rezeptur hauptsächlich Estriol, 17α-Estradiol (Alfatradiol; als Haarwuchsmittel), Estradiolhemihydrat (das natürlich vorkommende β-Estradiol) und Estradiolbenzoat als lipophiler Ester des β-Estradiols eingesetzt. Die Indikationsgebiete sind androgenes Effluvium bei Frauen und entzündliche bzw. sklerotische Veränderungen im Genitalbereich bei Frauen. Estriol wird vorwiegend in Cremes eingearbeitet; Estradiolhemihydrat und das noch schlechter wasserlösliche Estradiolbenzoat werden in alkoholisch-wässrige Lösungen eingearbeitet. Verschreibungspflicht.

Konzentration: 0,1 % (Estriol); höhere Konzentrationen (obere Richtkonzentration) mit Ausrufezeichen rezeptieren
0,025 % (α-Estradiol)
0,005–0,015 % (Estradiol und Estradiolbenzoat); über

	0,015 % (obere Richtkonzentration) mit Ausrufezeichen rezeptieren
Preis (100 mg):	7,68 € (Estriol)
Preis (25 mg):	3,87 € (17α-Estradiol)
Preis (10 mg):	0,17 € (Estradiol-Hemihydrat)
Preis (10 mg):	0,15 € (Estradiolbenzoat)

6.20 Ethacridinlactat (Rivanol)

Ethacridinlactat-Monohydrat ist ein gelber, synthetischer Acridinfarbstoff, der als Antiseptikum in Lösungen und Cremes eingesetzt wird. Ethacridinlactat weist eine gute antibakterielle Wirkung insbesondere gegen Staphylokokken, Streptokokken und Kolibakterien auf. Weiterhin wirkt es gegen Pilze, Protozoen und Amöben. Ethacridinlactat verfärbt Wäsche und andere Gegenstände gelb. Es ist eine gut wasserlösliche kationische Verbindung, die mit Natriumchlorid und vielen anderen Salzen sowie anionischen Cremes und Gelen unverträglich ist. Es wird in Lösungen, Schüttelmixturen, Cremes und Pasten eingearbeitet.

Konzentration: 0,05–0,1 % in Lösungen
1 % in Lösungen zur Lokalbehandlung sowie in Cremes und Salben
Preis (1 g): 2,49 €
Beispiele:
10.11.4 Ethacridinlactat-Monohydrat-Lösung 0,05/0,1/0,5 oder 1 % (NRF 11.61.; Rivanol-haltige Lösung)
10.11.5 Ethanolhaltige Ethacridinlactat-Monohydrat-Lösung 0,05 % oder 0,1 % (NRF 11.8.; alkoholische Rivanol-Lösung)
10.11.6 Ethacridinlactat-Monohydrat-Salbe 1 % mit Salicylsäure 3 % (NRF 11.63.)
10.11.7 Ethacridinlactat-Monohydrat-Zinkpaste 1 % (NRF 11.7.; Rivanol-Zinkpaste)

6.21 Fuchsin

Fuchsin gehört zu den Triphenylmethan-Farbstoffen, mit gleichem Wirkmechanismus wie Brillantgrün. Es hat eine gute antimikrobielle Wirkung gegen Streptokokken, Staphylokokken und grampositive Keime, in höheren Konzentrationen auch gegen gramnegative Keime. Zusätzlich hat es eine antimykotische Wirkung. Fuchsin war ein Bestandteil der Solutio Castellani. Es ist ein sauer reagierender, kationischer roter Farbstoff, der bei pH-

Neutralisation ausfällt, mit anionischen Emulgatoren und Verdickungsmitteln unverträglich ist und Haut sowie Wäsche rot verfärbt.

Konzentration: bis 0,5 % in Lösungen
darüber, bei stark geschädigter Haut über 0,1 % (obere Richtkonzentration) mit Ausrufezeichen rezeptieren
Preis (0,5 g): 3,14 €
Beispiel: 10.11.3 Ethanolhaltige Fuchsin-Lösung 0,5 % (NRF 11.26.)

6.22 Glyceroltrinitrat

Glyceroltrinitrat wird systemisch als Vasodilatator zur Senkung der Vorlast bei Herzerkrankungen eingesetzt. Es wirkt erschlaffend auf die glatte Muskulatur und führt dadurch zu einer Tonussenkung an der Sphinktermuskulatur. Deshalb wird es neben dem gleichartig wirkenden Isosorbiddinitrat vermehrt lokal in der proktologischen Therapie eingesetzt. Die lipophile Substanz ist schlecht wasserlöslich, flüchtig und explosiv. Rezeptiert wird deshalb eine 5%ige ölige Stammlösung. Verschreibungspflicht.

Konzentration: 0,2 % in Creme oder Salbe
Preis (0,2 g): 3,83 € (entsprechend 4 g öliges Rezepturkonzentrat)

6.23 Harnstoff

Harnstoff ist eine kristalline, weiße Substanz, die sehr leicht wasserlöslich ist. Er wird therapeutisch vorwiegend zu zwei Zwecken eingesetzt: In niedrigen Konzentrationen führt er zu einer erhöhten Hydratation der Haut, in höheren Konzentrationen wirkt er keratolytisch. In niedriger Konzentration wird er sowohl in Kosmetika als auch in Arzneimitteln gegen trockene Haut eingearbeitet. Er liegt in wasserhaltigen Zubereitungen in gelöster Form vollständig in der Wasserphase vor. Rezepturen mit einer auf die Wasserphase bezogenen Harnstoff-Konzentration ab etwa 10 % gelten als mikrobiell unanfällig. In hoher Konzentration wird Harnstoff zur Behandlung von hyperkeratotischen Genodermatosen oder etwa zur Nagelauflösung eingesetzt. In wasserfreien Zubereitungen liegt der Harnstoff suspendiert vor.

Konzentration: 3–10 % zur Hydratisierung der Haut
15–20 % zur Keratolyse an der Haut
40 % und mehr zur Auflösung der Nagelplatte
Preis (20 g): 0,53 €
Beispiele: 10.6.1 Lipophile Harnstoff-Creme 5 oder 10 % (NRF 11.129.)

10.6.2	Hydrophile Harnstoff-Creme 5 oder 10 % (NRF 11.71.)	
10.6.3	Hydrophile Harnstoff-Emulsion 5 oder 10 % (NRF 11.72.)	
10.6.4	Harnstoff-Cetomacrogolsalbe 10 % (NRF 11.73.)	
10.6.5	Wasserhaltige Harnstoff-Wollwachsalkoholsalbe 5 oder 10 % (NRF 11.74.)	
10.6.6	Lipophile Harnstoff-Natriumchlorid-Salbe (NRF 11.75.)	
10.16.1	Harnstoff-Paste 40 % (NRF 11.30.)	

6.24 Hydrochinon

Hydrochinon wurde in der Industrie als fotografischer Entwickler verwendet, es wirkt als Reduktionsmittel und Antioxidans. Es greift in die Melaninsynthese durch eine Hemmung der Tyrosinase ein. Medizinisch wird es zu einer depigmentierenden Behandlung eingesetzt. Da es bereits vorhandenes Pigment nicht zerstört, wirkt es erst nach einer gewissen Latenzzeit. Es ist Bestandteil der Kligman-Salbe zur Depigmentierung. Hydrochinon ist in wasserhaltigen Zubereitungen löslich und nur kurz haltbar; Ascorbinsäurezusatz wirkt als Oxidationsschutz. In wasserfreien Salben liegt es als suspendierter Feststoff vor. Um Verfärbungen zu vermeiden, werden zum Teil Antioxidanzien zugesetzt. Keine Verschreibungspflicht, aber Konzentrationsbegrenzung aufgrund amtlichen Stufenplanverfahrens empfohlen.

Konzentration: bis 3 % in Cremes oder lipophilen Salben; diese obere Richtkonzentration möglichst nicht überschreiten
Preis (3 g): 0,34 €
Beispiel: 10.19.2 Depigmentierende Kligman-Salbe 2 oder 3 % Hydrochinon (freie Rezeptur)

6.25 Kaliumpermanganat

Das tiefviolette Kaliumpermanganat wird als desinfizierende Lösung eingesetzt; aufgrund seiner oxidierenden Eigenschaften wirkt es antiseptisch und fungizid. Es wird häufig als Festsubstanz rezeptiert und für Bäder sowie Lösungen verwendet. Um Fehldosierungen und Verätzungen durch nichtaufgelöste Kristalle zu vermeiden, sollte eine 1%ige wässrige Stammlösung verschrieben werden. Diese Lösung ist zum Gebrauch 1 : 100 bis 1 : 1000 zu verdünnen.

Konzentration: 1 % (Stammlösung)
0,001–0,01 % (Anwendungslösung)
über 0,001 % für anwendungsfertige Lösung (obere Richtkonzentration) mit Ausrufezeichen rezeptieren
Preis (1 g): 0,04 €
Beispiel: 10.11.13 Kaliumpermanganat-Lösungskonzentrat 1 % (NRF 11.82.)

6.26 Kortikosteroide

Die Rezeptur lokaler Kortikosteroide hat in der Praxis große Bedeutung. Hier gilt, dass insbesondere bei größeren Mengen an Salben oder Lösungen die Rezeptur im Vergleich zu Fertigarzneiprodukten erheblich billiger ist. Beim Rezeptieren zu beachten: Auf keratinisierter Haut sind bestimmte Verbindungen, die auf Schleimhäuten und systemisch angewendet werden können, praktisch unwirksam. Dies gilt zum Beispiel für Betamethason, Triamcinolon, Fluocinolon und alle wasserlöslichen Salze der Ester, wie Prednisolonhydrogensuccinat-Natrium oder Dexamethasondihydrogenphosphat-Dinatrium. Für die Rezeptur steht eine größere Zahl von Kortikosteroiden zur Verfügung, die in Tab. **27** nach Wirkstärke geordnet sind. Verschreibungspflicht mit Ausnahme von Hydrocortison und Hydrocortisonacetat bei Beschränkungen (nur Anwendung auf der Haut, Konzentration bis 0,25 %, Menge bis 50 g, nicht bei Kindern unter 6 Jahren).

Tabelle **27** Extern wirksame Kortikosteroide (bei Überschreitung der mit * gekennzeichneten oberen Richtkonzentration mit Ausrufezeichen rezeptieren)

Wirkstärke	übliche Konzentration (%)/obere Richtkonzentration	Menge (g)	Preis (€)
schwach wirksam			
• Hydrocortison	0,25–1	1	7,68
• Hydrocortisonacetat	0,25–1	1	7,68
• Dexamethason	0,01–0,1/0,05*	0,1	3,40
• Prednisolon	0,5	0,5	4,81
• Prednisolonacetat	0,5	0,5	6,80
mittelstark wirksam			
• Hydrocortisonbutyrat	0,1	0,1	4,37
• Triamcinolonacetonid	0,05–0,1*	0,1	2,43

Wirkstärke	übliche Konzentration (%)/obere Richtkonzentration	Menge (g)	Preis (€)
stark wirksam			
• Betamethasondipropionat	0,05	0,05	2,53
• Betamethasonvalerat	0,05–0,1/0,15*	0,1	4,09
• Diflucortolonvalerat	0,1	0,1	9,52
• Fluocinolonacetonid	0,025	0,025	4,30
sehr stark wirksam			
• Clobetasolpropionat	0,05*	0,05	2,34
• Diflucortolonvalerat	0,3	0,3	28,56
• Fluocinolonacetonid	0,2	0,2	27,13

Die Kortisonderivate für die lokale Anwendung sind im Allgemeinen sehr schwer wasserlöslich und liegen in den Rezepturen meist in suspendierter Form vor. Lösungen werden deshalb in der Regel auf alkoholisch-wässriger Basis hergestellt.

Beispiele:
10.7.1 Hydrophile Hydrocortisonacetat-Creme 0,25/0,5 oder 1 % (NRF 11.15.)
10.7.2 Hydrophile Hydrocortison-Creme 0,25/0,5 oder 1 % (NRF 11.36.)
10.7.3 Lipophile Hydrocortisonacetat-Creme 0,25/0,5 oder 1 % (freie Rezeptur)
10.7.4 Hydrophile Prednisolonacetat-Creme 0,25 oder 0,5 % (NRF 11.35.)
10.7.5 Hydrophile Triamcinolonacetonid-Creme 0,025/0,05 oder 0,1 % (NRF 11.38.)
10.7.6 Hydrophile Triamcinolonacetonid-Emulsion 0,025/ 0,05 oder 0,1 % (NRF 11.90.)
10.7.7 Triamcinolonacetonid-Hautspiritus 0,2 % mit Salicylsäure 2 % (NRF 11.39.)
10.7.8 Triamcinolonacetonid-Haftpaste 0,1 % (NRF 7.10.)
10.7.9 Hydrophile Betamethasonvalerat-Creme 0,025/0,05 oder 0,1 % (NRF 11.37.)
10.7.10 Hydrophile Betamethasonvalerat-Emulsion 0,025/ 0,05 oder 0,1 % (NRF 11.47.)
10.7.11 Betamethasonvalerat-Haftpaste 0,1 % (NRF 7.11.)
10.7.12 Hydrophile Clobetasolpropionat-Creme 0,05 % (NRF 11.76.)

6.27 Methoxsalen

Methoxsalen ist eine lichtsensibilisierende Substanz und wird in der topischen Behandlung anderen Psoralenen wie 5-Methoxypsoralen und Trimethylpsoralen vorgezogen. Die Nebenwirkungen der lokalen Therapie mit PUVA-Bad und PUVA-Creme (PUVA: Psoralen-Ultraviolett-A-Therapie) sind geringer als bei systemischer Behandlung. Methoxsalen ist in Wasser praktisch unlöslich und auch in Ethanol nur schwer löslich. Verschreibungspflicht.

Konzentration:	Badekonzentrat: 0,5 % (m/V), Badewasserkonzentration: 1 mg/l
	Creme: 0,0006 %, über 0,15 % (obere Richtkonzentration) mit Ausrufezeichen rezeptieren
Preis (0,6 mg):	0,02 € (anwendungsfertige Creme)
Preis (0,62 g):	19,67 € (Badekonzentrat)
Beispiele:	10.9.4 Hydrophile Methoxsalen-Creme 0,0006 % (NRF 11.96.)
	10.9.5 Methoxsalen-Hautspiritus 0,15 % (NRF 11.89.)
	10.9.6 Methoxsalen-Badekonzentrat 0,5 % (m/V; NRF 11.83.)

6.28 Methylrosaniliniumchlorid

Methylrosaniliniumchlorid ist der Hauptbestandteil von Methylviolett. Es ist ein Triphenylmethan-Farbstoff, dessen Wirkungsweise dem des Brillantgrüns gleicht. Der Farbstoff hat eine intensive violette Farbe und ein breites antibakterielles und antimykotisches Wirkspektrum. Gleichzeitig wirkt er austrocknend. Wäsche und andere Gegenstände werden intensiv violett verfärbt. Die Verbindung reagiert stark sauer und kann deswegen Haut reizend sein. Bei einer pH-Pufferung darf der pH nicht über den neutralen Bereich hinaus in den alkalischen verschoben werden, weil die Substanz sonst unwirksam wird. Als kationischer Farbstoff ist Methylrosaniliniumchlorid mit anionischen Emulgatoren und Verdickungsmitteln unverträglich.

Konzentration:	bis 0,5 % in Lösungen (Gentianaviolett-Lösung)
	darüber, bei stark geschädigter Haut über 0,1 % (obere Richtkonzentration) mit Ausrufezeichen rezeptieren
Preis (0,5 g):	0,29 €
Beispiel:	10.11.10 Methylrosaniliniumchlorid-Lösung 0,1 oder 0,5 % (NRF 11.69.)

6.29 Metronidazol

Metronidazol ist ein Nitroimidazol-Derivat. Es wird als Antiprotozoenmittel, vor allem bei Trichomoniasis sowie bei Infektionen mit Entamoebia histolytica und Giardia lamblia eingesetzt. Weiterhin hat es eine antibiotische Wirksamkeit bei anaeroben Infektionen. In der Dermatologie wird es vor allem zur Behandlung der Rosazea lokal eingesetzt, möglicherweise wirkt es auch hier auf die Erkrankung unterhaltenden anaeroben Bakterien. Vorzugsweise werden entweder 0,75%ige Lösungsrezepturen oder eine 2%ige Creme angewandt, in der Metronidazol überwiegend als suspendierter Feststoff vorliegt. Da 1%ige Rezepturen zur Umkristallisation neigen und kürzer haltbar sind, sollten besser 2%ige Anwendungen rezeptiert werden. Verschreibungspflicht.

Konzentration: 2 % in Cremes
über 3 % (obere Richtkonzentration) mit Ausrufezeichen rezeptieren
Preis (2 g): 2,17 €
Beispiele: 10.12.10 Hydrophiles Metronidazol-Gel 0,75 % (NRF 11.65.)
10.12.11 Hydrophile Metronidazol-Creme 1 oder 2 % (NRF 11.91.)

6.30 Milchsäure

Milchsäure ist eine hygroskopische Flüssigkeit. Sie hat vor allem feuchtigkeitsbindende Eigenschaften, wirkt leicht keratolytisch und wird bei hyperkeratotischen Genodermatosen sowie bei trockener Haut eingesetzt. Häufig werden Harnstoff-Rezepturen mit einem Lactat-Puffer stabilisiert (siehe Kapitel 10.6, ab S. 171). In hohen Konzentrationen wird Milchsäure wie andere α-Hydroxysäuren (Weinsäure, Zitronensäure, Glykolsäure) in der Arztpraxis zum Peeling verwendet. Wichtig ist die Zubereitung in einem zumindest schwach sauren pH-Bereich, da sonst keine Wirkung besteht. Die Einwirkzeit wird durch Abspülen mit Wasser und/oder Neutralisation mit Natriumhydrogencarbonat-Lösung beendet.

Konzentration: 6–10 %
Preis (10 g): 0,42 €
Beispiel: 10.16.3 Milchsäurehaltiges Salicylsäure-Collodium 10 % (NRF 11.18.)

6.31 Minoxidil

Minoxidil ist ein Antihypertensivum, das als Nebenwirkung vermehrten Haarwuchs verursacht und deshalb in lokalen Anwendungen als Haarwuchsmittel eingesetzt wird. Als Indikationsgebiet wird hier vor allem die androgenetische Alopezie gesehen. Minoxidil bewirkt vorwiegend eine verstärkte Vellusbehaarung und ein Wachstum von Terminalhaaren. Da die Substanz schlecht wasserlöslich ist, wird sie in wässrig-alkoholisch-propylenglycolische Lösungen eingearbeitet. Verschreibungspflicht entfällt möglicherweise ab Mitte 2005 für äußerliche Anwendung bis 5 %.

Konzentration: 2–5 %
Preis (2 g): 8,28 €
Beispiel: 10.19.3 Minoxidil-Haarspiritus 2 oder 5 % (NRF 11.121.)

6.32 Permethrin

Permethrin ist ein Isomerengemisch synthetischer Pyrethroide, die natürlich in Korbblütlern gebildet werden und eine antiparasitäre Wirkung haben. Bei Parasiten wirkt es als ein Nervengift. In gleicher Weise wie Lindan wirkt es antiparasitär und gleichzeitig ovozid, ohne eine nennenswerte Toxizität zu entfalten. Die Pyrethroide werden nur geringfügig von der Haut aufgenommen, dort metabolisiert und entgiftet. Insbesondere ist offenbar keine Neurotoxizität zu erwarten. In der lokalen Behandlung wird es bei Skabies und Läusebefall eingesetzt. Verschreibungspflicht (bei Skabiesbehandlung).

Konzentration: 2,5–5 % in Cremes
Preis (5 g): 41,29 €
　　　　　37,05 € (enthalten in 20 g Rezepturkonzentrat 25 %)
Beispiel: 10.12.12 Hydrophile Permethrin-Creme 2,5 oder 5 % (freie Rezeptur)

6.33 Phenol

Phenol wurde früher als antimikrobielles und Juckreiz stillendes Mittel eingesetzt. Wegen seiner möglichen Kanzerogenität verbietet sich die Anwendung auf Haut und Schleimhaut mit wenigen explizit benannten Ausnahmen. Es wird derzeit lediglich für den ärztlichen Praxisbedarf rezeptiert, insbesondere zur Sklerosierung bei Hämorrhoiden.

Konzentration: 5 % in öligen Lösungen
Preis (5 g): 1,14 €
Beispiel: 10.17.2 Ölige Phenol-Injektionslösung 5 % (m/V, (NRF 5.3.)

6.34 Polidocanol 600 (Thesit)

Polidocanol hat eine anästhesierende Wirkung; es wird als Oberflächenanästhetikum und vor allem als Antipruriginosum verwendet. Die antipruriginöse Wirkung hält etwa 4 Stunden vor. Es ist eine Mischung unterschiedlich stark ethoxilierter, homologer Macrogollaurylether von flüssiger bis fester Beschaffenheit. Die halbfeste farblose Substanz ist in Wasser gut löslich und grenzflächenaktiv. Anwendung findet Polidocanol 600 in Cremes, Schüttelmixturen und Ölbädern. Als Tensid kann Polidocanol frei komponierte hydrophile Cremes durch Mischmizellbildung unvorhergesehen verflüssigen und lipophile Cremes bei zu hohem Wassergehalt destabilisieren.

Konzentration: 3–5 %
Preis (5 g): 2,07 €
Beispiele:
    10.8.1 Hydrophiles Polidocanol-Gel 5 % (NRF 11.117.)
    10.8.2 Hydrophile Polidocanol-Creme 5 % (NRF 11.118.)
    10.8.3 Hydrophobe Polidocanol-Creme 5 % (NRF 11.119.)
    10.8.4 Hydrophobe Polidocanol-Creme 5 % mit Harnstoff 5 % (NRF 11.120.)
    10.8.5 Polidocanol–Zinkoxidschüttelmixtur 3/5 oder 10 % (NRF 11.66.; Thesit in Lotio alba)

6.35 Polihexanid (Lavasept-Konzentrat)

Polihexanid (Polyhexanid, Polyaminopropylbiguanid, Polyhexamethylen-Biguanidhydrochlorid) ist ein kationisches Biguanid. Wie das ähnliche Chlorhexidin zeigt es zahlreiche Unverträglichkeiten mit anionischen Arzneistoffen. Polihexanid wirkt durch eine Erhöhung der Membranpermeabilität mikrobizid gegen Bakterien und Hefen. In kosmetischen Mitteln und Medizinprodukten wird die Substanz als Konservierungsstoff in ähnlicher Konzentration verwendet wie als Arzneistoff in der Rezeptur. An der Haut wird Polihexanid vor allem bei Infektionen mit Streptokokken und Staphylokokken, einschließlich multiresistenten Staphylokokken, verwendet. Als Rezeptursubstanz wird eine 20%ige Stammlösung verwendet (Lavasept), die in hydrophilen Salben, Hydrogelen und wässrigen Lösungen rezeptiert wird, insbesondere Sterilzubereitungen.

Konzentration: 0,02–0,04 %
Preis (0,04 g): 2,12 € (enthalten in 200 l Rezepturkonzentrat)
Beispiele:
    10.13.4 Polihexanid-Lösung 0,02 oder 0,04 % (NRF 11.128.)
    10.13.5 Hydrophiles Polihexanid-Gel 0,04 oder 0,1 % (NRF 11.131.)

10.13.6 Hydrophile Polihexanid-Salbe 0,04 %
(freie Rezeptur)

6.36 Povidon-Iod

Povidon-Iod enthält Iodidionen, an die Matrix gebundenes elementares Iod und einen sehr geringen Anteil von Iod in freier Form. Allein Letzteres ist antimikrobiell wirksam. Povidon selbst ist ein wasserlösliches Polymer, das arzneilich nicht wirksam ist und als Reservoir für das komplex gebundene Iod dient. Verdünnte Povidon-Iod-Lösungen können einen höheren Anteil an freiem Iod enthalten als höher konzentrierte Formen. Povidon-Iod wird in Form von wässrigen Lösungen, Hydrogelen und fettfreien Salben angewendet.

Konzentration: 1 % für Wundspülungen
10 % in Salben etc.
Preis (10 g): 2,36 €
Beispiele: 10.11.1 Povidon-Iod-Lösung 10 % (NRF 11.16.; Povidoni-iodi solutio)
10.11.2 Povidon-Iod-Salbe 10 % und Weiche Povidon-Iod-Salbe 10 % (NRF 11.17.)
10.13.3 Povidon-Iod-Zuckersalbe 2,5 % (NRF 11.42.)

6.37 Salicylsäure

Salicylsäure ist eine phenolische Carbonsäure, die nur in Säureform in die Haut penetriert. Salicylsäure hat eine ausgeprägte keratolytische Wirkung sowie zusätzlich antientzündliche und antimikrobielle Eigenschaften. Salicylsäure wurde vorwiegend zur Behandlung der Psoriasis eingesetzt, sie wird aber auch zur Behandlung hyperkeratotischer Genodermatosen verwendet. Außerdem wird sie als Antioxidans bei cignolinhaltigen Präparaten eingesetzt. Die Substanz ist sehr schlecht wasserlöslich. Sie wird in gelöster Form in alkoholischen oder öligen Lösungen und Gelen verwendet, in suspendierter Form vorwiegend in hydrophoben Salben (Salicylvaselin).

Konzentration: 3–10 %
über 3 % (obere Richtkonzentration bei großflächiger Anwendung) mit Ausrufezeichen rezeptieren
Preis (10 g): 0,86 €
Beispiele: 10.5.1 Salicylsäure-Salbe 1/2/3/5/10 oder 20 % (NRF 11.43.)
10.5.2 Salicylsäure-Öl 2/5 oder 10 % (NRF 11.44.)

10.5.3 Abwaschbares Salicylsäure-Öl 2/5 oder 10 % (NRF 11.85.)
10.5.4 Hydrophile Salicylsäure-Creme 5 % (NRF 11.106.)
10.5.5 Ethanolhaltiges Salicylsäure-Gel 6 % (NRF 11.54.)
10.5.6 Fettender Salicylsäure-Hautspiritus 1/2/3 oder 5 % (NRF 11.45.)
10.5.7 Isopropylalkoholhaltiger Salicylsäure-Hautspiritus 1/2/3/5 oder 10 % (NRF 11.55.)
10.15.2 Salicylsäure-Aknespiritus 5 oder 10 % (NRF 11.23.)
10.16.2 Warzensalbe (NRF 11.31.)

6.38 Silbernitrat

Silbernitrat wirkt über die Freisetzung von Silberionen, die sich mit Proteinen verbinden und zu deren Denaturierung führen. Damit hat es eine desinfizierende und antimikrobielle Wirkung. Weiterhin wird es verwendet, um bei konzentrierter Anwendung Rhagaden oder Warzen (Höllensteinstift) zu verätzen. Rezeptiert wird es in verdünnten Lösungen. Bei Anwendung in stärker als 1%igen Lösungen wirkt Silbernitrat oberflächlich ätzend. Verschreibungspflicht mit Ausnahme der äußerlichen (kutanen) Anwendung, Anwendung auf Schleimhaut und Wunden ist nicht ausgenommen.

Konzentration: 0,1–1 %
Preis (1 g): 1,33 €
Beispiele: 10.11.17 Silbernitrat-Lösung 0,5 oder 1 % (NRF 11.98.)
10.11.18 Silbernitrat-Lösung 10 % (NRF 11.99.)

6.39 Steinkohlenteer

Die wichtigsten Teerpräparate sind *Steinkohlenteerlösung* (Liquor carbonis detergens), *Steinkohlenteerspiritus* (Spiritus picis lithantracis) und *Steinkohlenteer* in reiner Form (Pix lithantracis).

Steinkohlenteer besitzt antiproliferative Eigenschaften und eine antientzündliche Wirkung. Er wurde vor allem in der Behandlung der Psoriasis sowie bei ekzematösen Hauterkrankungen eingesetzt. In jüngerer Zeit wurden die Teere weitestgehend durch die lokale Anwendung von Kortikosteroiden ersetzt. Zum Teil haben Dermatologen auf die Anwendung von Teerpräparaten zurückgegriffen, wenn bewusst die Anwendung lokaler Kortikosteroide vermieden werden sollte.

Steinkohlenteerlösung ist ein Extrakt aus Steinkohlenteer, der mit der etwa doppelten Menge alkoholischer Seifenrindentinktur extrahiert wird. Das

Spektrum der enthaltenen Wirkstoffe unterscheidet sich deshalb vom rohen Steinkohlenteer. Auch die Wirkung ist etwas schwächer. Liquor carbonis detergens lässt sich in höherer Konzentration nicht ohne weiteres mit wasserfreien Salben mischen; zur Einarbeitung sollte Vaselin etwa 1 % Polyacrylsäure zugesetzt werden. Bei Verarbeitung in Cremes kommen Unverträglichkeiten vor. Eine geeignete Grundlage ist Wasserhaltige hydrophile Salbe. Verschreibungspflicht.

Konzentration: Steinkohlenteer: 1–5 % in Salben; über 10 % (obere Richtkonzentration) mit Ausrufezeichen rezeptieren
Steinkohlenteerlösung: 5–10 % in Cremes und Schüttelmixturen; über 20 % (obere Richtkonzentration) mit Ausrufezeichen rezeptieren
Preis (2 g): 0,11 € (Steinkohlenteer)
Preis (10 g): 1,65 € (Steinkohlenteerlösung)
Beispiele: 10.10.3 Steinkohlenteer-Salbe 2/5/10 oder 20 % (NRF 11.46.)
10.10.4 Hydrophile LCD-Creme 5/10 oder 20 % (NRF 11.86.)
10.10.5 LCD-Vaseline 5/10 oder 20 % (NRF 11.87.)
10.10.6 Hydrophile Salicylsäure-Creme 5 % mit Steinkohlenteerspiritus 10 % (NRF 11.107.)

6.40 Tiabendazol

Tiabendazol wird systemisch als Antihelminthikum verwendet. Topisch wird es bei Larva migrans cutanea angewendet. In Cremes und Salben wird es 10%ig und in DMSO-haltigen Lösungen 2%ig verwendet. Verschreibungspflicht.

Konzentration: 2–10 %
Preis (10 g): 63,14 €
Beispiel: 10.12.9 Lipophiles Tiabendazol-Gel 10 % (NRF 11.130.)

6.41 Tretinoin (Vitamin-A-Säure)

Vitamin-A-Säure ist die oxidierte Form des Vitamin A. An der Haut hat sie vor allem einen keratolytischen sowie schälenden Effekt und wird deshalb bei Acne comedonica eingesetzt. Weiterhin wird sie zur Behandlung aktinischer Keratosen eingesetzt. Im Bereich dieser potenziellen Präkanzerosen bewirkt sie zum Teil eine Normalisierung der Haut. Der Schäleffekt wird auch bei der Behandlung von Verrucae planae und Mollusca contagiosa ausgenutzt. Die Substanz ist sehr lichtempfindlich und zerfällt bei Einwirkung von sichtbarem Licht sowie UV-Strahlung. Tretinoin ist eine gelbe kristalline Substanz, die vorwiegend in alkoholischer Lösung und in Cremes angewendet wird. Da sie oxidationsempfindlich ist, sollen standardisierte Rezepturen mit Antioxidanzien verwendet werden (NRF). In Cremes und Salben liegt Vitamin-A-Säure suspendiert vor, sodass mikrofein gepulverte Ausgangssubstanz bevorzugt wird. Arbeitsschutz ist wichtig wegen ihrer starken Teratogenität. In Apotheken werden für Suspensionszubereitungen deshalb meist pastöse Rezepturkonzentrate nach NRF hergestellt. Verschreibungspflicht.

Konzentration: 0,05–0,1 %
höhere Konzentrationen (obere Richtkonzentration) mit Ausrufezeichen rezeptieren
Preis (100 mg): 2,32 €
Beispiele:
- 10.15.6 Hydrophobe Tretinoin-Creme 0,025/0,05 oder 0,1 % (NRF 11.123.)
- 10.15.7 Hydrophile Tretinoin-Creme 0,025/0,05/0,1 % (NRF 11.100.)
- 10.15.8 Hydrophiles Tretinoin-Gel 0,025/0,05 oder 0,1 % (NRF 11.124.)
- 10.15.9 Ethanolhaltige Tretinoin-Lösung 0,025/0,05/0,1 % (NRF 11.102.)
- 10.18.4 Tretinoin-Haftpaste 0,05 oder 0,1 % (NRF 7.9.)

6.42 Triclosan

Triclosan blockiert das Enzym Enoylacyl-Trägerprotein-Reduktase (ETR) und verhindert dadurch die Fettsäuresynthese bei Bakterien (Angriffspunkt Zellmembranen und andere Vitalfunktionen). Da Menschen keine ETR besitzen, hat Triclosan keine direkten Nebenwirkungen bei der Anwendung am Menschen. Ein Molekül Triclosan blockiert ein Molekül ETR dauerhaft, weshalb die Substanz hochwirksam antimikrobiell ist. Bei Rezeptur in hydrophilen Cremes sollten wegen der phenolischen Struktur von Triclosan anionische Grundlagen verwendet werden.

Konzentration: 1–2 %
über 3 % (obere Richtkonzentration) mit Ausrufezeichen rezeptieren
Preis (2 g): 2,02 €
Beispiel: 10.11.12 Hydrophobe Triclosan-Creme 2 % (NRF 11.122.)

6.43 Zinkoxid

Zinkoxid ist sehr häufig in Schüttelmixturen, Pudern sowie Pasten enthalten und für die physikalische Wirkung dieser Grundlagen von großer Bedeutung (siehe Abschnitt „Grundlagen" S. 43). Zusätzlich wirkt es schwach adstringierend und antiseptisch. Es kann die Wirkung gleichzeitig eingearbeiteter Arzneistoffe beeinträchtigen. Zinkoxid kann oxidative Zersetzungen fördern (z. B. bei Hydrocortison oder Dithranol).

Konzentration: 5–50 %
Preis (20 g): 0,27 €
Beispiele:
- 10.4.1 Zinkoxid-Talkum-Puder 50 %, weiß oder hautfarben (NRF 11.60.; Zink-Puder, weiß oder hautfarben)
- 10.4.2 Zinkoxidschüttelmixtur, DAC oder hautfarben (NRF 11.22.; Zinci oxidi lotio/Zinci oxidi lotio rubra, Lotio alba aquosa/Lotio rubra aquosa)
- 10.4.3 Ethanolhaltige Zinkoxidschüttelmixtur, weiß oder hautfarben (NRF 11.3.)
- 10.4.4 Zinkoxid-Emulsionsschüttelmixtur (NRF 11.49.; 18er-Lotio)
- 10.4.5 Zinkpaste DAB (Zinci pasta, Pasta zinci)
- 10.4.6 Hydrophobe hautfarbene Abdeckpaste, gelblich, mittel oder rötlich (NRF 11.58.)
- 10.4.7 Hydrophile hautfarbene Abdeckpaste, gelblich, mittel oder rötlich (NRF 11.59.)
- 10.4.8 Weiche Zinkpaste DAB (NRF 11.21.; Pasta zinci mollis DAB)
- 10.4.9 Zinköl DAC (NRF 11.20.; Zinci oleum, Oleum zinci)

6.44 Zinksulfat

Zinksulfat wird eine antivirale Wirkung nachgesagt und wirkt schwach adstringierend. Es wird in der Behandlung von Herpes simplex und Herpes Zoster als lokal anzuwendende Lösung (z. B. als Umschläge oder Auflagen) eingesetzt. Auch zur Anwendung in Hydrogelen wird es verarbeitet. Die Rezeptursubstanz Zinksulfat-Heptahydrat ist leicht wasserlöslich und wird vorwiegend als wässrige Lösung verwendet.

Konzentration: 0,5–1 %
Preis (1 g): 0,08 €

7 Hilfsstoffe

7.1 Hydrophobe Stoffe als Lipidbestandteile und Konsistenzgeber

Die hydrophoben (lipophilen) dermatologischen Grundlagenbestandteile sind häufig die Hauptbestandteile von Salbenrezepturen und nicht mit Wasser mischbar oder von der Haut abwaschbar. Sie können eine feste, halbfeste oder flüssige Beschaffenheit haben, ohne dass diese Rückschlüsse auf die chemische Struktur der Stoffe erlaubt. Bei der chemischen Klassifizierung lassen sich neben den lipophilen flüchtigen Lösemitteln und den in Abschnitt 7.3 behandelten W/O-Emulgatoren die in der Rezeptur relevanten Verbindungen nach abnehmenden hydrophoben Eigenschaften ordnen:

- *Silikonöle:* lineare Dimeticone, ringförmige (flüchtige) Cyclometicone,
- *Paraffine:* kristalline, mikrokristalline, lineare und verzweigtkettige flüssige,
- *Fettalkohole:* kristalline lineare, flüssige verzweigtkettige,
- *Wachse:* kristalline, ungesättigte und verzweigtkettige flüssige,
- *Fette und fette Öle:* gesättigte kristalline, teilkristalline und flüssige, ungesättigte flüssige,
- *Partialglyceride:* gesättigte kristalline, ungesättigte flüssige.

Grundsätzlich haben hydrophobe Lipide schlechtere Löseeigenschaften für die meisten Arzneistoffe als solche mit polaren Strukturen (ungesättigte Bindungen, Hydroxylgruppen oder Esterfunktionen). Kristalline sowie stärker hydrophobe Lipide haben eine stärker abdeckende Wirkung (Wasserdampfsperre) und ziehen flüssige sowie vor allem verzweigtkettige Verbindungen schneller in die Haut ein als andere Lipide (Tab. **28**). Die Silikonöle nehmen eine Sonderstellung ein. Sie sind nur mit bestimmten verzweigtkettigen Lipiden mischbar und selten Hauptbestandteil von Dermatika. Sie haben sehr schlechte Löseeigenschaften für fast alle Arzneistoffe und praktisch keine Okklusionswirkung. In kleinen Mengen verbessern sie das Hautgefühl hydrophiler Emulsionen und Cremes sowie die Wasserbeständigkeit lipophiler Dermatika auf der Haut.

7.1 Hydrophobe Stoffe als Lipidbestandteile und Konsistenzgeber

Tabelle 28 Lipidkomponenten in Dermatika

Bestandteil	Struktur und Beschaffenheit	Verwendung
Hartparaffin	kristallines Paraffin	Konsistenzgeber
Mikrokristallines Paraffin	teilweise verzweigtkettiges und alizyklisches kristallines Paraffin	Konsistenzgeber mit guter Immobilisation für flüssige Lipide
Weißes oder Gelbes Vaselin	halbfestes Gemisch kristalliner, teilkristalliner und überwiegend flüssiger Paraffine	hydrolyse- und oxidationsstabile Dermatikagrundlage, Lipidbestandteil in Emulsionssystemen und Pasten mit geringem Lösevermögen
Dick- und Dünnflüssiges Paraffin	Gemisch flüssiger, überwiegend verzweigter Paraffine	hydrolyse- und oxidationsstabile Lipidbestandteile in Emulsionssystemen und Hautölen mit geringem Lösevermögen
Squalan, hydriertes Polyisobutylen	verzweigtkettige flüssige Paraffine	hydrolyse- und oxidationsstabile Lipidbestandteile in Emulsionssystemen und Hautölen mit geringem Lösevermögen
Cetylalkohol, Cetylstearylalkohol	linearer, gesättigter, kristalliner Fettalkohol	hydrolyse- und oxidationsstabile Konsistenzgeber in lipophilen Salben, Cremes (mit Emulgatorwirkung) sowie in hydrophilen Salben (Macrogolsalben)
Octyldodecanol	verzweigtkettiger gesättigter, dickflüssiger Fettalkohol	hydrolyse- und oxidationsstabiler Lipidbestandteil in Emulsionssystemen und Hautölen mit mäßigem Lösevermögen
Gebleichtes Wachs, Carnaubawachs	natürliches Gemisch von überwiegend kristallinen Lipiden mit Esterstruktur	Konsistenzgeber in lipophilen Salben und Cremes; Lipidbestandteil in Emulsionssystemen
Cetylpalmitat	kristallines Lipid mit Esterstruktur	Konsistenzgeber in lipophilen Salben und Cremes, Lipidbestandteil in Emulsionssystemen, Ersatz für Walrat

Bestandteil	Struktur und Beschaffenheit	Verwendung
Jojobaöl	natürliches flüssiges Wachs	weitgehend oxidationsstabiler Lipidbestandteil in Emulsionssystemen und Hautölen mit gutem Lösevermögen
Decyloleat, Oleyloleat	partialsynthetische, lineare, ungesättigte flüssige Wachse	oxidationsempfindliche Lipidbestandteile in Emulsionssystemen und Hautölen mit gutem Lösevermögen
2-Ethylhexyllauromyristat, Isopropylmyristat, Isopropylpalmitat, Diisobutyladipat, Cetearyloctanoat	partialsynthetische, verzweigte, gesättigte flüssige Wachse	oxidationsstabile Lipidbestandteile in Emulsionssystemen und Hautölen mit sehr gutem Lösevermögen
gemischtkettige Triglyceride (Softisan 378), gehärtetes Erdnussöl, Schweineschmalz	partialsynthetische bzw. natürliche, teilweise gesättigte Triglyceride	unterschiedlich oxidationsstabile Lipidbestandteile in lipophilen Salben und Cremes mit gutem Lösevermögen
Raffiniertes Erdnussöl, Mandelöl, Olivenöl, Sonnenblumenöl, Sesamöl, raffinierte Sheabutter	natürliche flüssige ungesättigte Triglyceride	wenig oxidationsstabile Lipidbestandteile in lipophilen Salben, Emulsionssystemen und Hautölen mit gutem Lösevermögen
Mittelkettige Triglyceride	partialsynthetische gesättigte Triglyceride	oxidationsstabile Lipidbestandteile in lipophilen Salben, Emulsionssystemen und Hautölen mit gutem bis sehr gutem Lösevermögen
Rizinusöl	natürliches dickflüssiges ungesättigtes Triglycerid mit Hydroxylfunktion	relativ oxidationsstabiler Lipidbestandteil in Hautölen, Rückfetter in alkoholischen Lösungen, sehr gutes Lösevermögen, mischbar mit Alkoholen
Hartfett, Glycerolmonostearat	partialsynthetische, gesättigte mittel- bzw. langkettige Tri- und Partialglyceride	oxidationsstabile Konsistenzgeber in lipophilen Salben, Cremes (mit Emulgatorwirkung)
Ether, Ethylacetat	dünnflüssige, flüchtige Lösemittel	Lösemittel in Lösungen und Lacken

7.2 Hydrophile Komponenten und Lösevermittler

Hydrophile Dermatikabestandteile können eine feste, halbfeste oder flüssige Beschaffenheit haben, ohne dass diese Rückschlüsse auf die chemische Struktur der Stoffe erlaubt. Neben Wasser und den gesondert behandelten Verdickungsmitteln, pH-Regulanzien, Pigmenten und Tensiden lassen sich zur chemischen Klassifizierung der wichtigsten hydrophilen Hilfsstoffe in Dermatika kurzkettige Alkohole, Glycole, nichtalkoholische Lösemittel, Macrogole und Polyole unterscheiden (Tab. **29**).

Tabelle **29** Hydrophile Komponenten in Dermatika

Bestandteil	Struktur und Beschaffenheit	Verwendung
Ethanol, Isopropylalkohol, Propylalkohol	dünnflüssige, flüchtige, einwertige Alkohole	in unterschiedlicher Konzentration Bestandteil in Lösungen, Schüttelmixturen und Hydrogelen; gutes bis sehr gutes Lösevermögen für viele Arzneistoffe, mit höherer Konzentration schlechtere Hautverträglichkeit
Dimethylsulfoxid, Aceton	dünnflüssige, flüchtige, nichtalkoholische Lösemittel	in Konzentrationen bis etwa 50 % in Lösungen, sehr gutes Lösevermögen für viele Arzneistoffe
Propylenglycol	dickflüssiger, schwerflüchtiger zweiwertiger Alkohol	in Konzentrationen bis etwa 20 % in Lösungen, Hydrogelen und Emulsionssystemen; gutes Lösevermögen für viele Arzneistoffe, in höherer Konzentration Haut reizend, häufig in Ohrentropfen
Glycerol 85 %, wasserfreies Glycerol	entsprechend dem Wassergehalt dickflüssiger, nichtflüchtiger dreiwertiger Alkohol	in unterschiedlichen Konzentrationen in Lösungen, Hydrogelen und Emulsionssystemen; mäßiges Lösevermögen für die meisten Arzneistoffe, häufig in Ohrentropfen, in Mundspülungen osmotisch aktiv und süßer Geschmack

Bestandteil	Struktur und Beschaffenheit	Verwendung
Sorbitol, Sorbitollösung 70 %	kristallines, in Lösung dickflüssiges Polyol	in Konzentrationen bis zu etwa 20 % in Lösungen, Hydrogelen und Emulsionssystemen; schlechtes Lösevermögen für die meisten Arzneistoffe, in Mundspülungen osmotisch aktiv und süßer Geschmack
Macrogol 300 und 400	dickflüssige, nichtflüchtige Polyethylenglycole	in unterschiedlichen Konzentrationen in Lösungen, lipidfreien Salben (Hauptbestandteil in Macrogol-Salben), Hydrogelen und Emulsionssystemen; mäßiges bis gutes Lösevermögen für die meisten Arzneistoffe
Macrogol 600 bis 6 000	feste Polyethylenglycole; Verflüssigung in Anwesenheit von Wasser	in unterschiedlichen Konzentrationen in lipidfreien Salben (Konsistenzgeber in Macrogol-Salben); mäßiges bis gutes Lösevermögen für die meisten Arzneistoffe, weitgehend geschmacksneutraler, osmotisch kaum aktiver Lösevermittler in Mundspülungen

7.3 Emulgatoren und Tenside

Grenzflächenaktive Stoffe in Dermatika haben sowohl lipophile als auch hydrophile Strukturmerkmale, gehören chemisch aber zu zum Teil sehr unterschiedlichen Verbindungen und haben unterschiedliche Funktionen (Tab. **30**). Stabile Emulsionen vom Öl-in-Wasser-Typ (O/W) werden in der Regel nicht allein mit einem relativ hydrophilen Emulgator gebildet, sondern in Kombination mit einem eher lipophilen, meist festen Koemulgator. Viele hydrophile Tenside sind Haut und Schleimhaut reizend, ergeben aber im Emulsionssystem gut verträgliche Dermatikagrundlagen. Spezielle, eher hydrophile Tenside werden nicht als Emulgatoren, sondern zu folgenden Zwecken eingesetzt:
- Solubilisation schwer löslicher Wirkstoffe (z. B. Miconazol),
- bessere Verteilung wasserunlöslicher Arzneistoffe in Rezepturen,
- bessere Benetzung der Haut,

7.3 Emulgatoren und Tenside

- Penetrationsbeschleuniger,
- Waschkonzentrate für Haut und Kopfhaut,
- Verdickungsmittel in Tensidgelen.

Tabelle **30** Emulgatoren und Tenside in Dermatika

Bestandteil	Struktur und Beschaffenheit	Verwendung
Cetylalkohol, Cetylstearylalkohol	feste Fettalkohole	Konsistenzgeber in Salben und Cremes, lipophiler Emulgator für W/O-Cremes, lipophile Komponente in Emulgatorkomplexen zusammen mit anionischen Tensiden (Natriumcetylstearylsulfat bzw. Natriumlaurylsulfat in emulgierendem Cetylstearylalkohol Typ A bzw. B) oder nichtionischen Tensiden für hydrophile Emulsionen und Cremes
Glycerolmonostearat, Sorbitanmonostearat	fester Partialester eines Polyols mit Stearinsäure	Konsistenzgeber in Salben und Cremes, lipophiler Emulgator für W/O-Cremes, lipophile Komponente in Emulgatorkomplexen zusammen mit anionischen Tensiden (Alkaliseifen) für hydrophile Emulsionen und Cremes
Glycerolmonooleat, Sorbitanmonooleat, -sesquioleat, -trioleat	flüssiger Partialester eines Polyols mit Ölsäure	lipophiler, auch nachträglich einarbeitbarer Emulgator für W/O-Cremes; oxidationsanfällig
Triglyceroldiisostearat	flüssiger Partialester eines Polyols mit Ölsäure	lipophiler, auch nachträglich einarbeitbarer Emulgator für W/O-Cremes; oxidationsanfällig
Cholesterol	Sterol, fest und sehr hoch schmelzend	lipophiler Emulgator für W/O-Cremes
Wollwachsalkohole	fest	lipophiler Emulgator für W/O-Cremes, oxidationsanfällig

Bestandteil	Struktur und Beschaffenheit	Verwendung
Wollwachs	überwiegend Fettsäureester der Wollwachsalkohole; halbfest	lipophiler Emulgator für W/O-Cremes, oxidationsanfällig
Macrogol-4-laurylether	nichtionisches Tensid, Ethoxilat des Laurylalkohols, dickflüssig, mischbar mit Lipiden	Solubilisator in Ölbädern, für abwaschbare Öle, Konsistenz regelndes Kotensid in Shampoogrundlagen zusammen mit anderen Tensiden, insbesondere Natriumlaurylethersulfat
Macrogol-20-cetylstearylether	nichtionisches Tensid, Ethoxilat des Cetylstearylalkohols, fest, hydrophil	hydrophile Emulgatorkomponente in nichtionischen Cremes (Cetomacrogolcremes)
Macrogol-8-stearat	nichtionisches Tensid, Ethoxilat der Stearinsäure, halbfest, hydrophil	hydrophile Emulgatorkomponente in nichtionischen O/W-Cremes und -Emulsionen (z. B. in Hautemulsion NRF), hohe Konsistenz von Emulsionen auch bei großem Wasseranteil
Macrogol-20-glycerolmonostearat	nichtionisches Tensid, Ethoxilat des Glycerolmonostearat, halbfest, relativ hydrophil	hydrophile Emulgatorkomponente in Basiscreme DAC
Polysorbat 20/60/80/85	nichtionische Tenside, Ethoxilate der Fettsäureester Sorbitanlaurat, -palmitat, -stearat bzw. -oleat, dickflüssig, relativ hydrophil	Benetzung von Arzneistoffen, Polysorbat 60 als hydrophile Emulgatorkomponente in nichtionischer hydrophiler Creme DAB, Polysorbat 80 als Solubilisator für Öle, Polysorbat 80 und 85 oxidationsempfindlich
Macrogol-40-glycerolhydroxystearat	nichtionisches Tensid, Ethoxilat des gehärteten Rizinusöls, halbfest, relativ hydrophil	Solubilisator für Arzneistoffe und ätherische Öle

Natriumlaurylethersulfat	festes Aniontensid, meist als 27%ige wässrige Lösung, sehr hydrophil	waschaktive Substanz in Shampoos
Natriumlaurylsulfat, Natriumcetylstearylsulfat	feste Aniontenside, sehr hydrophil	waschaktive Substanzen in Shampoos, anionische Komponente in emulgierendem Cetylstearylalkohol Typ A bzw. B (Emulgator für anionische Cremes, z. B. wasserhaltige hydrophile Salbe DAB)
Cocamidopropylbetain	Amphotensid, als 30%ige wässrige Lösung, sehr hydrophil	Konsistenz regelndes Kotensid zusammen mit Natriumlaurylethersulfat in Shampoos und Waschkonzentraten
Poloxamer 407/188	feste, synthetische Blockkopolymere aus Ethylenoxid und Propylenoxid, sehr hydrophil, reversible Gel-Sol-Umwandlung in der Kälte	sehr gut haut-, schleimhaut- und gewebeverträgliches Tensid für Lösungen und Gele, insbesondere Wundgele; in 25- bis 30%iger Konzentration in Poloxamer-Tensidgelen mit Wasser und Polyolen

7.4 Pigmente und Pudergrundstoffe

Für dermatologische Rezepturen werden vorwiegend anorganische Pigmente, meist Metalloxide, -stearate und -silikate sowie hochdisperses Siliciumdioxid, Lactose und native oder modifizierte Stärken als feste Hilfsstoffe verwendet (Tab. 31). Diese Stoffe werden sowohl von Wasser als auch von Lipiden gut benetzt und können deshalb in flüssige sowie halbfeste hydrophile und hydrophobe Zubereitungen eingearbeitet werden.

Tabelle **31** Pigmente und Pudergrundstoffe in Dermatika

Bestandteil	**Eigenschaften und Verwendung**
Aluminium-, Magnesium- und Zinkstearate	gute Kühlwirkung
Eisenoxide	Buntpigmente für gefärbte Abdeckpuder, Schüttelmixturen und -pasten, entsprechend der Deckkraft der Grundlage zu 0,3–3 %

Bestandteil	Eigenschaften und Verwendung
Lactose-Monohydrat	auflösbar in Sekret, nach Vortrocknung Entkeimung durch trockene Hitze möglich (2 Stunden bei 160 °C)
Magnesiumoxid, -carbonat	hohe Saugkraft, aber langsam; schwach basische Reaktion
Maisstärke	gute Haft- und Streufähigkeit, verklumpt leicht, kann relativ stark verkeimt sein
phosphatierte Maisstärke	nichtquellend modifiziert, gute Haft- und Streufähigkeit, Entkeimung durch trockene Hitze (2 Stunden bei 170 °C) oder Autoklavierung (30 Minuten bei 121 °C) möglich
Hochdisperses Silicumdioxid	spezifische Oberfläche: 200 m^2/g, gutes Aufsaugvermögen, zur Verbesserung der Streufähigkeit, nur in Pudern bis zu etwa 15 %
Talkum	geringe Saugkraft, gute Haft- und Streufähigkeit, muss vor Verwendung sterilisiert werden, darf nicht versehentlich inhaliert werden, zu 20 % in Lotio alba
Titandioxid	sehr feine Korngröße, starke Abdeckung (die Arzneibuchware ist nicht die als UV-Lichtschutzfilter vorgesehene mikrodisperse Form)
weißer Ton	gutes Aufsaugvermögen
Weizenstärke	Kühlwirkung, zu 25 % in Zinkpaste DAB, kann relativ stark verkeimt sein
Zinkoxid	feine Korngröße, gute Abdeckung, gute Haft- und Streufähigkeit, zu 50 % in Zinköl DAC , zu 25 % in Zinkpaste DAB, zu 30 % in Weicher Zinkpaste DAB, zu 20 % in Lotio alba, schwach basische Reaktion

7.5 Verdickungsmittel

Verdickungsmittel sind Stoffe, die meist bereits in geringer Konzentration Flüssigkeiten zu halbfesten Zubereitungen versteifen. Zur Konsistenzerhöhung werden hydrophobe Flüssigkeiten üblicherweise mit festen oder halbfesten Lipiden versetzt, sodass die Gelierung flüssiger Lipide, etwa mit Hochdispersem Siliciumdioxid, Aluminiumstearat oder modifiziertem Bentonit zu lipophilen Gelen, in der Rezeptur kaum eine Rolle spielt. Die Verdickungsmittel für wässrige und alkoholische Flüssigkeiten unterscheiden sich in Verwendung und Eigenschaften erheblich (Tab. **32**). Die mit festen Gelbildnern hergestellten Zubereitungen sollten zu etwa 10 % schwerflüchtige hydrophile Zusätze (z. B. Propylenglycol, Glycerol, nichtkristallisierende Sorbitol-Lösung 70 %) enthalten, damit sie nicht auf der Haut zu einem spröden Film eintrocknen. Die Gel bildenden Poloxamere sind als Tenside in Tab. **30** beschrieben.

Tabelle **32** Verdickungsmittel für hydrophile Flüssigkeiten

Bestandteil	Besonderheiten und Verwendung	Anwendungskonzentration
Carbomer (Polyacrylsäure)	anionischer synthetischer Gelbildner, hochmolekular, erfordert Neutralisation mit Base in den pH-Bereich 4 bis 7, Einarbeitung ohne Wärme, auch für wässrig-alkoholische Zubereitungen; empfindlich gegen Säuren, Basen, Elektrolyte und bestimmte kationische Stoffe; Typen „35 000 mPa·s" und „50 000 mPa·s" (dieser nur zur äußerlichen Anwendung) häufig verwendet	Gelbildung bei 0,25–1,5 %
Carmellose-Natrium (Carboxymethylcellulose-Natrium)	anionischer Celluloseether, Einarbeitung ohne Wärme möglich, empfindlich gegen Säuren und bestimmte Kationen, Typ „400 mPa·s" häufig verwendet	Gelbildung je nach Typ und pH bei etwa 2,5–10 %
Hyetellose (Hydroxyethylcellulose)	nichtionischer Celluloseether, Einarbeitung ohne Wärme möglich, verträgt geringen Alkoholgehalt, Typen „400 mPa·s" und „10 000 mPa·s" häufig verwendet	Gelbildung je nach Typ bei etwa 2,5–5 %
Hymetellose (Methylhydroxyethylcellulose)	nicht in der erforderlichen Qualität erhältlich, kann als nichtionischer Celluloseether meist durch Hydroxyethylcellulose ersetzt werden	
Hypromellose (Methylhydroxypropylcellulose)	nichtionischer Celluloseether, Einarbeitung in heißes Wasser wird empfohlen, Quellung erfolgt erst bei Abkühlung, verträgt geringen Alkoholgehalt, Typ „2 000 mPa·s" häufig verwendet	Gelbildung je nach Typ bei etwa 2–4 %
Hyprolose (Hydroxypropylcellulose)	nichtionischer Celluloseether, Einarbeitung ohne Wärme möglich, langsame Quellung, vorwiegend für organische Lösemittel (Ethanol, 2-Propanol, DMSO, Aceton) und deren Mischungen mit Propylenglycol oder Wasser, Typ „400 mPa·s" häufig verwendet	Gelbildung je nach Typ bei etwa 2,5–5 %

Bestandteil	Besonderheiten und Verwendung	Anwendungs-konzentration
Collodiumwolle (Cellulosenitrat, Nitrocellulose)	nichtwasserlöslicher, nichtionischer Celluloseester, in etherisch-alkoholischer Lösung als „Collodium" erhältlich; Rizinusölzusatz für flexible Hautfirnisse (Collodium elasticum)	etwa 4 %
Povidon	für (langsam wasserlösliche) Lacke auf wässriger oder alkoholischer Basis, Typ „K 25" häufig verwendet	10–70 %
Gelatine	Eiweißstoff, enthält kationische und anionische funktionelle Gruppen, muss warm verarbeitet werden; nicht für plastische Gele geeignet, da temperaturbedingte relativ rasche Sol-Gel-Umwandlung ohne streichfähigen Zustand; praktisch nur für Zinkleim	15 %
Stärkearten (Kartoffel-, Reis-, Mais- und Weizenstärke)	Polysaccharid, nichtionischer Gelbildner, muss kalt eingearbeitet und dann zum Sieden erhitzt werden, mikrobiologische Anfälligkeit, weitgehend obsolet	Gelbildung bei etwa 10 %
Xanthangummi	durch Mikroorganismen gebildetes anionisches Polysaccharid, in Deutschland noch praktisch ohne Bedeutung in der Rezeptur, eventuell säurestabiler Gelbildner für chemische Peelings	Gelbildung je nach Typ bei etwa 2–5 %

7.6 pH-Regulanzien

Viele Arzneistoffe sind nur innerhalb eines bestimmten pH-Bereiches stabil (z. B. Erythromycin zwischen pH 8 und 8,5) oder wirksam (z. B. Aluminiumchlorid-Hexahydrat nur unterhalb pH 2). Vom pH abhängig sind weiterhin die Wirksamkeit von Konservierungsmitteln (pH nicht größer als 5,5 bei Sorbinsäure bzw. Kaliumsorbat), die Löslichkeit von Stoffen sowie die Verdickungswirkung bei den anionischen Gelbildnern Polyacrylsäure und Carmellose-Natrium. Die pH-aktiven Rezepturbestandteile erzeugen oft von sich aus ein ungeeignetes Milieu (Tetracyclinhydrochlorid reagiert stark sauer, Polyacrylsäure deutlich sauer, Kaliumsorbat schwach basisch, Erythromycin mit bis zu pH 10,5 deutlich basisch). Deshalb müssen manche Rezepturen durch Zusatz eines Säuerungsmittels oder einer Base auf den gewünschten Wert eingestellt werden.

Wenn Rezepturen längere Zeit stabil sein sollen, kann der zulässige pH-Bereich schmaler werden, insbesondere wenn die pH-Optima für Stabilität und Wirksamkeit differieren, wie für Sorbinsäure und Chlorhexidin. Starke Säuren und Laugen sind bei ungepufferten Rezepturen schlechter geeignet als schwache, weil die genaue Einstellung schwieriger ist. Zudem soll das pH-Regulans bzw. die zugesetzte Puffersubstanz auch in Kleinstmengen gut zu handhaben sein. Beispielsweise sind den hygroskopischen und nicht unterteilbaren Natriumhydroxid-Plätzchen deshalb basische Salze (z. B. Natriumcitrat, Natriumacetat oder Natriummonohydrogenphosphat-Dodecahydrat) bzw. kristalline basische Stoffe (z. B. Trometamol) vorzuziehen (Tab. **33**). Da die pH-Bestimmung und -Korrektur in Cremes und Emulsionen mit einfachen Mitteln technisch schwierig ist, wird empfohlen, die Reaktion der pH-aktiven Bestandteile möglichst in wässrigen Teilansätzen zu betrachten. Ein Beispiel ist die aus Stabilitätsgründen notwendige gezielte Fällung bei Tetracyclinhydrochlorid in der Nähe des isoelektrischen Punktes.

Die pH-Regulation muss, insbesondere wenn die Rezeptur keine mittelstarken Säuren oder Basen enthält, nicht zwingend mit einer wirksamen pH-Pufferung verbunden sein. Wenn etwa eine Rezeptur ohne weitere pH-aktive Bestandteile (Kortikosteroidcreme) mit 0,15 % Natriumbenzoat (schwach basische Reaktion) konserviert und mit 0,075 % wasserfreier Citronensäure auf pH 4,5 angesäuert wird, reicht diese „Minimalpufferung" zur Stabilisierung des schwach sauren Milieus aus, bei dem das Konservierungsmittel wirksam und das Kortikosteroid chemisch stabil ist. Dagegen ist diese Pufferkapazität überfordert, wenn beispielsweise das stark sauer reagierende Oxytetracyclinhydrochlorid oder ein mit basisch reagierendem 3-Aminopropanol verunreinigtes Dexpanthenol eingearbeitet werden oder wenn Harnstoff innerhalb einiger Wochen unter Ammoniakbildung hydrolysiert. In solchen Fällen muss der pH-Wert korrigiert bzw. gepuffert werden. Eine zumindest geringe Pufferung neben der pH-Korrektur ist sinnvoll, wenn eine Rezeptur pH-empfindliche Bestandteile enthält, jedoch

- keine pH-aktiven (als Puffer wirkenden) Bestandteile und Wirkstoffe enthalten sind oder
- eine fortschreitende pH-Änderung zu erwarten ist, etwa durch Hydrolyse von Bestandteilen.

Entscheidend für die Pufferwirkung sind die Konzentration und der so genannte pK_s-Wert der funktionellen Gruppe. Eine gute Stabilisierung gegenüber pH-Anstieg zeigt eine Puffersubstanz mit einem pK_s-Wert leicht über dem eingestellten pH, eine gute Stabilisierung gegenüber pH-Abfall besitzt eine Puffersubstanz mit einem pK_s-Wert leicht darunter. Unkonservierte Pufferlösungen können nicht für Rezepturzwecke vorrätig gehalten werden.

Tabelle 33 pH-Regulation in Dermatikarezepturen

Bestandteil	Struktur und Beschaffenheit	Verwendung
Natriumhydroxid	stark alkalische Reaktion, nicht teilbare, an der Luft hygroskopische und verwitternde Plätzchen	Teilneutralisation von Polyacrylsäure nur nach Herstellung einer (schlecht lagerfähigen) verdünnten Lösung
Trometamol	pK_s = 8; gut zu verarbeitender, stark basisch reagierender, kristalliner Feststoff	Teilneutralisation von Polyacrylsäure, insbesondere bei alkoholhaltigen Gelen; zur pH-Erhöhung in Rezepturen
Natriumcitrat (Dihydrat, Trinatriumsalz)	pK_s = 3,7/4,7/6,4; gut zu verarbeitender, basisch reagierender, kristalliner Feststoff	zu gleichen Teilen mit wasserfreier Citronensäure kombiniert als saurer Puffer (pH 4,2) zur Stabilisierung hydrolyseempfindlicher Kortikosteroide
Natriumacetat (Trihydrat)	pK_s = 4,7; gut zu verarbeitender, basisch reagierender, kristalliner Feststoff	pH-Erhöhung in Rezepturen, z. B. zur Fällung von Tetracyclinen aus ihren Hydrochloriden
Natriummonohydrogenphosphat-Dodecahydrat	pK_s = 2,2/7,1/12,3; gut zu verarbeitender, basisch reagierender, kristalliner Feststoff	Pufferung in einem weiten pH-Bereich in Kombination mit Natriumdihydrogenphosphat-Dihydrat
Natriumhydrogencarbonat	pK_s = 6,5/10,3; gut zu verarbeitende, schwach basisch reagierende, kristalline Puffersubstanz	Teilneutralisation von Polyacrylsäure und zur pH-Regulation, bei Entweichen von Kohlenstoffdioxid aus Rezeptur weitere pH-Erhöhung
Natriumlactat-Lösung	pK_s = 3,9; 50%ige wässrige Lösung, etwa pH-neutral reagierend	in Kombination mit Milchsäure (z. B. im Verhältnis 3 : 1) zur sauren Pufferung in Harnstoff-Cremes und Vaginalgelen
Natriumdihydrogenphosphat-Dihydrat	pK_s = 2,2/7,1/12,3; gut zu verarbeitender, schwach sauer reagierender, kristalliner Feststoff	Pufferung in einem weiten pH-Bereich in Kombination mit Natriummonohydrogenphosphat-Dodecahydrat

wasserfreie Citronensäure, Citronensäure-Monohydrat	pK_s = 3,7/4,7/6,4; mittelstarke tribasische Hydroxycarbonsäure	zu gleichen Teilen mit Natriumcitrat kombiniert als saurer Puffer (pH 4,2) zur Stabilisierung hydrolyseempfindlicher Kortikosteroide, als Säuerungsmittel bei Konservierung mit Natriumbenzoat oder Kaliumsorbat, zur pH-Senkung bei alkoholhaltigen Erythromycin-Lösungen
Milchsäure	pK_s = 3,9; Flüssigkeit mit 10 % Wasseranteil, Hydroxycarbonsäure	in sauren Lactat-Puffern bei Harnstoff-Cremes oder in Vaginalgelen

7.7 Konservierungsmittel

Während bei Fertigarzneimitteln häufig der Eindruck einer übertriebenen Konservierung entsteht, ist das Hygienerisiko bei Rezepturen nicht immer ernst genug genommen worden. So ging man früher in Apotheken davon aus, es wäre grundsätzlich nicht chemisch zu konservieren, wenn der Arzt nichts Entsprechendes vermerkt hatte. Nach heutigem Verständnis fallen jedoch die Frage nach ausreichendem mikrobiellem Schutz und Konservierungsmaßnahmen unter die Sorgfaltspflichten des Apothekers. Natürlich sollen weder wasserfreie noch selbst antimikrobiell wirkende Rezepturen unnötigerweise konserviert werden (Tab. **34**). Die Entscheidung über die Notwendigkeit zu konservieren ist jedoch oft schwierig, da experimentelle mikrobiologische Untersuchungen für den Einzelfall selten zur Verfügung stehen und Analogieschlüsse gezogen werden müssen. Solche Verallgemeinerungen sind aber problematisch, wenn Stoffe wie Harnstoff, Polidocanol 600 oder Zinkoxid je nach Konzentration und Kombination mit anderen Bestandteilen einen Beitrag zum mikrobiologischen Schutz leisten können, diese Wirkung aber nicht in jeder Rezeptur ausreicht.

Der spezifische Vorteil von Rezepturarzneimitteln, bei Bedarf auf bestimmte, schlecht verträgliche Stoffe verzichten zu können, steht häufig im Vordergrund der rezepturmäßigen Verordnung. Da meist mehrere Alternativen bestehen, bleibt dieser Vorteil trotz Konservierung erhalten, wenn die Auswahl eines verträglichen Konservierungsmittels im Gespräch zwischen Arzt und Apotheker geklärt werden kann. Außer in begründeten Ausnahmefällen sollte jeweils nur ein einziges Konservierungsmittel zugesetzt werden. In jedem Falle sollte die Apotheke die in Rezepturen enthaltenen Konservierungsmittel, auch wenn sie aus der Vorkonservierung von Ausgangsmaterialien stammen, deutlich auf dem Etikett kennzeichnen. Nur in begründeten Sonderfällen ist es sinnvoll, mit der Verschreibung alle Konservierungsmittel ausdrücklich auszuschließen. Wegen ihrer nur sehr kurzen Haltbarkeit sind mikrobiell anfällige Rezepturen sonst wenig wirtschaftlich.

Vorgefertigte Gel- und Cremegrundlagen, ohne welche die Apotheke im rationellen Rezepturbetrieb nicht auskommt, müssen chemisch vorkonserviert sein. Hierbei werden derzeit Sorbinsäure (bzw. Kaliumsorbat als deren Salz) den 4-Hydroxybenzoesäure-Estern (PHB-Estern) und der Benzoesäure (bzw. Natriumbenzoat als deren Salz) vorgezogen. Nicht ganz einfach zu konservieren sind deutlich basisch reagierende Zubereitungen (z. B. Erythromycin-Cremes), Gele mit Verdickungsmitteln, die Konservierungsstoffe binden, sowie Emulsionssysteme, bei denen sich lipophile Konservierungsmittel stark aus der Wasserphase heraus in die Lipidphase oder in emulgatorhaltige Mischphasen hinein verteilen. Bei den meisten Cremegrundlagen des Arzneibuches liegen Paraffine als Lipidkomponente und damit für die Wasserphase günstige Verteilungsgleichgewichte vor. Dagegen führen Lipide mit besserem Lösevermögen für den Konservierungsstoff zu niedrigeren Konzentrationen in der Wasserphase. Zum Beispiel lassen sich die Oleyloleat als Lipidphase enthaltenden Lanette-Cremes oder mandelöl- bzw. erdnussölhaltige lipophile Cremes nicht effektiv mit PHB-Estern konservieren.

Bei gezielter Anwendung kommt man mit einer kleinen Auswahl von Konservierungsstoffen und antimikrobiellen Grundlagenbestandteilen aus (Tab. **35**). Herstellungstechnische Vereinfachungen ergeben sich bei den schlecht wasserlöslichen und am häufigsten verwendeten Konservierungsmitteln Sorbinsäure, Benzoesäure, Methyl- und Propyl-4-hydroxybenzoat durch den Einsatz geeigneter Stammlösungen (Konserviertes Wasser NRF) bzw. den Einsatz der zum Teil sehr leicht wasserlöslichen Alkalisalze dieser Verbindungen. Da die mikrobizide Wirksamkeit der Konservierungsstoffe mit der Temperatur zunimmt, sollen konservierte Rezepturen – im Gegensatz zu mikrobiell anfälligen Zubereitungen – aus hygienischen Gründen möglichst nicht im Kühlschrank aufbewahrt werden.

7.7 Konservierungsmittel

Tabelle **34** Wasserhaltige Dermatikarezepturen ohne mikrobielles Risiko

Rezeptur	Grund der antimikrobiellen Wirksamkeit
Ammoniumbituminosulfonat-Zinkoxidschüttelmixtur 2,5 % (NRF 11.2.)	antimikrobielle Wirkung des Arzneistoffes
Aluminiumchlorid-Hexahydrat-Gel 20 % (NRF 11.24.)	stark saurer pH-Wert
Basiscreme DAC und deren Rezepturen, soweit nicht mit Wasser verdünnt wird	antimikrobielle Wirkung des enthaltenen Propylenglycols
harnstoffhaltige Cremes ab etwa 10 % Harnstoff in der Wasserphase	antimikrobielle, wenn auch nur fungistatische Wirkung des Arzneistoffes
Natriumcarbonat-Decahydrat-Ohrentropfen 6 % (NRF 16.1.)	stark basischer pH-Wert
Natriumchlorid-Gel 23 % (Starksolegel)	hohe osmotische Aktivität
Polidocanol-Zinkoxidschüttelmixtur 3/5 oder 10 % (NRF 11.66.)	antimikrobielle Wirkung des Arzneistoffes in Kombination
salicylsäurehaltige Cremes	antimikrobielle Wirkung des Arzneistoffes
Tetracainhydrochlorid-Lösung 0,5 %	antimikrobielle Wirkung des Arzneistoffes
Wasserhaltige hydrophile Salbe mit 10 % Steinkohlenteer-Lösung	antimikrobielle Wirkung des Arzneistoffes
Zinkleim (NRF 11.19.)	zumindest teilweise aufgrund schwach antimikrobieller Wirkung des Zinkoxids

Tabelle **35** Wichtige Konservierungsstoffe und antimikrobielle Grundlagenbestandteile für Dermatikarezepturen

Bestandteil	Besonderheiten und Verwendung	Anwendungskonzentration
Propylenglycol	in jedem Verhältnis mit Wasser mischbare, antimikrobiell wirksame Flüssigkeit; in Lösungen, Hydrogelen, Emulsionen und Cremes; pH-neutral; wirkt für manche Konservierungsmittel synergistisch (günstigeres Verteilungsgleichgewicht durch Verbesserung des Lösevermögens in der Wasserphase); relevant für die antimikrobielle Wirkung ist nicht die auf die Gesamtrezeptur, sondern die auf die Wasserphase bezogene Konzentration; ab 20 % Haut reizend	20 %, bezogen auf die hydrophile „Phase"

Bestandteil	Besonderheiten und Verwendung	Anwendungs- konzentration
Ethanol, Isopropyl- alkohol, Propylal- kohol	in jedem Verhältnis mit Wasser misch- bare, antimikrobiell wirksame Flüssig- keiten; in Lösungen und Hydrogelen	ab 15–20 % (V/V), bezogen auf die hydrophile „Phase"
Benzylalkohol	zu etwa 4 % in Wasser lösliche Flüssig- keit; pH-neutral; oxidiert rasch zum cha- rakteristisch riechenden Benzaldehyd; in Lösungen, Hydrogelen, Emulsionen und Cremes	1–2 %
Phenol	gut wasserlöslicher Feststoff mit Mi- schungslücke im höheren Konzentra- tionsbereich, charakteristischer Geruch, in der dermatologischen Rezeptur prak- tisch nicht mehr verwendet (selten in Injektabilia und Inhalationslösungen), unverträglich mit Macrogolen und nichtionischen Emulgatoren	0,5 %
Chlorobutanol- Hemihydrat	stabil und wirksam nur im stärker sau- ren Milieu, selten in der Rezeptur ver- wendet in Lösungen und Cremes	0,3 %
Triclosan	schlecht wasserlöslicher phenolischer Feststoff, höher konzentriert auch als Antiseptikum verwendet, Wirkungsab- schwächung durch Macrogole und nichtionische Emulgatoren ist wahr- scheinlich	0,3 %
Benzoesäure, Natriumbenzoat	in der Säureform nur unter starkem Er- wärmen in Wasser löslich; wirksam nur unterhalb etwa pH 5; als Salz leicht was- serlöslich, aber pH-Korrektur erforder- lich; mäßig hohe Verteilung in die Lipid- phase bei Emulsionen und Cremes; häufig verwendet in Lösungen, Hydro- gelen, Emulsionen und Cremes	0,15 %
Sorbinsäure, Kaliumsorbat	in der Säureform nur unter starkem Er- wärmen in Wasser löslich; wirksam nur unterhalb etwa pH 5,5; mit abnehmen- dem pH stärker oxidationsempfindlich; als Salz leicht wasserlöslich, aber pH- Korrektur erforderlich; mäßig hohe Ver- teilung in die Lipidphase bei Emulsionen und Cremes; sehr häufig verwendet in Lösungen, Hydrogelen, Emulsionen und Cremes	0,1 %

Chlorhexidindiacetat, Chlorhexidindigluconat	wasserlöslicher Feststoff, Chlorhexidingluconat als 20%ige (m/V) wässrige Lösung; Wirkungsoptimum im neutralen bis schwach basischen Milieu; Stabilitätsoptimum etwa pH 5–6; in Lösungen, Hydrogelen und Cremes wegen ionischer Wechselwirkungen mit zahlreichen Dermatikabestandteilen nur selten verwendet	0,01 %, bezogen auf den wasserfreien Stoff
Methyl-4-hydroxybenzoat, Methyl-4-hydroxybenzoat-Natrium	in der phenolischen Säureform nur unter starkem Erwärmen in Wasser löslich; wirksam im sauren, neutralen und schwach basischen Milieu; hydrolyseempfindlich im basischen und stark sauren Milieu; starke Verteilung in Lipide mit gutem Lösevermögen bei Emulsionen und Cremes; als Salz leicht wasserlöslich (pH 10), aber pH-Korrektur erforderlich; wegen häufiger Verwendung in zum Teil hoher Konzentration in Körperpflegemitteln hohe Allergiequote	0,1 %
Propyl-4-hydroxybenzoat, Propyl-4-hydroxybenzoat-Natrium	in der phenolischen Säureform nur unter starkem Erwärmen in Wasser löslich; wirksam im sauren, neutralen und schwach basischen Milieu; hydrolyseempfindlich im basischen und stark sauren Milieu; sehr starke Verteilung in Lipide mit gutem Lösevermögen bei Emulsionen und Cremes; als Salz leicht wasserlöslich (pH 10), aber pH-Korrektur erforderlich; verwendet in Kombination mit Methyl-4-hydroxybenzoat; wegen häufiger Verwendung in zum Teil hoher Konzentration in Körperpflegemitteln hohe Allergiequote	0,03 %
Polihexanid (Polyhexamethylen-Biguanidhydrochlorid)	als Konservierungsstoff in Lösungen, tensidhaltigen Waschlösungen und Hydrogelen ähnlich hoch konzentriert wie als Arzneistoff; Wirkung im Neutralen stärker als im Sauren, Wirkungsverstärkung durch EDTA; zahlreiche Unverträglichkeiten	0,0002–0,3 %

7.8 Antioxidanzien

Eine verzögernde Wirkung auf die oxidative Zersetzung von Arznei- und Hilfsstoffen haben die echten, reduzierend wirkenden Antioxidanzien, pH-Regulanzien und die als Synergisten der Antioxidanzien bezeichneten Komplexbildner (Tab. **36**).

Antioxidanzien gegen den oxidativen Fettverderb werden nur selten in Apotheken verwendet, sind aber häufig bereits in den im pharmazeutischen Großhandel angebotenen Salbengrundlagen enthalten, z. B. Butylhydroxytoluol (BHT) in Wollwachsprodukten und Schweineschmalz, Tocopherol in Nachtkerzenöl und eine synergistisch wirkende Kombination aus Ascorbylpalmitat, α-Tocopherolalkohol und Citronensäure in Kühlsalbe DAB.

Bei den meisten oxidationsempfindlichen Arzneistoffen, wie einigen Kortikosteroiden und Dithranol, sowie bei dem Konservierungsmittel Sorbinsäure genügt eine pH-Regulation oder der Zusatz von Chelatbildnern, welche die in Spuren enthaltenen prooxidativ wirkenden Schwermetallionen komplexieren. Bei Hydrochinon, das stark gefärbte Oxidationsprodukte bildet, sowie Tretinoin empfiehlt sich der Zusatz echter Antioxidanzien. Butylhydroxytoluol und α-Tocopherolalkohol werden in Vitamin-A-Säure-Zubereitungen des Neuen Rezeptur-Formulariums (NRF) verwendet.

Bei zu hoher Antioxidanzienkonzentration kommen prooxidative Effekte vor, sodass die Eignung experimentell überprüft sein sollte. Bei Butylhydroxytoluol sollte die Konzentration aus toxikologischen Gründen begrenzt bleiben.

Tabelle **36** Antioxidanzien und Synergisten in Dermatika

Substanz	Besonderheiten und Verwendung
Palmitoylascorbinsäure (Ascorbylpalmitat)	sauer reagierendes Antioxidans, 0,05 % für fette Öle, schlecht wasser- und fettlöslich
Butylhydroxytoluol (BHT)	phenolisches Antioxidans, schlecht wasserlöslich; bis zu 0,1 % in alkoholhaltigen oder lipidhaltigen Zubereitungen, z. B. zur Stabilisierung des Gelbildners Hydroxypropylcellulose in alkoholischen Erythromycingelen sowie von Tretinoin, Wollwachsalkoholen und Schweineschmalz
α-Tocopherol	als Antioxidans wirksam nur in der alkoholischen Form, nicht als Ester (z. B. α-Tocopherolacetat); sehr schlecht wasserlöslich, bis zu 0,5 % in Salben
Ascorbinsäure	als Säuerungsmittel und wasserlösliches Antioxidans, z. B. 0,5 % zur Stabilisierung von Hydrochinon, Tetracyclin oder Dithranol in Cremes

Citronensäure bzw. Natriumcitrat	als pH-Regulans und synergistisch antioxidativ wirkend, z. B. 0,1 % zur Stabilisierung von Sorbinsäure (Kaliumsorbat) in wasserhaltigen Systemen
Natriumedetat	als Säuerungsmittel und synergistisch antioxidativ wirkend, z. B. bis 0,1% zur Stabilisierung von Kortikosteroiden, Polyacrylsäure und Sorbinsäure in wasserhaltigen Systemen
Salicylsäure	als Säuerungsmittel und synergistisch antioxidativ wirkend, z. B. 0,5 % zur Stabilisierung von Dithranol in Salben und Pasten

7.9 Wechselwirkungen und Unverträglichkeiten

Beim Einarbeiten von Wirkstoffen, Fertigarzneimitteln und sonstigen Bestandteilen in Dermatikagrundlagen können überraschend Probleme durch Inkompatibilitäten auftreten. Manifeste Unverträglichkeitsreaktionen sind sofort erkennbar, etwa das Brechen von Emulsionssystemen. Larvierte Inkompatibilitäten werden dagegen nicht sofort erkannt und gefährden den Therapieerfolg oder die Unbedenklichkeit der Zubereitung, zum Beispiel den antimikrobiellen Schutz bei einer mit Sorbinsäure konservierten Creme, wenn basisch reagierendes Erythromycin eingearbeitet wird.

Den unerwünschten Effekten liegen prinzipiell die gleichen Wechselwirkungen zugrunde wie den galenischen Formulierungsmaßnahmen, beispielsweise Salzbildung, Fällung, Lösung, Komplexierung und Solubilisation. Ob eine Reaktion eintritt und als Unverträglichkeit zu beurteilen ist, hängt manchmal entscheidend von den Konzentrationsverhältnissen ab, sodass in der freien Rezeptur Vorhersagen schwierig sind.

7.9.1 Physikalisch-chemische Unverträglichkeiten

Ein häufiges Problem ist die *mangelnde Löslichkeit* eines Arzneistoffes in der Dermatikagrundlage. Dies gilt besonders für Flüssigkeiten, wie die hydrophilen Stoffe Dexpanthenol, Polidocanol oder Steinkohlenteerlösung, die sich nicht ohne weiteres homogen in lipophile Salben einarbeiten lassen bzw. sich nach kurzer Zeit wieder abscheiden. Die Immobilisation von Steinkohlenteerlösung in Vaselin ist in höherer Konzentration (etwa bei NRF-Vorschrift 11.87.) dadurch zu erreichen, dass zunächst ein Carbomer in 1%iger Konzentration fein in dem Vaselin dispergiert wird. Feste Arzneistoffe lassen sich dagegen meist problemlos in halbfesten Zubereitungen dispergieren, soweit sie ausreichend fein gepulvert vorliegen und sich nur geringfügig in der Grundlage lösen.

Aus solchen Suspensionssalben kann aber der Wirkstoff zu unerwünscht großen Teilchen *aus-* bzw. *umkristallisieren,* wenn durch Temperaturschwankungen oder ungeeignete Herstellungstechnik eine vorübergehende Übersättigung oder auch nur erhöhte Lösung eintritt, wie es etwa für Metronidazol bekannt ist. Umgekehrt sind Auskristallisationen aus Lösungen, zum Beispiel bei zu kalt gelagerten Salicylsäure-Ölen oder Minoxidil- und Miconazolnitrat-Lösung störend, weil der Wirkstoff bei Raumtemperatur nicht ohne weiteres wieder in Lösung geht.

Unkontrollierte *Fällungen* bei Verdünnung schlecht wasserlöslicher Arzneistoffe aus alkoholischer Lösung, etwa bei Methoxsalen, Kortikosteroiden, Sexualhormonen oder Tretinoin, sind physikalische Unverträglichkeiten. Millimetergroße Kristallbüschel können in kurzer Zeit bei der Einarbeitung von mikrofein gepulvertem Prednisolon in wasserhaltige Grundlagen wachsen; es handelt sich um eine schwerer als der Arzneistoff in Wasser lösliche Hydratform.

7.9.2 Wechselwirkung über Wasserstoffbrücken

Störende Wasserstoffbrücken-Bindungen bilden sich zwischen bestimmten Molekülstrukturen aus, etwa zwischen dem phenolischen Arzneistoff Tannin einerseits, und Macrogolen bzw. Emulgatoren mit Macrogolstruktur oder bestimmten nichtionischen Verdickungsmitteln, wie Hydroxyethylcellulose, andererseits. Die Emulgatorteilstruktur bzw. der Celluloseether wird aufgrund der Bindung dehydratisiert, und es kommt zur Inaktivierung des Arzneistoffes sowie zur Störung der Emulsions- bzw. Gelstruktur. Keineswegs sind alle phenolischen Arzneistoffe in Cremes mit nichtionischen Emulgatoren oder nichtionischen Celluloseether-Gelen unverträglich. Bei Verwendung anionischer Cremegrundlagen (z. B. Wasserhaltiger hydrophiler Salbe DAB) oder anionischer Hydrogele (z. B. Carmellose-Natrium-Gel) treten diese Wechselwirkungen jedoch nicht auf.

7.9.3 Ionische Wechselwirkung

Die Bildung schwer löslicher Salze aus meist kationischen Arzneistoffen und anionischen Hilfsstoffen ist dann besonders augenfällig, wenn die Strukturbildner von Emulsionen oder Hydrogelen betroffen sind und sich die Systeme verflüssigen oder inhomogen werden. Beispielhaft ist die Reaktion der anionischen Emulgatoren Natriumcetylstearylsulfat, Natriumlaurylsulfat oder

Trometamolstearat mit kationischen Arzneistoffen, wie etwa Gentamicinsulfat, Ethacridinlactat, Magnesiumchlorid, Diltiazemhydrochlorid oder Chlorhexidingluconat. Gleiches gilt für die anionischen Gelbildner wie Carmellose-Natrium und Carbomere.

Polyacrylatgele sind darüber hinaus nur in einem begrenzten pH-Bereich stabil und verflüssigen sich bei höheren Elektrolytkonzentrationen. Solche Hydrogele sowie mit Carbomer in der Konsistenz stabilisierte Emulsionssysteme (z. B. Asche-Basiscreme) reagieren deshalb empfindlich auf stark basische (Erythromycin), stark saure (Milchsäure) Arzneistoffe oder allgemein auf höhere Konzentrationen salzartiger Arzneistoffe (Lidocainhydrochlorid) oder Konservierungsmittel (Sorbinsäure bzw. Kaliumsorbat).

7.9.4 Grenzflächeneffekte

Grenzflächeneffekte bzw. schlechte Benetzung führen bei gepulverten, in der Dermatikagrundlage schlecht löslichen Arzneistoffen bisweilen zu Verklumpungen beim Einarbeiten in die betreffende Grundlage bzw. nach dem bestmöglichen Verteilen. Solche Unverträglichkeiten lassen sich in der freien Rezeptur schlecht vorhersehen.

Auch die Grenzflächenaktivität mancher Arzneistoffe kann Emulsionssysteme stören, etwa bei der Einarbeitung von anionischem Ammoniumbituminosulfonat, nichtionischem Polidocanol 600 oder kationischem Diphenhydraminhydrochlorid in Emulsionen vom Typ W/O, beispielsweise in Wasserhaltige Wollwachsalkoholsalbe. In diesen Fällen muss der Wasseranteil deutlich reduziert werden, um einen Wasseraustritt zu verhindern, oder die Emulsion muss durch Zusatz eines potenten flüssigen oder halbfesten W/O-Emulgators nachträglich stabilisiert werden (z. B. Wollwachs oder Sorbitanoleat). Polidocanol 600 kann durch Mischmizellbildung auch hydrophile Emulsionssysteme stören.

Nicht zuletzt müssen die Typen zweier zu mischender Salbengrundlagen zueinander passen, insbesondere, was die Wassermischbarkeit und den Emulsionstyp betrifft. Bei Mischung einer hydrophilen und einer lipophilen Creme kommt es in der Regel zur Phasentrennung, oder es entstehen (weniger stabile) hydrophile Emulsionssysteme.

7.9.5 Beeinflussung der Wirkung

Eine Wirkungsbeeinflussung von Arzneistoffen durch die *Dermatikagrundlage* ist meist ohnehin vorhanden, weshalb mit Recht unterschiedliche Konzentrationsempfehlungen für unterschiedliche Vehikel angegeben werden, etwa für Dithranol in Vaselin niedrigere als in Macrogol-Grundlage. Zinkoxid beeinträchtigt die Wirkung mancher Externa, und bestimmte Dermatikabestandteile können die Wirkung durch Veränderung der Penetrationsgeschwindigkeit erhöhen. Hierzu gehören Wasser, Alkohole, Propylenglycol sowie manche Lipide und Tenside. Man kann nicht ohne weiteres vorhersagen, ob es günstiger ist, wenn sich der Arzneistoff in der Zubereitung löst oder suspendiert vorliegt. Auch die makroskopisch feststellbare Beschaffenheit und Konsistenz eines Externums lassen keine Rückschlüsse darauf zu, wie gut es den Arzneistoff zur Wirkung bringt. Priorität bei der Auswahl einer geeigneten Dermatikagrundlage sollten deshalb in der Rezeptur die Erfordernisse der Lokalisation, ein dem Hautzustand angemessener Grundlagentyp sowie das Vermeiden vorhersehbarer Unverträglichkeiten haben.

Bei sauren und basischen Wirkstoffen kann die Wirkung vom *pH-Wert der Grundlage* abhängen. Dies gilt nicht nur für saure bzw. kationische Konservierungsmittel, sondern auch für Arzneistoffe. So ist der Peelingeffekt bei Milchsäure-Lösungen nach Teilneutralisation im schwach sauren Milieu sehr viel schwächer als im stärker sauren Milieu, und kationische Lokalanästhetika (z. B. Lidocain) oder Antibiotika (z. B. Gentamicin) wirken bei Salzbildung im Sauren weniger stark.

8 Haltbarkeit von Dermatikarezepturen

Eine ausführliche Darstellung der Haltbarkeitssystematik bei der Arzneimittelherstellung in der Apotheke wird in der NRF-Loseblattsammlung gegeben. Insbesondere sind dort zu allen NRF-Vorschriften Aufbrauchsfristen als Rezeptur und Laufzeiten für die defekturmäßige Herstellung festgelegt.

8.1 Haltbarkeit von Grundstoffen

Ausgangsstoffe für die Arzneimittelherstellung müssen die erforderliche – in der Regel die im Arzneibuch geforderte – Qualität haben. Der Apotheker hat diese nachzuweisen und die Ausgangsstoffe so zu lagern, dass sie möglichst nicht nachteilig beeinflusst werden. Die meisten Grundstoffe sind unverarbeitet sehr gut haltbar, Ausnahmen mit nur sehr begrenzter Stabilität sind Nystatin (Aktivitätsverlust), Benzylalkohol (Oxidation), Fette und fette Öle (Oxidation, Ranzigwerden). Die Apotheke legt für jeden Grundstoff eine Weiterverarbeitungsfrist (Weiterverarbeitungsdatum) fest, innerhalb derer die Qualität aller Voraussicht nach gewährleistet ist. Da die Spezifikationen bei chemischen Ausgangsstoffen sehr streng sind, können die vor diesem Termin daraus hergestellten Arzneimittel unter Umständen auch nach diesem „Verfallsdatum" des Grundstoffes noch haltbar sein und angewendet werden (Abb. 7). Um den Rezepturbetrieb zu vereinfachen, hat die Apotheke häufig Halbfertigprodukte (Grundlagen sowie Stammzubereitungen mit Konservierungsmitteln oder Arzneistoffen) vorrätig. Diese sind im Prinzip ebenfalls Ausgangsstoffe.

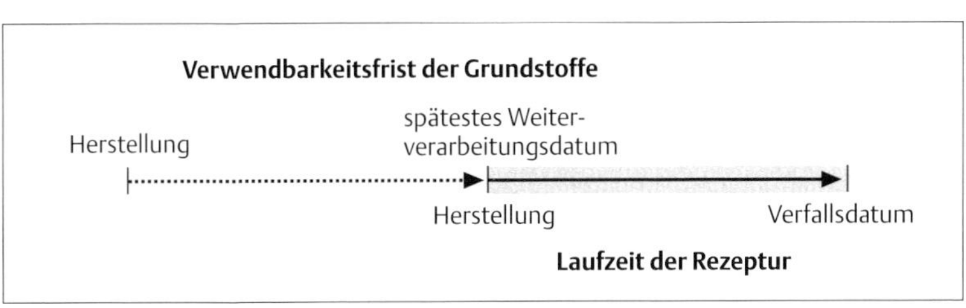

Abb. 7 Haltbarkeit von Arzneimittel-Ausgangsstoffen.

Das Weiterverarbeitungsdatum eines Ausgangsstoffes sagt etwas darüber aus, wie lange er als Grundstoff verwendet werden kann, aber nichts darüber, wie lange eine daraus hergestellte Arzneimittelzubereitung haltbar ist.

8.2 Laufzeit von Fertigarzneimitteln

Die Haltbarkeit von Arzneimittelzubereitungen ist meist schlechter als diejenige der Ausgangsstoffe. Dies liegt unter anderem an der leichteren Zerzetzbarkeit gelöster Arzneistoffe im Vergleich zu deren fester Form, an den Wechselwirkungen der Bestandteile untereinander und mit der Verpackung sowie an Hygieneproblemen (Tab. **37**).

Tabelle **37** Instabilitäten bei Arzneimitteln

Ursache des Qualitätsmangels	Beispiele
Arzneistoffgehalt unter 90 % vom Soll	Isomerisierung von Betamethasonvalerat, Aktivitätsverlust von Erythromycin, Oxidation von Dithranol
Aufkonzentrierung des Arzneistoffes	Verdunstung von Wasser oder Alkohol aus Kunststoffgefäßen
Entstehung toxischer oder allergener Zersetzungsprodukte	4-Chloranilin aus Chlorhexidin, Fettranz
physikalische Veränderungen	Kristallwachstum bei Metronidazol- oder Salicylsäure-Cremes
physikalisch-chemische Veränderungen	pH-Anstieg in Harnstoff-Cremes, Verfärbung von Hydrochinon-Rezpturen
mikrobielle Instabilitäten	unzureichende Konservierung, Inaktivierung des Konservierungsmittels
packmittelbedingte Qualitätsminderung	Braunsteinbildung bei Kaliumpermanganat-Lösung in Kunststoff-Flaschen, Entweichen von Iod aus Kunststoff-Flaschen, mangelhafter Lichtschutz bei Tretinoin-Lösungen

Verfallsdatum. Bei Anfertigung von Arzneimittelzubereitungen auf Vorrat (Fertigarzneimittel) ist deshalb ein Verfallsdatum festzusetzen, unabhängig davon, ob in einem pharmazeutischen Industriebetrieb oder in der Apotheke als Defektur hergestellt. Die Zeitspanne zwischen Herstellungs- und Verfallsdatum wird als Haltbarkeitsfrist oder als Laufzeit des Arzneimittels bezeichnet (Abb. **8**). Sie gilt für das nicht angebrochene Produkt unter den vorschriftsmäßigen Lagerungsbedingungen und wird dem Patienten durch Hinweis auf das Verfallsdatum vermittelt („verwendbar bis ...").

8.2 Laufzeit von Fertigarzneimitteln

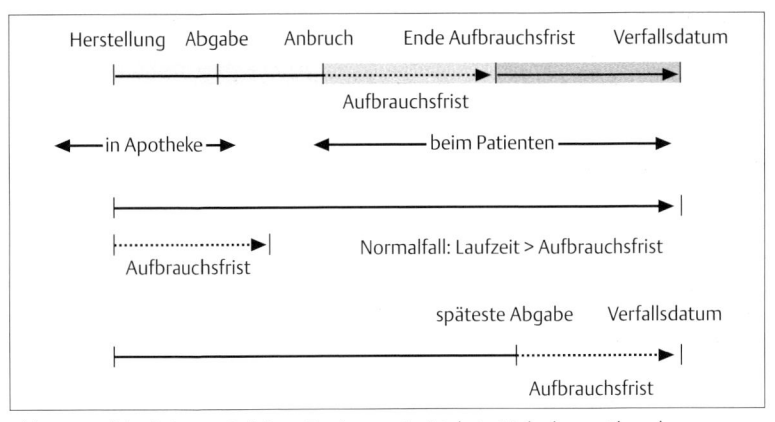

Abb. **8** Haltbarkeit von Defektur-Fertigarzneimitteln in Mehrdosen-Abpackung.

Ausreichende Stabilität ist Voraussetzung, um ein Arzneimittel auch defekturmäßig herstellen zu können. Mikrobiell anfällige oder chemisch instabile Zubereitungen können deshalb nur rezepturmäßig angefertigt werden. Angaben über die Stabilität der NRF-Vorschriften sind im Neuen Rezeptur-Formularium tabelliert, sie können orientierend zur Haltbarkeitsbeurteilung freier Rezepturen herangezogen werden. Manche Verpackungen, etwa Kruken aus Kunststoff, eignen sich nur sehr bedingt für die Herstellung auf Vorrat.

Aufbrauchsfrist. Wird das Arzneimittel an den Patienten abgegeben und angebrochen, sind die Aufbewahrungsbedingungen weniger streng kontrolliert, und das Arzneimittel ist durch die geöffnete Packung sowie Kontaminationen bei der Entnahme schneller in der Qualität gemindert. Deshalb kann es meist nicht mehr bis zu seinem Verfallsdatum verwendet werden, sondern ist bereits eher zu verwerfen. Dies ist bei Einzeldosis-Abpackungen (Sterilprodukten) offensichtlich, trifft aber auch auf Mehrdosen-Abpackungen zu. Die Zeit nach dem Anbruch heißt Aufbrauchsfrist und sollte in Form ihres Enddatums gekennzeichnet werden („aufzubrauchen bis …"). Aus praktin Gründen wird hierbei die Abgabe an den Patienten mit dem Anbruch gleichgesetzt (Abb. **8**).

Bei Fertigarzneimitteln, sowohl aus industrieller Produktion als auch aus Herstellung in der Apotheke (Defekturarzneimitteln), verlangt das Arzneimittelgesetz nur ausnahmsweise die Kennzeichnung der Aufbrauchsfrist, oft ist sie aber in der Fachinformation angegeben. Gesetzgeber und Zulassungsbehörde gehen davon aus, den beteiligten Verkehrskreisen sei grundsätzlich bekannt, dass angebrochene Arzneimittel unabhängig von ihrem Verfallsdatum nur noch begrenzte Zeit angewendet werden sollen. Da hierüber Unsicherheiten bestehen, empfiehlt es sich für die Apotheke, die dort hergestellten Arzneimittel grundsätzlich bei der Abgabe mit dem Enddatum der Aufbrauchsfrist zu kennzeichnen. Der Patient erhält dann diese für ihn im Vergleich zum Verfallsdatum wichtigere Information ebenso wie bei den frisch hergestellten Rezepturen. Insofern ist es im Hinblick auf Qualität, Preis oder Angabe der Haltbarkeit ohne Belang, ob der Apotheker eine Verschreibung rezepturmäßig oder bei entsprechend häufiger Verordnung in begrenztem Umfange als Fertigarzneimittel auf Vorrat herstellt.

Herstellungsdatum und Verfallsdatum begrenzen die Laufzeit eines Fertigarzneimittels; die wichtigere Information für den Patienten ist aber, wie lange er es nach Anbruch anwenden kann (Aufbrauchsfrist). Hieraus lässt sich ableiten, wann die Apotheke ein auf Vorrat hergestelltes Arzneimittel spätestens abgeben sollte, damit es noch bestimmungsgemäß angewendet werden kann (Abb. **8**).

8.3 Aufbrauchsfrist von Rezepturen

Rezepturen werden bei Bedarf frisch sowie zum baldigen Gebrauch und Verbrauch hergestellt. Deshalb ist in der Praxis bei Mehrdosen-Abpackungen die Aufbrauchsfrist des Rezepturarzneimittels die einzige für verschreibenden Arzt, Apotheke und Patienten wichtige Information zur Haltbarkeit. Hierbei trägt der in der Apothekenbetriebsordnung für Rezepturarzneimittel geforderte Hinweis auf die beschränkte Haltbarkeit in seiner Unbestimmtheit nur wenig zur Arzneimittelsicherheit bei. Vielmehr soll jeweils möglichst konkret das Ende der Aufbrauchsfrist gekennzeichnet werden („aufzubrauchen bis: ..."). Die Aufbrauchsfrist ist im Einzelfall zu differenzieren entsprechend
- dem Risiko für Qualitätsbeeinträchtigung,
- dem Anwendungsrisiko für den Patienten,
- der mikrobiellen Stabilität (Konservierung),
- der Art der Verpackung (Abb. **9**).

Für die Verpackung halbfester Dermatika gilt: Standardverpackung für Verordnungen bis zu 100 g sind innenlackierte Tuben aus Aluminium (erhältlich bis 120 ml Fassungsvermögen). Für größere Ansätze und als Alternative bei maschineller Einzelherstellung werden opak gefärbte Spenderdosen (Dosierkruken) aus Polypropylen mit kleiner Entnahmeöffnung verwendet. Die Rezeptur kann in diesen Gefäßen hergestellt und abgegeben werden (links: zwei unterschiedliche Modelle in mehreren Größen). Einfache Schraub-

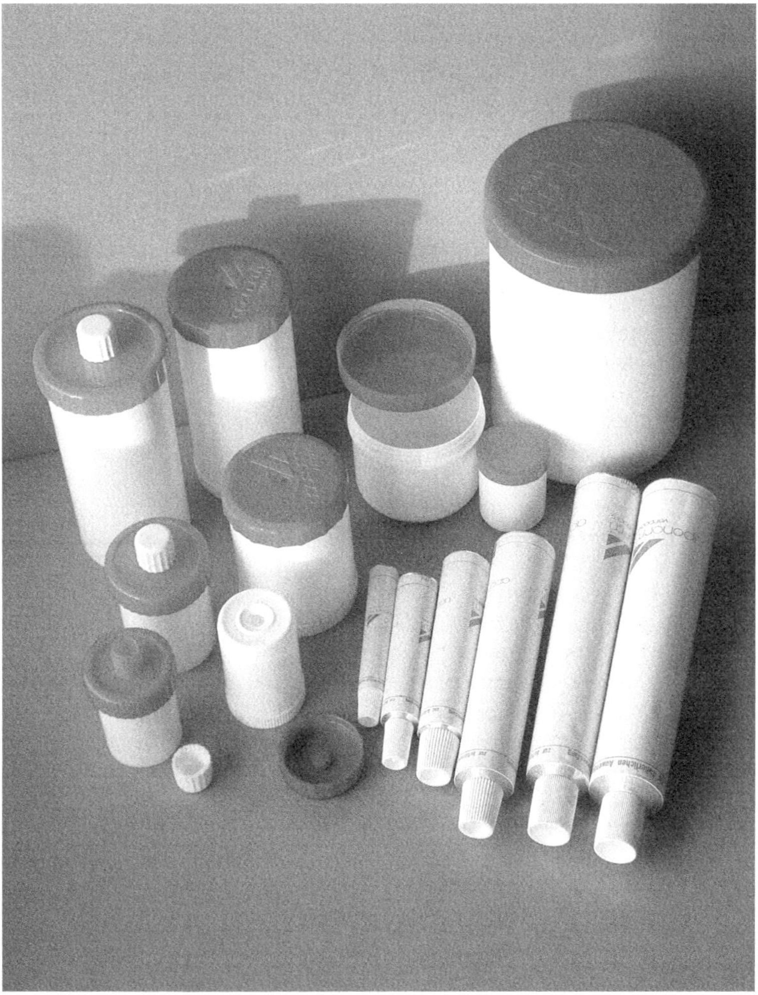

Abb. **9** Packmittel für halbfeste Rezepturen.

deckeldosen (rechts hinten: Schraubdeckelkruken) schließen nicht dicht, gelten als Hygienerisiko und kommen nur noch bei wasserfreien Rezepturen in Sonderfällen (harte Pasten) infrage.

Die Aufbrauchsfrist lässt sich experimentell nur schlecht am Modell prüfen. Unter der Voraussetzung guter chemisch-physikalischer Stabilität einer Rezeptur haben sich aber die im NRF angegebenen und allgemein anerkannten arzneiformspezifischen Richtwerte bewährt (Tab. **38**). Für die Verordnung von Rezepturen ergibt sich hieraus unter anderem, dass es unwirtschaftlich wäre, ein unkonserviertes, mikrobiell anfälliges Arzneimittel ohne Not oder in einer zu großen Menge zu verschreiben. Beispielsweise könnten 200 g einer unkonservierten hydrophilen Creme kaum innerhalb der einwöchigen Frist aufgebraucht werden und dann Nachverordnungen notwendig sein.

Instabilitäten, die nicht mit dem Anbruch bzw. nicht mit der bestimmungsgemäßen Anwendung zusammenhängen, können die Haltbarkeit des Arzneimittels so beschränken, dass der allgemeine Richtwert der Aufbrauchsfrist nicht in Anspruch genommen werden darf. Dies gilt etwa für Erythromycin-Cremes, suspensoide Metronidazol-Cremes sowie nichtstabilisierte Zubereitungen mit Harnstoff, Dithranol oder Tretinoin. Hier sind vor allem Befunde aus konkreten Haltbarkeitsprüfungen wichtig, wie sie im Zusammenhang mit den standardisierten Rezepturen des NRF ausgeführt werden. Trotz mancher Unsicherheiten bei der Festlegung von Haltbarkeitsfristen und Aufbrauchsfristen stehen heute mit den Empfehlungen des NRF ein schlüssiges Konzept zur Haltbarkeitsbeurteilung und ausreichend Informationsmaterial zur Verfügung. Dieses Konzept nennt dem Anwender konkrete Verfallsdaten bzw. Enddaten der Aufbrauchsfrist, die dessen eigener laienhafter Einschätzung gegenüber deutlich sicherer sind.

Hieraus, aus den Materialien der Hersteller über Rezepturzusätze zu Grundlagen industrieller Produktion und aus der sonstigen Literatur sind zumindest so viele Informationen verfügbar, dass die Apotheke auch bei nichtgeprüften Individualrezepturen entscheiden kann, ob der jeweilige Richtwert für analoge standardisierte Rezepturen zum Tragen kommt oder ob und in welcher Größenordnung das Enddatum für den Aufbrauch zurückgenommen werden muss. In Zweifelsfällen wird bei mikrobiell stabilen Rezepturen oft ein 4-Wochen-Wert als Aufbrauchsfrist festgelegt.

Tabelle **38** Richtwerte für Aufbrauchsfristen bei unsterilen Dermatika. Auswahl aus den im Neuen Rezeptur-Formularium tabellierten Richtwerten für stabile standardisierte Rezepturen. Die Angabe „unkonserviert" setzt mikrobielle Anfälligkeit voraus. Bei chemisch oder physikalisch-chemisch instabilen Rezepturen sind die Richtwerte nur bedingt und bei frei komponierten Individualrezepturen nur in Ausnahmefällen anwendbar.

Arzneiform	Konservierung und Verpackung	Aufbrauchsfrist
Emulsionen, Suspensionen und Lösungen	unkonserviert, in Flaschen	1 Woche
	konserviert, in Flaschen	6 Monate
	wasserfrei	6 Monate

Hydrogele und hydrophile Cremes	unkonserviert, in Tuben oder Spenderdosen	1 Woche
	konserviert, in Kruken (Ausnahmefall, vorzugsweise in Tuben verpacken)	1 Monat
	konserviert, in Spenderdosen	6 Monate
	konserviert, in Tuben	1 Jahr
hydrophobe (lipophile) Cremes	unkonserviert, in Tuben oder Spenderdosen	1 Monat
	konserviert, in Kruken (Ausnahmefall, vorzugsweise in Tuben verpacken)	1 Monat
	konserviert, in Spenderdosen	6 Monate
	konserviert, in Tuben	1 Jahr
wasserfreie Salben	in Kruken (Ausnahmefall, vorzugsweise in Tuben verpacken)	6 Monate
	in Tuben	3 Jahre
Puder	in geeigneter Verpackung	3 Jahre

9 Obsolete, bedenkliche und problematische Stoffe

In den vergangenen 10 Jahren sind erheblich mehr Transparenz und Sicherheit in den Umgang mit umstrittenen Rezepturbestandteilen gekommen. Beigetragen haben hierzu:
- Untersuchungen über Art und Umfang tatsächlich noch rezeptierter Problemstoffe (z. B. Altmeyer 1997),
- Rezepturresolution der Deutschen Dermatologischen Gesellschaft und Leitlinie „Dermatologische Rezepturen" der interdisziplinären Gesellschaft für Dermopharmazie,
- Identifizierung von Stoffen und Rezepturen, deren Abgabe verboten ist, durch die Arzneimittelkommission der Deutschen Apotheker,
- Klarstellung und Akzeptanz, dass die dermatologische Anwendung nicht infrage kommt, wenn der Apotheker die erforderliche Qualität nach Arzneimittelgesetz (AMG) und Apothekenbetriebsordnung nicht sichern kann,
- in den Apotheken konsequent beachteter Vorrang für den gesetzlichen Anspruch auf pharmazeutische Qualität und Unbedenklichkeit vor therapeutischen Erwägungen im Zusammenhang mit den QMS-Leitlinien der Bundesapothekerkammer,
- fehlende Erstattungspflicht negativ beurteilter Stoffe durch die gesetzliche Krankenversicherung.

Trotz dieser großen Fortschritte gegenüber der Situation gegen Ende des letzten Jahrhunderts verdient der Umgang mit Problemstoffen weiterhin Beachtung.

9.1 Externa

Der in der älteren Literatur dokumentierte Arzneischatz des Dermatologen umfasst eine Reihe von Stoffen, die zum Teil nur noch medizinhistorische Bedeutung beanspruchen können. Diese dürfen zum Teil gar nicht mehr verordnet werden, andere dürfen nicht unkritisch verordnet werden und sollen auch nicht ohne ärztliche Aufsicht, quasi „in Selbstmedikation" rezepturmäßig verarbeitet und angewendet werden. Bei dem hohen Stellenwert der Rezeptur in der dermatologischen Behandlung fand früher eine „Marktbereinigung" nicht in dem Maße statt wie aufgrund der arzneimittelrechtlichen Zulassungsbestimmungen bei anderen, von Fertigarzneimitteln dominierten Therapierichtungen.

Außerdem sind die Schwierigkeiten bei Prüfung der Wirkung und der Pharmakokinetik meist größer als bei systemisch angewendeten Arzneimitteln, sodass bei einigen der unter Praktikern zum Teil als wichtig angesehenen Externawirkstoffen und -rezepturen überraschend wenig wissenschaftlich verwertbares Datenmaterial zur Verfügung steht. In diesem Zusammenhang spielt es eine große Rolle, dass klinische Studien in der Regel unter wirtschaftlichen Interessen von pharmazeutischen Firmen finanziert werden. Für billige Arzneistoffe (z. B. Kaliumpermanganat und viele Antiseptika) oder solche für spezielle Lokalanwendungen (z. B. Tiabendazol, Diltiazemhydrochlorid, Isosorbiddinitrat) kann deshalb kaum mit der entsprechenden Wirksamkeitsdokumentation gerechnet werden. Rezepturarzneimittel werden somit in evidenzbasierten Therapieleitlinien nur in Ausnahmefällen berücksichtigt.

Umgekehrt lässt es sich nicht ausschließen, dass die unzureichende Wirksamkeit eines Stoffes oder einer Rezeptur lange Zeit unerkannt bleibt. Dies ist etwa bei einer Dithranol-Zubereitung mit Zusatz von Steinkohlenteer-Lösung dokumentiert, die in Hautkliniken wegen ihrer guten Verträglichkeit jahrelang besonders geschätzt war. Später zeigte die chemische Analyse eine fast völlige Inaktivierung des Dithranols in der Rezeptur.

9.2 Obsolete Hilfsstoffe

Hilfsstoffe können aus unterschiedlichen Gründen als obsolet gelten (Tab. 39). Meist bereitet es angesichts des großen Angebotes moderner Rezepturstoffe keine Schwierigkeiten, gleich gute oder besser geeignete Ersatzstoffe zu finden. Dies gilt unter anderem auch für spezielle Schleimhauthaftgele und bestimmte, in der Nachwendezeit nicht mehr lieferfähige Bestandteile in Zubereitungen der Standardzulassungen 1990 der DDR.

Einige Hilfsstoffe sind heute von der Verwendung in Rezepturen völlig auszuschließen, nicht zuletzt wegen des den Apotheker betreffenden Verbots zur Herstellung pharmazeutisch mangelhafter oder bedenklicher Arzneimittel. So sind sekundäre Amine oder mit diesen verunreinigte Grundstoffe (bestimmte Tenside und Aminbasen) wegen der Gefahr der Nitrosaminbildung sowie Chlorkohlenwasserstoffe, Benzol in „Sack-Lösung" sowie Borsäure wegen ihrer Toxizität nicht mehr in dermatologischen Rezepturen erlaubt. Zum Teil lassen auch Umweltschutz (Chloraliphaten-Verordnung) und Artenschutz den Einsatz einiger Stoffe nicht mehr zu.

In anderen Fällen verlieren früher verbreitete Hilfsstoffe und Salbengrundlagen an Bedeutung, weil sie durch neuere, weniger allergene, besser standardisierbare, billigere, mikrobiell weniger anfällige oder leichter erhältliche Stoffe ersetzt werden. Talkum, das zu einer guten Hauthaftung von Pudern und Schüttelmixturen (z. B. Lotio alba) führt, wurde in der DDR wegen mikrobiologischer und toxikologischer Risiken bereits vor Jahrzehnten als Dermatikahilfsstoff nicht mehr verwendet.

Tabelle **39** Obsolete, fast obsolete und problematische Dermatikabestandteile (mit * gekennzeichnete Stoffe gelten nach Publikation der AMK als bedenklich und sind praktisch unzulässig)

Bestandteil (Funktion)	Begründung
Aliphatische Amine (u. a. Di- und Triethanolamin)* (Neutralisationsbase für Carbomere und Stearinsäure, pH-Regulans, Tenside)	Nitrosaminbildung
Benzoetinktur (Haftvermittler für Rezepturen, früher mit Anthrarobin oder Podophyllin)	besser standardisierte synthetische Ersatzstoffe verfügbar Allergenität
Benzol* (Lösemittel)	Kanzerogenität, Knochenmarktoxizität
Bleiacetat, Bleipflaster und andere Bleiverbindungen (Adstringens)	Toxizität, Umweltschutz
Borsäure*, Natriumtetraborat = Borax (pH-Regulanzien, schwache Antiseptika)	Toxizität
Brillantgrün (Antimykotikum, Antiseptikum)	Bezugs- bzw. Qualitätssicherungsprobleme
Chloroform*, Tetrachlorkohlenstoff (Lösemittel, Konservierungsmittel)	Kanzerogenität, Umweltschutz
Chrom-(IV-)Verbindungen* (Ätzmittel)	Kanzerogenität
Crotonöl* (Hautreizmittel)	Kokanzerogenität, Toxizität
Diacetylazotoluol* = Pellidol (Wundbehandlungsmittel)	Kanzerogenität, Toxizität
Formaldehyd* über 0,2 % (allenfalls äußerlich zur Warzenbehandlung und in der Zahnheilkunde, als Konservierungsmittel selten)	Allergenität, Toxizität, mangelnde Akzeptanz beim Patienten
Merbromin (Quecksilber-haltiges Antiseptikum)	Qualitätssicherungsprobleme, Umweltschutz, Toxizität
Methylviolett (Antimykotikum, Antiseptikum)	Qualitätssicherungsprobleme; kein Bedarf neben Gentianaviolett
2-Naphthol* (Antiseptikum, Antipruriginosum)	Nephrotoxizität
Ozonide („Wundermittel" im Zusammenhang mit der Ozontherapie)	Qualitätssicherung unmöglich

Phenol* (Antiseptikum, Antipruriginosum)	Nephrotoxizität, ärztlich begründbare Ausnahmen: Phenolkaustik am Nagelfalz, Sklerotherapie bei Hämorrhoiden, Neurolytikum
Polymethacrylat-Natrium = Eudispert hv (Haftvermittler und Gelbildner in Schleimhauthaftgelen)	herstellungsbedingter Restgehalt an Benzol
Stärke, Tragant, Arabisch Gummi (Gelbildner)	besser standardisierte, mikrobiologisch unbedenkliche Ersatzstoffe verfügbar
Talkum (Pigment in Pudern und Schüttelmixturen; bei bestimmungsgemäßer Verwendung unproblematisch)	Granulombildung, Notwendigkeit zur Sterilisation wegen Verkeimung, Verunreinigung mit Asbest kann durch Kontrollen praktisch ausgeschlossen werden
Quecksilber(I-)chlorid* und Quecksilber(II)-oxid*	Toxizität
Walrat (Konsistenzgeber in Salben)	Artenschutz

9.3 Obsolete Wirkstoffe

Ähnlich wie bei den Hilfsstoffen verlieren früher wichtige Arzneistoffe an Bedeutung, wenn besser geeignete oder nebenwirkungsärmere Alternativen zur Verfügung stehen. Stoffe wie Chrysarobin, Calmitol oder Ammoniumsulfobitol (Tumenol) und Anthrarobin (Bestandteile von Arning-Lösung) sind dann nicht mehr in Arzneimittelqualität erhältlich und geraten in Vergessenheit. Ammoniumsulfobitol lässt sich bei Bedarf durch helles (Leukichthol) oder dunkles Ammoniumbituminosulfonat (Ichthyol) ersetzen. Nicht nur toxikologische Bedenken, sondern auch Umweltbewusstsein und fehlende pharmazeutische Qualitätssicherung brachten in den letzten Jahrzehnten Rezepturen mit Quecksilber, Blei und Wismut fast zum Verschwinden. Inwieweit sich Indikationen für quecksilber- oder bleihaltige Salben rechtfertigen lassen, sei dahingestellt; bei salicylsäurehaltiger Bleipflastersalbe dürften wegen der unwahrscheinlichen Resorption nach Anwendung an stärker verhornter Haut kaum medizinische Bedenken bestehen.

Manche Substanzen wurden wegen ihres Allergierisikos für die externe Anwendung bedeutungslos, wie Formaldehyd, Perubalsam, Benzocain, Sulfonamide, Chloramphenicol, Penicilline und bestimmte andere Antibiotika. Aus dem gleichen Grund sowie wegen ihrer Toxizität können auch viele früher wegen ihrer lokalanästhetischen, antiseptischen oder schälenden Wirkung angewendete phenolische Verbindungen heute als obsolet gelten, z. B. 2-Naphthol, Phenol, Resorcin, Chlorocresol, 4-Chlorphenol, Chlorthymol und die verschiedenen Holzteere. Problematisch sind Arzneistoffe dann, wenn sie in der wissenschaftlichen Literatur zwar als obsolet gelten, jedoch noch zu beziehen sind, aber ein erhebliches Gesundheitsrisiko darstellen, und die pharmazeutische Qualitätssicherung möglich ist. Die Verordnung arsenhaltiger Arzneimittel, wie sie früher bei der Psoriasis angewendet wurden, ist heute ein Kunstfehler, ganz davon abgesehen, dass die Apotheke die Bedenklichkeit erkennen muss und die Rezeptur nicht anfertigen darf.

9.4 Aufbereitungsmonographien für die Nachzulassung

Für zahlreiche dermatologische Wirkstoffe wurden von Amts wegen Aufbereitungsmonographien erarbeitet und im Bundesanzeiger bekannt gemacht (Tab. **40**). Anlass hierfür war das Arzneimittelgesetz 1976, das die Zulassungspflicht mit dem Nachweis von Qualität, Wirksamkeit und Unbedenklichkeit für Fertigarzneimittel festschrieb. Den vor dem 1. Januar 1978 am Markt befindlichen Altarzneimitteln wurden auf Antrag befristet so genannte fiktive Zulassungen ohne echtes Durchlaufen eines Zulassungsverfahrens zugestanden. Für diese Präparate war eine Nachzulassung vorgesehen, mit der Anfang 1990 begonnen wurde und die inzwischen weitgehend abgeschlossen ist, soweit nicht auf die Zulassung verzichtet wurde.

Während der jeweilige Hersteller die pharmazeutische Qualität dokumentieren musste, ließ das für die Nachzulassung zuständige Bundesgesundheitsamt bzw. Bundesinstitut für Arzneimittel das wissenschaftliche Erkenntnismaterial für die Beurteilung von Wirksamkeit und Unbedenklichkeit der Arzneimittel in Sachverständigenkommissionen aufbereiten. Die Kommission B 7 (Dermatologie, Hämatologie) hat in ihrer Amtszeit von Ende 1985 bis Ende 1994 73 Monographien und 22 Monographieentwürfe erarbeitet, musste aber zahlreiche Dermatikawirkstoffe unbearbeitet lassen. Völlig unbearbeitet blieben unter anderem die externen Hämorrhoidenmittel, weitgehend unbearbeitet die Adstringentia/Antihidrotika, Antimykotika, Desinfizientia/Antiseptika, Hautschutz-/Hautpflegemittel/Lichtschutz-faktoren, Antihistaminika/Antiallergika, Kortikosteroide, Wundbehandlungsmittel und Antiparasitenmittel.

Die primäre Funktion der Aufbereitungsmonographien liegt in der Nachzulassung der Altpräparate. Durch Verzicht auf die Nachzulassung waren bis zur Marktbereinigung im Jahre 2004 zahlreiche Präparate ohne reguläre Zulassung oder Nachzulassung im Verkehr, darunter auch solche mit „negativ" aufbereiteten Stoffen.

Tabelle **40** Aufbereitungsmonographien für die Nachzulassung: negativ beurteilte Dermatikawirkstoffe

veröffentlichte Monographien	vorveröffentlichte Monographien
Butanol	Ammoniumsulfobitol
Cadmiumsulfid	Hexachlorophen
Chlorcarvacrol	Steinkohlenteerdestillat
Chlorquinaldol	
Dichlorophen	
Dimethylphthalat	
Ethylcrotonanilid	
Fumarsäure und Derivate	
Guajazulen	
Phenol	
Resorcin	
Schwefel	
Sulfonamide, topisch	
Triphenylantimon(V-)Sulfid	
Undecylensäure und Derivate	

Die Bedeutung der Aufbereitungsmonographien geht über die Nachzulassung hinaus, da das von Amts wegen durch Sachverständige getroffene Urteil der Kommission zur indikationsbezogenen Nutzen-Risiko-Abschätzung auch bei der rezepturmäßigen Verschreibung von Dermatika nicht unbeachtet bleiben kann. Unmittelbare Auswirkungen auf die Rezeptur hat die Negativaufbereitung eines Wirkstoffes deshalb dadurch, dass er nicht zulasten der gesetzlichen Krankenversicherung verordnet werden darf.

Die Monographien müssen jedoch aus den Umständen ihrer primären Zweckbestimmung heraus verstanden und interpretiert werden. So wäre die unkritische Gleichsetzung von Negativaufbereitung mit „Bedenklichkeit" eines Wirkstoffes unzulässig, da eine wissenschaftlich nicht ausreichend belegte Wirksamkeit auch bei fehlenden oder geringen unerwünschten Wirkungen immer zu einem ablehnenden Votum führen musste („Nullmonographie"). Umgekehrt können bei einem positiven Aufbereitungsergebnis auch erhebliche Risiken bestehen (z. B. Steinkohlenteer) und einzelne oder wesentliche beanspruchte Indikationen abgelehnt worden sein (z. B. Chlorhexidin, Sulfonamide). Bei der Beurteilung des Nutzen-Risiko-Verhältnisses spielte es eine große Rolle, welche therapeutischen Alternativen bestehen. Vor diesem Hintergrund ist die ablehnende Bewertung von Stoffen wie Schwefel zu verstehen, für den viele Praktiker bei kontrollierter

Anwendung in der Rezeptur die Nebenwirkungen für kalkulierbar halten, sodass sie auf die Verordnung bei einer am Einzelfall orientierten individuellen Nutzen-Risiko-Beurteilung nicht verzichten wollen.

Aufbereitungsmonographien für die Nachzulassung haben bei der Rezeptur folgenden Wert sowie Unwert:

- Die Monographien geben den Stand des Wissens über einen Stoff zum Zeitpunkt ihrer Erstellung vor 1994 an. Dieser Stand kann sich seitdem zugunsten eines Stoffes geändert haben (z. B. Fumarsäure und ihre Derivate), wegen neuer Therapiealternativen und Erkenntnisse aber auch zu dessen Ungunsten.
- Die Monographien behandeln nicht alle, sondern selektiv nur die bis Mitte 1978 von den betroffenen Herstellern beanspruchten Indikationen.
- Bei Positivaufbereitung gilt diese nur für die unter Umständen sehr kleinen (z. B. Gentamicin) anerkannten Indikationsgebiete, die Dokumentation abgelehnter Indikationen ist nicht zwangsläufig vollständig.
- Eine Negativmonographie bedeutet nicht automatisch Bedenklichkeit im Sinne § 5 Abs. 2 AMG.
- Negativaufbereitung gilt als Kriterium der Unwirtschaftlichkeit.
- Manche der zur Aufbereitung vorgesehenen wichtigen Externastoffgruppen blieben völlig, die meisten überwiegend, andere teilweise unbearbeitet.
- Die Aufbereitungsergebnisse bei Fertigarzneimitteln wurden zunächst nur in Verantwortung der betroffenen Hersteller umgesetzt. Inzwischen wurden aber die meisten Präparate nachzugelassen oder durch Verzicht vom Markt genommen.
- Positiv- und Negativbeurteilungen gelten nicht pauschal für Stoffe, sondern sind streng indikationsbezogen zu sehen.
- Die Nutzen-Risiko-Beurteilung von Stoffen ist bei Dermatika im Grundsatz umstritten, da eigentlich Rezepturen zu beurteilen sind (z. B. in der Frage der Wirkstoffkonzentration).
- Das Aufbereitungsergebnis kann im Rahmen der freien Rezeptur die am Einzelfall orientierte indikationsbezogene Nutzen-Risiko-Beurteilung des behandelnden Arztes nicht ersetzen.
- Die Verordnung negativ aufbereiteter oder teilweise positiv aufbereiteter Dermatikawirkstoffe bei einer abgelehnten Indikation kann eine besondere Sorgfaltspflicht des Apothekers begründen, um nicht gegen das Verbot der Herstellung bedenklicher Rezepturen zu verstoßen.

9.5 Problematische Wirkstoffe

Die Verordnung mancher Wirkstoffe stellt den Apotheker vor erhebliche Probleme und ist Anlass für lästige Rückfragen und für Auseinander-

9.5 Problematische Wirkstoffe

setzungen zwischen dem Apotheker sowie dem verschreibenden Arzt. So ist es die gesetzliche Pflicht des Apothekers, sämtliche Bedenken und Unklarheiten bei Rezepturen vor deren Anfertigung auszuräumen. Entsprechende Rückfragen betreffen häufig Arzneistoffe,

- die noch nicht lange als Rezeptursubstanzen verwendet werden und deren Konzentration sowie Anwendung deshalb unklar sind (z. B. die Antiseptika Polihexanid und Triclosan; Diltiazem, Isosorbiddinitrat und Glyceroltrinitrat zur Lokalbehandlung von Analleiden; 8-Methoxypsoralen als Lösungskonzentrat für Bäder),
- die nicht entsprechend dem Therapiestandard, sondern im Rahmen der ärztlichen Therapiefreiheit im Einzelfall versuchsweise als Externum (im Sinne eines Compassionate Use) verschrieben werden (z. B. 11α-Hydroxyprogesteron, 17α-Estradiol, Canrenoat bei Hirsutismus, Diphenylcyclopropenon oder Quadratsäure als obligate Kontaktallergene bei bestimmten Alopezieformen, Uridin bei zytostatikainduziertem Hand-Fuß-Syndrom),
- deren bekannte Negativbewertung (z. B. Schwefel, Resorcin) oder ausnahmsweise Spezialanwendung (Phenol, Formaldehyd) eine individuelle Nutzen-Risiko-Beurteilung erfordert,
- deren Bedenklichkeit auch durch eine individuelle Nutzen-Risiko-Beurteilung nicht ausgeräumt wird (z. B. Borsäure, Chromtrioxid),
- deren pharmazeutische Qualität nicht gesichert werden kann (z. B. Merbromin, Methylviolett, Brillantgrün).

Vergleichsweise eindeutig ist die Situation in den beiden letzten Fällen, da sich die Herstellung verbietet und Alternativen gesucht werden müssen. Die *Bedenklichkeit* eines Arzneimittels ist nicht Anlass zu Abwägungen, sondern begründet das gesetzliche Herstellungsverbot und schränkt damit die Therapiefreiheit des Arztes ein. Sie ist nach § 5 Abs. 2 AMG dann gegeben, wenn ein begründeter Verdacht besteht, dass nach dem jeweils aktuellen Stand der wissenschaftlichen Erkenntnisse bei bestimmungsgemäßem Gebrauch schädliche Wirkungen auftreten können, die über ein vertretbares Maß hinausgehen. Betroffene Dermatikabestandteile sind in Tab. **39** gekennzeichnet. Vollständiger ist die mit der Arzneimittelkommission der deutschen Ärzteschaft und der Bundesgesundheitsoberbehörde abgestimmte Liste der Arzneimittelkommission der Deutschen Apotheker.

Dass der Apotheker die für die Arzneimittelherstellung *erforderliche Qualität* nicht sicherstellen kann, wie es Arzneimittelgesetz (AMG) und Apothekenbetriebsordnung (ApBetrO) zwingend vorschreiben, kommt bei einigen für den individuellen Heilversuch vorgesehenen sowie bei schon lange bekannten und früher rezepturmäßig angewendeten Arzneistoffen vor. Hierfür liegen folgende Gründe vor:

- Die angebotenen Grundstoffe haben nicht die ausreichende Qualität.

- Der Lieferant kann die Qualität nicht in der gemäß § 6 Abs. 3 ApBetrO für valide Prüfzertifikate notwendigen Form dokumentieren.
- Dem Apotheker fehlen die Voraussetzungen zur Feststellung von Identität und Qualität.

Bei noch nicht lange oder selten verwendeten Stoffen existiert häufig keine anerkannte Prüfvorschrift aus einem Arzneibuch. Die Weiterentwicklung der Analysenmethoden für toxikologisch bedenkliche Verunreinigungen führt zudem dazu, dass zeitgemäße Qualitätsstandards auch an schon lange in der Dermatologie bekannte Wirkstoffe angelegt werden müssen, etwa zur Begrenzung giftiger Schwermetalle oder aromatischer Amine in Triarylmethanfarbstoffen sowie zum Ausschluss von Dioxinen in Hexachlorophen.

Nach herrschender Meinung ändert sich nichts an diesem Verbot, wenn der verschreibende Arzt unter Berufung auf § 1 Abs. 2 der Berufsordnung für die deutschen Ärzte auf der Verschreibung bestehen sollte. Wie die Erfahrung zeigt, kann sich die Problemlage allerdings durch die Erstellung qualifizierter Prüfvorschriften oder durch Änderungen im Liefersortiment der Grundstoffanbieter kurzfristig ändern, sodass ein gelegentlicher Informationsaustausch zwischen Arzt und Apotheker über die aktuelle Situation ratsam ist.

In den übrigen Fällen müssen die Unklarheiten und Bedenken vor der Herstellung ausgeräumt werden. Gelegentlich konnten anfängliche massive Bedenken, beispielsweise gegen die externe Anwendung von Minoxidil zur Haarwuchsförderung (publizierte Warnung des Bundesgesundheitsamtes im Juli 1986), soweit relativiert werden (Diskussion über Entlassung aus der Verschreibungspflicht), dass kein Anlass mehr für Rückfragen des Apothekers besteht.

9.6 Empfehlungen für den Umgang mit Problemstoffen

Der verantwortungsbewusste Umgang mit den aus unterschiedlichen Gründen problematischen Arzneistoffen verlangt eine differenzierte Betrachtung, für welche die Arzneimittelkommission der Deutschen Apotheker mit der Arzneimittelkommission der deutschen Ärzteschaft und der Bundesgesundheitsoberbehörde Grundsätze abgestimmt hat.

Demzufolge sind die Grenzen der ärztlichen Therapiefreiheit zu beachten und Bedenken gegen bestimmte Wirkstoffe, Hilfsstoffe oder Rezepturen möglichst durch einen umfassenden Informationsaustausch zwischen dem verschreibenden Arzt und dem mit der Herstellung beauftragten Apotheker entweder festzustellen oder aber auszuräumen. Wichtig sind vor allem die in Tab. **39** markierten Dermatikabestandteile, die als bedenklich gelistet sind.

Abgestufte und differenzierte Empfehlungen (Tab. **41**) werden aber auch für solche Stoffe gegeben, die in unterschiedlichem Ausmaß umstritten sind und deren Verordnung entgegen dem allgemein anerkannten Therapiestandard auf ausdrücklichen Wunsch des Arztes, zumindest in bestimmter Konzentration oder bei bestimmten Anwendungsgebieten, möglich ist.

Als Konsequenz dieser Empfehlungen ist etwa für die Verschreibung Castellani-Lösung nach Vorschrift der Deutschen Rezeptformeln (DRF) kein Raum mehr, da sie neben Borsäure mit Phenol, Resorcin und Fuchsin mehrere problematische Bestandteile enthält. Weder die frei von Borsäure hergestellte Variante noch die im Neuen Rezeptur-Formularium vorübergehend reformulierten und später gestrichenen Vorschriften „farblose Castellani-Lösung (NRF 11.9.)" und „Castellani-Lösung (NRF 11.26.)" ändern Wesentliches an der grundsätzlichen Problematik. Beide NRF-Vorschriften enthielten anstelle von Phenol das ebenfalls umstrittene Chlorocresol und wurden 1996 aus der Formelsammlung gestrichen, da eine rationale Nutzen-Risiko-Bewertung für die Anwendung im Einzelfall bei solch einem Kombinationsarzneimittel nicht nachvollziehbar wäre. Als nicht ganz gleichwertiger Ersatz wurde eine ethanolhaltige 0,5%ige Fuchsinlösung monographiert. Im Hinblick auf problematische Bestandteile wie Schwefel, Resorcin, Borsäure und Triarylmethanfarbstoffe in zum Teil hoher Konzentration dürfen auch einige Vorschriften der Standardrezepturen SR 1990 nicht unkritisch rezeptiert werden.

Tabelle **41** Abgestufte Vorgehensweisen bei problematischen Rezepturen (nach AMK)

Situation	Vorgehen
pharmazeutische Qualität kann nicht sichergestellt werden	Herstellung und Abgabe nicht erlaubt
Bedenklichkeit festgestellt durch veröffentlichte Stellungnahme des Bundesinstituts für Arzneimittel und Medizinprodukte bzw. des Paul-Ehrlich-Institutes	Herstellung und Abgabe nicht erlaubt
Zulassung von Fertigarzneimitteln mit bestimmten Stoffen ruht oder wurde widerrufen	Herstellung und Abgabe nicht erlaubt
Nutzen-Risiko-Beurteilung ist gemäß einer vorliegenden Aufbereitungsmonographie für bestimmte Indikationen negativ	Rückfrage durch Apotheke und Information des Arztes (dies dokumentieren), bei individueller Nutzen-Risiko-Abschätzung durch den behandelnden Arzt in Kenntnis der Vorbehalte sind Herstellung und Abgabe im Einzelfalle möglich, Abgabe ohne Verschreibung oder Herstellung auf Vorrat nicht erlaubt
medizinische Anwendung wird gemäß einer vorliegenden Aufbereitungsmonographie aufgrund von Risiken als nicht vertretbar beurteilt	Herstellung und Abgabe nicht erlaubt
bestehende Bedenken aufgrund von Mitteilungen über Risiken in der Literatur	Rückfrage durch Apotheke und Information des Arztes (dies dokumentieren), bei individueller Nutzen-Risiko-Abschätzung durch den behandelnden Arzt in Kenntnis der Risiken sind Herstellung und Abgabe möglich, Abgabe ohne Verschreibung oder Herstellung auf Vorrat sind nicht erlaubt, im Einzelfall können die dokumentierten Risiken aber so schwer wiegen und den Nutzen so deutlich übersteigen, dass Herstellung und Abgabe nicht erlaubt sind
bestehende Vorbehalte aufgrund unzureichender Information der Apotheke über den Wirkstoff, dessen Dosierung, eine Kombination oder die Anwendung bei der vorgesehenen Indikation	Rückfrage der Apotheke zur Klärung der Hintergründe erforderlich, Abgabe ohne Verschreibung oder Herstellung auf Vorrat nicht erlaubt

10 Kommentierte Rezeptursammlung einschließlich NRF-Rezepturen

Die halbfesten und flüssigen Dermatikagrundlagen in den Abschnitten 10.1–10.4 werden von der Apotheke überwiegend vorgefertigt bezogen und nach Hilfstaxe ohne Arbeitspreis als abgepackter „Stoff" berechnet (siehe Kap. 4, S. 17). Wurde die betreffende Grundlage nicht in die Hilfstaxe aufgenommen, wird sie unter Berücksichtigung des Arbeitspreises als Rezeptur taxiert, jedenfalls dann, wenn sie nicht als Bulk erhältlich ist. Manchmal hängen Berechnungsmodus und Preis davon ab, ob und zu welchen Konditionen die Apotheke die Grundlage vorgefertigt bezieht. Bei der Berechnung als Rezeptur sind Kleinansätze etwa 5 € teurer. Auf den Berechnungsmodus wird bei den Preisangaben der Grundlagen hingewiesen. Im Übrigen haben die Preise auch bei den arzneistoffhaltigen Rezepturen trotz centgenauer Angaben eher orientierenden Charakter, da gewisse Abweichungen trotz grundsätzlicher Orientierung an Arzneimittelpreisverordnung und Hilfstaxe für Apotheken vorkommen können.

10.1 Wasserfreie Salbengrundlagen

10.1.1 Weißes Vaselin Ph. Eur. (Vaselinum album)

Standardabgabemenge: 100 g

Zusammensetzung:
Weißes Vaselin ist ein Gemisch gereinigter, gebleichter, vorwiegend gesättigter Kohlenwasserstoffe aus der Erdöldestillation.

Kommentar:
Weiße oder grünlich durchschimmernde, salbenartige, fast geruchlose Masse, die im Tageslicht schwach fluoresziert. Pharmazeutische Wirkstoffe können gut eingearbeitet werden. Die Wirkstoffe liegen meist in Vaselin als suspendierte Feststoffpartikel und nicht in gelöster Form vor und können aus der Grundlage gut in die Haut penetrieren. Diese Eigenschaft wird durch die mazerierende Wirkung des Vaselins auf das Stratum corneum zusätzlich unterstützt. Als Alternative kann Gelbes Vaselin (Vaselinum flavum) verwendet werden, das gelblich aussieht und einen schwachen Geruch nach Mineralöl hat.

Eigenschaften und Indikationen:
- wasserfreie „Fettgrundlage", die nicht mit Wasser mischbar ist
- keratoplastisch
- hyperkeratotische Veränderungen und Ekzeme
- Abweichen und Lösen von Krusten
- chronische Dermatosen
- Pflegebehandlung trockener Lippen
- Grundlage der Wahl bei Patienten mit unklaren Allergien (kaum Sensibilisierungen)

Warnhinweise und Inkompatibilitäten:
- kann Juckreiz fördernd sein
- nicht bei akut entzündlichen Dermatosen anwenden
- Sensibilisierungsgefahr praktisch nicht vorhanden

Anwendungshinweise:
- ein- bis mehrmals täglich dünn auftragen
- zieht nicht in die Haut ein und verbleibt als Fettfilm
- nicht abwaschbar
- sehr gut haltbar
- Aufbrauchsfrist: 3 Jahre

Kosten mit Verpackung und MwSt. (Stand 2005):

m \ Modus	aus Bulk
50 g	1,90 €
100 g	3,04 €
200 g	3,78 €
500 g	9,56 €

10.1.2 Halbfestes Hartfett (Softisan 378)

Standardabgabemenge: 100 g

Zusammensetzung:
Triglycerid einer Mischung gesättigter Kokosölfettsäuren der Kettenlänge C_8–C_{18}.

Kommentar:
Fast weiße, streichbar weiche, fettige paraffinfreie Masse, geruchlos oder von schwachem Geruch. Sie ist trotz der halbfesten Konsistenz zur Arzneibuchmonographie „Hartfett" konform und chemisch den mittelkettigen Triglyce-

riden verwandt, die Bezeichnung als „gemischtkettige Triglyceride" liegt deshalb nahe. Oxidations- und thermostabile Grundlage, auch für innerliche Zwecke geeignet und hitzesterilisierbar. Ersatz für das sehr oxidationsempfindliche Schweineschmalz. Mit Vaselin und flüssigen Paraffinen sowie mit allen fetten Ölen und anderen flüssigen Lipiden mischbar.

Eigenschaften und Indikationen:
- wasserfreie Fettgrundlage, die nicht mit Wasser mischbar ist
- gut hautverträglich
- chronische Dermatosen
- hyperkeratotische Hautveränderungen und Ekzeme
- Abweichen und Lösen von Krusten
- Allergien auf Wollwachsalkohole und/oder Cetylstearylalkohol
- Vaselinüberempfindlichkeit
- Einarbeitung fettlöslicher Arzneistoffe als Lösungssalbe, z. B. Clotrimazol, Ciclosporin, Crotamiton, Campher, Menthol und Steinkohlenteer (zumindest homogen dispergierbar)

Warnhinweise und Inkompatibilitäten:
- nicht bei akut entzündlichen Veränderungen anwenden
- hohes Lösevermögen kann die Penetration enthaltener Arzneistoffe verlangsamen und bei Teillöslichkeit die Umkristalisation beschleunigen (Salicylsäure)

Anwendungshinweise:
- ein- bis mehrmals täglich dünn auftragen
- zieht schwer in die Haut ein und verbleibt als Fettfilm
- nicht abwaschbar
- Aufbrauchsfrist: 3 Jahre

Kosten mit Verpackung und MwSt. (Stand 2005):

m \ Modus	aus Bulk
50 g	3,79 €
100 g	7,19 €
200 g	13,41 €
500 g	31,85 €

10.1.3 Wollwachsalkoholsalbe DAB (Lanae alcoholum unguentum, Eucerinum anhydricum)

Standardabgabemenge: 100 g

Zusammensetzung
(Angaben in g für 100 g):

Substanz	Menge
Cetylstearylalkohol	0,5
Wollwachsalkohole	6,0
Weißes Vaselin	93,5

Kommentar:
Durchscheinende, gelblichweiße bis gelbliche, weiche Salbe von schwachem, charakteristischem Geruch. Die hydrophobe Grundlage ist dem Mediziner besser bekannt unter der Bezeichnung Eucerinum anhydricum. Für die Einarbeitung von Wirkstoffen geeignet (siehe Kap. 5.1.2, S. 29). Früher als diejenige Standard-Salbengrundlage des DAB hervorgehoben, die immer bei fehlender Angabe einer Grundlage und entsprechender Eignung verwendet werden sollte. Heute ist in solchen Fällen individuell eine kompatible und nach Lokalisation und Hauttyp geeignete Grundlage auszuwählen.

Eigenschaften und Indikationen:
- wasserfreie Grundlage mit zum Teil hohem, aber durch die Qualität der Ausgangsstoffe bedingt stark schwankendem und oft schlechtem Absorptionsvermögen für Wasser und geringer Belastbarkeit so hergestellter Cremes
- schonende Fettung trockener Haut, angenehmer als Vaselin
- chronischen Dermatitiden
- atopische Dermatitis
- eventuell auch mit Zusatz von 25 % Wasser (mit Zugabe von 50 % Wasser als „Eucerin cum aqua")

Warnhinweise und Inkompatibilitäten:
- cave: Verwechselung mit Wollwachsalkoholsalbe SR DAC (siehe 10.1.4, S. 123)
- nicht bei akut entzündlichen Veränderungen anwenden
- Verfärbung: Oxytetracyclin, Pyrogallol, Silbernitrat
- Sensibilisierungsgefahr: Wollwachsalkohole, selten auch Cetylstearylalkohol

Anwendungshinweise:
- ein- bis mehrmals täglich dünn auftragen
- schlecht abwaschbar
- hinterlässt Fettglanz auf der Haut (typische Nachtcreme)
- Aufbrauchsfrist: 3 Jahre

Kosten mit Verpackung und MwSt. (Stand 2005):

m \ Modus	aus Bulk
50 g	2,32 €
100 g	3,90 €
200 g	5,48 €
500 g	13,83 €

Für das Markenprodukt Eucerinum anhydricum sind die Preise fast doppelt so hoch (Tab. **42**, S. 282).

10.1.4 Wollwachsalkoholsalbe SR DAC (Unguentum alcoholum lanae)

Standardabgabemenge: 100 g

Zusammensetzung (Angaben in g für 100 g):

Substanz	Menge
Wollwachsalkohole	2,5
Sorbitanmonooleat	2,1
Glycerolmonooleat	0,9
Gelbes Vaselin	94,5

Kommentar:
Durchscheinende, gelbliche, weiche Salbe von schwachem, charakteristischem Geruch. Für die Einarbeitung von Wirkstoffen geeignet und als Absorptionsbase mit besserem Emulgiervermögen als die Wollwachsalkoholsalbe DAB. Offizinelle Salbe des Arzneibuchs und der Standardrezepturen der DDR, vorgesehen für Monographie des DAC. Ergibt bei Verarbeitung mit Wasser zu gleichen Teilen die Wasserhaltige Wollwachsalkoholsalbe SR DAC.

Eigenschaften und Indikationen:
- wasserfreie Grundlage mit hohem Absorptionsvermögen für Wasser
- schonende Fettung trockener Haut, angenehmer als Vaselin
- chronischen Dermatitiden

- atopische Dermatitis
- eventuell auch mit Zusatz von 25 % Wasser

Warnhinweise und Inkompatibilitäten:
- cave: Verwechselung mit Wollwachsalkoholsalbe DAB (siehe 10.1.3, S. 122)
- nicht bei akut entzündlichen Veränderungen anwenden
- Verfärbung: Oxytetracyclinhydrochlorid 3 %, Pyrogallol 2 %, Silbernitrat 1 %
- Sensibilisierungsgefahr: Wollwachsalkohole

Anwendungshinweise:
- ein- bis mehrmals täglich dünn auftragen
- schlecht abwaschbar
- hinterlässt Fettglanz auf der Haut
- Aufbrauchsfrist: 1 Jahr

Kosten mit Verpackung und MwSt. (Stand 2005):

m \ Modus	aus Bulk
50 g	2,16 €
100 g	3,57 €
200 g	4,83 €
500 g	12,16 €

10.1.5 Hydrophile Salbe DAB (Unguentum emulsificans)

Standardabgabemenge: 100 g

Zusammensetzung (Angaben in g für 100 g):

Substanz	Menge
Emulgierender Cetylstearylalkohol, Typ A	30,0
Dickflüssiges Paraffin	35,0
Weißes Vaselin	35,0

Kommentar:
Weiche, weißliche Salbe von schwachem, charakteristischem Geruch. Die traditionelle Bezeichnung steht im Widerspruch zur wissenschaftlichen Dermatikasystematik; es handelt sich nicht um eine wasserlösliche Salbe, sondern um eine in Wasser dispergierbare Absorptionsgrundlage zur Herstellung anionischer hydrophiler Cremes. Hydrophile Salbe ist insofern eher eine Vormischung für Rezepturzwecke, zumal sie trotz der enthaltenen Emulgatoren von der Haut nicht ohne Seife mit Wasser abgewaschen werden

kann. Hydrophile Wirkstoffe können jedoch besser eingearbeitet werden als in Vaselin, auch Problemsubstanzen für wasserfreie Rezepturen wie Steinkohlenteerlösung.

Indikationen:
- wird üblicherweise nur nach Einarbeitung von Wasser als „Wasserhaltige hydrophile Salbe DAB" zum Zweck der Einarbeitung von Wirkstoffen eingesetzt
- als Grundlage keine eigenständige Indikation in der pflegenden Behandlung

Warnhinweise und Inkompatibilitäten:
- Sensibilisierungsgefahr: Cetylstearylalkohol
- Herstellung stabiler Cremes analog zur wasserhaltigen hydrophilen Salbe DAB nur bei mindestens 50%igem Wasseranteil möglich
- larvierte Unverträglichkeit des als Emulgator enthaltenen anionischen Natriumcetylstearylsulfat mit kationischen Arznei- und Konservierungsstoffen, z. B. Tetracycline, Ethacridinlactat, Diltiazemhydrochlorid, Chlorhexidinsalze und Benzalkoniumchlorid

Anwendungshinweise:
- keine, da Substanz ohne Wasserzusatz als Grundlage in der Regel nicht verwendet wird
- Aufbrauchsfrist: 3 Jahre

Kosten mit Verpackung und MwSt. (Stand 2005):

m \ Modus	aus Bulk
50 g	3,76 €
100 g	6,77 €
200 g	11,23 €
500 g	28,16 €

10.1.6 Hydrophobes Basisgel DAC (Mucilago basalis hydrophobica, Polyethylen-Oleogel)

Standardabgabemenge: 100 g

Zusammensetzung (Angaben in g für 100 g):

Substanz	Menge
Dickflüssiges Paraffin	95,0
Hochdruck-Polyethylen	5,0

Kommentar:
Farblose, durchschimmernde, weiche, salbenartige Masse; schwacher Geruch nach Paraffin. Kann nur großtechnisch industriell hergestellt werden, keine Eigenherstellung aus den Bestandteilen in der Apotheke. Ist über den pharmazeutischen Großhandel ohne Konservierungsstoffe erhältlich. Diese „Fettsalbe" hat vergleichbare Eigenschaften wie Vaselin, bleibt aber bei niedrigen und hohen Temperaturen streichfähig. Diese Grundlage wird als Bestandteil in vielen Fertigarzneimitteln verwendet. Ist unter anderem in Weicher Dithranol-Zinkpaste (NRF 11.56.), hydrophober hautfarbener Abdeckpaste (NRF 11.58.), Lipophilem Tiabendazol-Gel 10 % (NRF 11.130.) und Haftpasten (NRF 7.8. bis 7.11.) als Hauptbestandteil enthalten.

Eigenschaften und Indikationen:
- „Fettsalbe", die vor allem der Einarbeitung von Wirkstoffen dient (entsprechend Vaselin)
- chronische Dermatosen
- atopische Dermatitis
  Warnhinweise und Inkompatibilitäten:
  . verliert irreversibel an Konsistenz bei Erwärmung auf über 60 °C
- bei langer Lagerung (harmloses) „Ausölen" kleiner Mengen des dickflüssigen Paraffins möglich

Anwendungshinweise:
- nicht abwaschbare Grundlage
- zieht nicht in die Haut ein
- bildet einen Fettfilm
- Aufbrauchsfrist: 3 Jahre

Kosten mit Verpackung und MwSt. (Stand 2005):

m \ Modus	aus Bulk
50 g	4,85 €
100 g	8,93 €
200 g	15,54 €
500 g	38,98 €

10.1.7 Hypromellose-Haftpaste 40 % (NRF 7.8.)

Standardabgabemenge: 20 g

Zusammensetzung (Angaben in g für 100 g):

Substanz	Menge
Hypromellose 2000	40,0
Hydrophobes Basisgel DAC	60,0

Kommentar:
Fast weiße, makroskopisch gleichmäßige, aber nicht gut flächig streichbare, weiche Paste mit an Marzipan oder Grießbrei erinnerndem Aussehen. Die hydrophobe Matrix enthält das wasserlösliche Quellmittel Hypromellose 2 000 hochkonzentriert als Feststoffpartikel. Diese quellen bei Kontakt mit feuchter Haut- oder Schleimhaut und führen zu starker Adhäsion der Haftpaste. Der Paraffinanteil verzögert den Wasserzutritt und die Erosion der Paste. Haftpasten dieses äußerlich hydrophoben Typs haben deshalb in der Mundhöhle eine sehr viel längere Verweildauer als Hydrogele. Das Lösevermögen der wasserfreien Paste ist gering, zusätzlich rezeptierte Arzneistoffe sollen in mikrofein oder sehr fein gepulverter Form dispergiert werden; Wasser soll nicht eingearbeitet werden, da es dann bereits zur Quellung der Hypromellose kommt. Geschmacks- bzw. Geruchskorrigenzien können bei Bedarf zugefügt werden.

Anwendungsgebiete:
- Protektivum für Haut und Schleimhaut, insbesondere in der Mundhöhle und im Anogenitalbereich
- Haftpastengrundlage zur Einarbeitung von Arzneistoffen (z. B. Kortikosteroide, Tretinoin, Zinkoxid) oder Antimykotika (siehe NRF 7.9.–7.11, S. 187, 274)
- unter Zusatz von Salicylsäure als Ersatz für Bleipflastersalbe

Warnhinweise und Inkompatibilitäten:
- Unverträglich mit Tannin und gleichzeitig angewendeten gerbstoffhaltigen Zubereitungen (z. B. Hamamelisextrakt oder Tormentilltinktur)

Anwendungshinweise:
- schwer abwaschbare Haftpaste
- sorgfältige, zielgenaue Applikation in der Mundhöhle, um die Übertragung auf Zunge, Zähne und andere Stellen zu vermeiden
- Aufbrauchsfrist: 3 Jahre

Kosten mit Verpackung und MwSt. (Stand 2005):

m \ Modus	rezeptiert
10 g	8,83 €
20 g	10,78 €
50 g	17,13 €
100 g	27,72 €
200 g	47,48 €

10.2 Cremes und Emulsionsgrundlagen (geordnet nach Emulsionstyp und steigendem Wassergehalt)

10.2.1 Weiche Salbe DAC

Standardabgabemenge: 100 g

Zusammensetzung (Angaben in g für 100 g):

Substanz	Menge
Dickflüssiges Paraffin	7,5
Gereinigtes Wasser	10,0
Wollwachs	32,5
Gelbes Vaselin	50,0

Kommentar:
Hell- bis bräunlichgelbe, weiche, hydrophobe Creme mit schwachem Geruch nach Wollwachs. Entspricht einer Mischung aus Lanolin DAB und Gelbem Vaselin zu gleichen Teilen. Wegen des nur geringen Anteils dispers verteilten Wassers mikrobiell kaum anfällig und kein Konservierungsmittelzusatz vorgesehen. Aber auch bei hygienisch einwandfrei hergestellter oder vorgefertigt bezogener Creme kann durch Sekundärkontamination Schimmelbefall auftreten, sodass Verwendung der auf Vorrat hergestellten Grundlage in der Apotheke auf 6 Monate und der Creme beim Patienten auf 4 Wochen begrenzt wird (siehe Kap. 8; S. 101). Weiche Salbe DAB 6, nicht weiter im DAB monographiert, behielt als Vorschrift der Standardrezepturen und des Arzneibuchs der DDR Bedeutung und wurde unverändert in den DAC aufgenommen. Möglicherweise spielen bei der subjektiven Wertschätzung der Creme der „natürliche" Geruch und das gelbe Aussehen eine Rolle. arzneistoffhaltige Zusätze sind neben Salicylsäure und Harnstoff kaum bekannt.

Indikationen:
- Cetylstearylalkohol-Überempfindlichkeit
- trockene Haut

Warnhinweise und Inkompatibilitäten:
- Sensibilisierungsgefahr: Wollwachs

Anwendungshinweise:
- ein- bis mehrmals täglich auftragen
- zieht schwer in die Haut ein und verbleibt als Fettfilm
- schlecht abwaschbar
- Aufbrauchsfrist: 4 Wochen

Kosten mit Verpackung und MwSt. (Stand 2005):

m \ Modus	aus Bulk
50 g	3,64 €
100 g	6,59 €
200 g	10,86 €
500 g	27,24 €

10.2.2 Kühlsalbe DAB (Unguentum leniens)

Standardabgabemenge: 100 g

Zusammensetzung (Angaben in g für 100 g):

Substanz	Menge
Gelbes Wachs	7,0
Cetylpalmitat	8,0
Raffiniertes Erdnussöl	60,0
Gereinigtes Wasser	25,0

Kommentar:
Gelblichweiße, bei Raumtemperatur weiche Salbe von schwachem Geruch nach Bienenwachs und Erdnüssen. Die Salbe ist dem galenischen Konzept nach instabil und setzt Wasser frei. Dadurch entsteht die Kühlwirkung. Über den pharmazeutischen Großhandel ohne Konservierungsstoffe erhältlich. Praktisch nicht geeignet für die Einarbeitung von Wirkstoffen. Neben der aktuellen DAB-Rezeptur sind „Kühlsalben" (Cold Creams) ähnlicher Zusammensetzung, zum Teil aber mit markanten Unterschieden (bis hin zu Vaselin als Hauptbestandteil), in älteren und anderen nationalen Arzneibüchern und Formularien sowie als kosmetische Fertigpräparate bekannt.

Indikationen:
- weniger geeignet als Vehikel für Wirkstoffe, bei Bedarf ersatzweise wasserfreie „Wachssalbe" aus gelbem Wachs und raffiniertem Erdnussöl rezeptieren
- akute bis subakute Dermatitiden
- Pruritus bei Xerosis
- atopische Dermatitis

Warnhinweise und Inkompatibilitäten:
- Brechen der Emulsion: mit fast allen Wirkstoffen außer Pigmenten (Eisenoxid, Zinkoxid, Titandioxid)
- Verfärbung: Oxytetracyclinhydrochlorid, Tetracyclinhydrochlorid

Anwendungshinweise:
- mehrfach täglich anwenden
- nur begrenzt haltbar, wird ranzig
- W/O-Emulsion, relativ feste Konsistenz
- schlecht abwaschbar
- okklusive Wirkung
- Aufbrauchsfrist: 4 Wochen

Kosten mit Verpackung (Tube) und MwSt. (Stand 2005):

m \ Modus	aus Bulk
50 g	3,92 €
100 g	7,08 €
200 g	13,18 €
500 g	31,27 €

10.2.3 Wasserhaltige Wollwachsalkoholsalbe DAB (Lanae alcoholum unguentum aquosum, Eucerinum cum aqua)

Standardabgabemenge: 100 g

Zusammensetzung (Angaben in g für 100 g):

Substanz	Menge
Cetylstearylalkohol	0,25
Wollwachsalkohole	3,00
Weißes Vaselin	46,75
Gereinigtes Wasser	50,00

Kommentar:
Weiße, bei Raumtemperatur weiche Zubereitung vom Typ „lipophile Creme" bzw. „hydrophobe Creme" mit charakteristischem Geruch. Die preiswerte Grundlage aus gleichen Teilen Wollwachsalkoholsalbe DAB und Wasser ist auch unter der Bezeichnung „Eucerin cum aqua" bekannt. Wichtige Grundlage zum Einarbeiten von Arzneistoffen (siehe Kap. 5.2.1, S. 32). Konservierungsstoffe sind für die maschinell hergestellte Grundlage weniger dringend notwendig, da in der dispersen Wasserphase kein Bakterienwachstum möglich ist. Bei Einarbeitung von Arzneistoffen kann die mikrobielle Haltbarkeit verschlechtert sein. Haltbarkeitsprobleme aufgrund schlechter und schwankender Qualität der Wollwachsalkohole schränken die Verwendung als Rezepturgrundlage für Arzneistoffe zunehmend ein. Bei Einarbeitung hydrophiler Rezepturbestandteile (Harnstoff, Ethanol) ist es oft einfacher, die Creme aus der arzneistoffhaltigen Wasserphase und Wollwachsalkoholsalbe DAB ad hoc herzustellen. Die Stabilität der kalt gerührten Creme ist meist nicht schlechter als die der gemäß Arzneibuch unter Wärmeanwendung hergestellten. Bessere Stabilität hat die analog aus Wollwachsalkoholsalbe SR DAC (siehe 10.1.4, S. 123) hergestellte Wasserhaltige Wollwachsalkoholsalbe SR DAC.

Eigenschaften und Indikationen:
- W/O-Emulsion für eine schonende Fettung
- chronische Dermatitiden
- pflegende Behandlung bei atopischer Dermatitis
- Altersxerosis
- pflegende Behandlung bei sich regenerierender Haut nach entzündlichen Dermatosen

Warnhinweise und Inkompatibilitäten:
- cave: Verwechselung mit wasserhaltiger Wollwachsalkoholsalbe SR DAC (siehe 10.1.4, S. 123)
- Verfärbung: Oxytetracyclinhydrochlorid, Silbernitrat
- Brechen der Emulsion möglich: Aluminiumchlorid, Ammoniumbituminosulfolfonat (Ichthyol), Salicylsäure, Steinkohlenteerlösung, Tetracyclinhydrochlorid, Polidocanol 600 (Thesit)
- Sensibilisierungsgefahr: Wollwachsalkohole, selten auch Cetylstearylalkohol

Anwendungshinweise:
- gut dosierbar, Fett und Feuchtigkeit werden zugleich zugeführt
- schlecht abwaschbar
- hinterlässt Fettglanz auf der Haut (typische Nachtcreme)

- Aufbrauchsfrist: unkonserviert 4 Wochen, konserviert 1 Jahr, in Spenderdose 6 Monate

Kosten mit Verpackung und MwSt. (Stand 2005):

m \ Modus	aus Bulk
50 g	2,09 €
100 g	3,46 €
200 g	5,92 €
500 g	13,15 €

Bei Verwendung des Markenproduktes Eucerinum anhydricum zur Herstellung sind die Preise etwas höher.

10.2.4 Wasserhaltige Wollwachsalkoholsalbe pH 5 (NRF 11.32.)

Standardabgabemenge: 100 g

Zusammensetzung (Angaben in g für 100 g):

	Sorbat	Benzoat	PHB-Ester
Wasserfreie Citronensäure	0,7	0,7	0,7
Ammoniak-Lösung 10 %	1,2	1,2	1,2
Mittelkettige Triglyceride	5,0	5,0	5,0
Wollwachsalkoholsalbe	40,0	40,0	40,0
Kaliumsorbat	0,14	–	–
Natriumbenzoat	–	0,15	–
Gereinigtes Wasser	52,96	52,95	–
Konserviertes Wasser	–	–	53,1

Kommentar:
Entspricht im Wesentlichen der Wasserhaltigen Wollwachsalkoholsalbe DAB, ist aber konserviert und im schwach sauren Bereich gepuffert. Nicht für die Einarbeitung von Wirkstoffen geeignet. Enthält die Verschreibung keine besonderen Angaben zur Konservierung, ist die Creme mit Kaliumsorbat zu konservieren. Sie kann jedoch bei einer Überempfindlichkeit gegen Sorbinsäure alternativ mit Natriumbenzoat oder PHB-Estern angefertigt werden. Falls notwendig, kann die Creme ohne Konservierungsmittel hergestellt werden und ist dann innerhalb eines Monats aufzubrauchen.

Indikationen:
- veraltete Modeerscheinung, den physiologischen pH-Wert der Haut überzubewerten
- Intervallbehandlung im Wechsel mit wirkstoffhaltigen Dermatika
- Nachbehandlung von entzündlichen Hauterkrankungen
- subakute bis chronische Ekzeme

Warnhinweise und Inkompatibilitäten:
- keine Einarbeitung von Wirkstoffen
- Sensibilisierungsgefahr: Wollwachsalkohole, Cetylstearylalkohol, Sorbinsäure bzw. alternativ verwendete Konservierungsstoffe

Anwendungshinweise:
- ein- bis mehrmals täglich auf die betroffenen Hautstellen auftragen
- gut dosierbar, Fett und Feuchtigkeit werden zugleich zugeführt
- schlecht abwaschbar
- hinterlässt Fettglanz auf der Haut (typische Nachtcreme)
- Aufbrauchsfrist: 1 Jahr, in Spenderdose 6 Monate

Kosten mit Verpackung und MwSt. (Stand 2005):

m \ Modus	rezeptiert
50 g	9,33 €
100 g	10,42 €
200 g	11,07 €
500 g	22,31 €

10.2.5 Hydrophobe Basiscreme DAC

Standardabgabemenge: 50 g

Zusammensetzung (Angaben in g für 100 g):

Substanz	Menge
Triglyceroldiisostearat	3,0
Isopropylpalmitat	2,4
Hydrophobes Basisgel DAC	24,6
Kaliumsorbat	0,14
Wasserfreie Citronensäure	0,07
Magnesiumsulfat-Heptahydrat	0,5
Glycerol 85 %	5,0
Gereinigtes Wasser	64,29

Kommentar:
Fast weiße, weiche Creme vom W/O-Typ mit hohem Wasseranteil. Zunächst als lipophile Cremegrundlage (NRF 11.104.) monographiert. Schließt bei den offizinellen Rezepturen die Lücke zwischen stärker okkludierend wirkenden hydrophoben Cremes auf Vaselinbasis und den für trockene Haut wenig geeigneten hydrophilen Cremes und kann die zunehmend durch Instabilitäten auffällige Wasserhaltige Wollwachsalkoholsalbe DAB ersetzen. Feste Paraffine, Wollwachsprodukte und Cetyl- oder Stearylalkohol sind nicht enthalten. Enthält neben Dickflüssigem Paraffin (Hauptbestandteil des Hydrophoben Basisgels DAC) Isopropylpalmitat als weniger hydrophobes, gut in die Haut einziehendes flüssiges Wachs und oxidationsstabilen, flüssigen Emulgator, der die Stabilität beim Phasen-Volumen-Verhältnis von 70/30 sicherstellt. Der trotzdem lipophile Charakter und die gute Akzeptanz beim Patienten prädestinieren zur Arzneistoffeinarbeitung bei trockener Haut.

Indikationen:
- Dermatikum bei trockener Haut, insbesondere zur Stufen- und Intervalltherapie
- Cetylstearylalkohol-Überempfindlichkeit
- Vaselinüberempfindlichkeit
- Grundlage zur Einarbeitung von Arzneistoffen

Warnhinweise und Inkompatibilitäten:
- Sensibilisierungsgefahr: Sorbinsäure
- nur geringes weiteres Wasseraufnahmevermögen und Instabilität bei Einarbeitung größerer Anteile alkoholischer Lösung oder grenzflächenaktiver Stoffe, z. B. Ammoniumbituminosulfonat oder Polidocanol 600

Anwendungshinweise:
- ein- bis mehrmals täglich dünn auftragen
- zieht gut in die Haut ein
- schlecht abwaschbar
- Aufbrauchsfrist: 1 Jahr, in Spenderdose 6 Monate; unkonserviert 4 Wochen

Kosten mit Verpackung und MwSt. (Stand 2005):

m \ Modus	aus Bulk
50 g	3,85 €
100 g	7,01 €
200 g	13,02 €
500 g	30,88 €

10.2.6 Basiscreme DAC (Cremor basalis, ambiphile Creme)

Standardabgabemenge: 100 g

Zusammensetzung
(Angaben in g für 100 g):

Substanz	Menge
Glycerolmonostearat 60	4,0
Cetylalkohol	6,0
Mittelkettige Triglyceride	7,5
Weißes Vaselin	25,5
Macrogol-20-glycerolmonostearat	7,0
Propylenglycol	10,0
Gereinigtes Wasser	40,0

Kommentar:
Weiße, weiche, mit Wasser von der Haut abwaschbare Creme, fast ohne Geruch. Die Basiscreme ist für die Einarbeitung von zahlreichen kationischen, anionischen und nichtionischen Wirkstoffen geeignet (universelle robuste Grundlage über einen weiten pH-Bereich). Die Basiscreme ist mit Wasser und Fett bzw. lipophilen und hydrophilen Substanzen mischbar. Sie hat Charakteristika einer O/W- sowie einer W/O-Emulsion. Erhältlich über den pharmazeutischen Großhandel ohne Konservierungsmittel. Die Creme ist durch ihre Zusammensetzung (20 % Propylenglycol in der Wasserphase) sicher vor mikrobiellem Verderb geschützt.

Indikationen:
- geeignet für die Einarbeitung zahlreicher Arzneistoffe (z. B. Antiinfektiosa, Kortikosteroide)
- Intervalltherapie im Wechsel mit wirkstoffhaltigen Cremes
- subakute-chronische Dermatitiden
- atopische Dermatitis
- Grundlage für pflegende Behandlung
- Xerosis
- Pruritus bei Xerosis
- Überempfindlichkeit auf Wollwachsalkohole

Warnhinweise und Inkompatibilitäten:
- unverträglich mit Tannin
- mikrobielle Anfälligkeit bei Verdünnung mit Wasser; eventuell Propylenglycol-Wasser-Gemisch (20/80) der hydrophilen Phase zur Verdünnung verwenden

- durch Verdünnung (etwa 1 ad 5) erhaltene flüssige O/W-Emulsionen können Aufrahmung zeigen und müssen vor Gebrauch umgeschüttelt werden
- Sensibilisierungsgefahr: Cetylalkohol, Propylenglycol

Anwendungshinweise:
- fettende Cremegrundlage
- bedingt abwaschbar
- zieht gut in die Haut ein
- Aufbrauchsfrist: 1 Jahr, in Spenderdose 6 Monate

Kosten mit Verpackung und MwSt. (Stand 2005):

m \ Modus	aus Bulk
50 g	3,48 €
100 g	6,17 €
200 g	10,02 €
500 g	25,20 €

10.2.7 Nichtionische hydrophile Creme DAB (Unguentum emulsificans nonionicum aquosum)

Standardabgabemenge: 100 g

Zusammensetzung (Angaben in g für 100 g):

Substanz	Menge
Polysorbat 60	5,0
Cetylstearylalkohol	10,0
Glycerol 85 %	10,0
Weißes Vaselin	25,0
Sorbinsäure	0,1
Gereinigtes Wasser	49,9

Kommentar:
Weiße, fast geruchlose Creme. Nicht mischbar mit lipophilen Cremes (Wollwachsalkoholsalbe und vergleichbare Fertigarzneimittel). Über den pharmazeutischen Großhandel als Grundlage mit Vorkonservierung durch 0,1 % Sorbinsäure erhältlich. Die unkonservierte nichtionische hydrophile Creme ist nur wenige Tage haltbar (Richtwert: 1 Woche) und muss bei Bedarf frisch hergestellt werden. Geeignete Konservierungsmittel alternativ zur Sorbinsäure sind 0,1 % Methyl-4-hydroxybenzoat und 0,04 % Propyl-4-hydroxybenzoat. Anwendung vor allem zur Einarbeitung kationischer Wirkstoffe (Ethacridinlactat, Gentamicinsulfat, Miconazol, Brillantgrün, Methylviolett).

Die Nichtionische hydrophile Creme DAB unterscheidet sich vor allem durch den Emulgator von der Wasserhaltigen hydrophilen Salbe DAB. Letztere enthält Natriumcetylstearylsulfat, das Inkompatibilitäten mit zahlreichen kationischen Wirkstoffen zeigt. Es ist in der nichtionischen hydrophilen Creme DAB durch Polysorbat ersetzt.

Eigenschaften und Indikationen:
- wenige Anwendungsindikationen als Grundlage allein
- Anwendungsindikationen als Grundlage allein wie bei Wasserhaltiger hydrophiler Creme DAB
- Einarbeitung von kationischen und nichtionischen Wirkstoffen
- gering fettend, feuchtigkeitshaltig, kühlend, schonend austrocknend
- akute bis subakute Dermatitiden

Warnhinweise und Inkompatibilitäten:
- cave: Verwechselung mit Nichtionischer hydrophiler Creme SR DAC (siehe 10.2.8, S. 128)
- ohne Konservierung mikrobiell anfällig
- pH etwa 3,9 bei Sorbinsäurekonservierung, antimikrobieller Schutz geht bei pH-Werten von mehr als 5,5–6 verloren, deshalb Vorsicht bei basisch reagierenden Wirkstoffen (z. B. Erythromycin)
- Brechen der Emulsion vor allem bei phenolischen Wirkstoffen (Tannin 1)
- Verfärbung: Dithranol, Oxytetracyclin, Silbernitrat, Tetracyclin, Chlorhexidinsalze bei Sorbinsäurekonservierung
- Sensibilisierungsgefahr: Cetylstearylalkohol, Sorbinsäure

Anwendungshinweise:
- zieht sehr gut in die Haut ein
- kein sichtbarer Fettfilm
- Tagescreme, leicht abwaschbar
- Aufbrauchsfrist: 1 Jahr, in Spenderdose 6 Monate; unkonserviert 1 Woche

Kosten mit Verpackung und MwSt. (Stand 2005):

m \ Modus	aus Bulk
50 g	5,13 €
100 g	9,54 €
200 g	16,75 €
500 g	43,57 €

10.2.8 Nichtionische hydrophile Creme SR DAC

Standardabgabemenge: 100 g

*Zusammensetzung
(Angaben in g für 100 g):*

Substanz	Menge
2-Ethylhexyllauromyristat	10,0
Nichtionische emulgierende Alkohole	21,0
Glycerol 85 %	5,0
Wasserfreie Citronensäure	0,07
Kaliumsorbat	0,14
Gereinigtes Wasser	63,79

Kommentar:
Weiße, weiche, leicht mit Wasser abwaschbare Creme. War in der DDR als „Unguentum emulsificans aquosum N SR" gebräuchlich und wurde als NRF-Stammzubereitung S.26. sowie in den DAC übernommen. Die früher übliche Konservierung mit PHB-Estern ist unzureichend, da sich diese Konservierungsstoffe aus der Wasserphase heraus in die Lipidphase hinein verteilen. Diese besteht aus einem verzweigtkettigen flüssigen Wachs mit sehr viel höherem Lösevermögen, als es etwa Dickflüssiges Paraffin hat. Dies stellt einen wesentlichen Unterschied zu der ansonsten ähnlich zusammengesetzten Nichtionischen hydrophilen Creme DAB dar.

Eigenschaften und Indikationen:
- Einarbeitung von Wirkstoffen
- gering fettend, feuchtigkeitshaltig, kühlend, schonend austrocknend
- akute bis subakute Dermatitiden
- Vaselinüberempfindlichkeit

Warnhinweise und Inkompatibilitäten:
- cave: Verwechselung mit nichtionischer hydrophiler Creme DAB oder Unguentum emulsificans aquosum DAB (siehe 10.2.7 und 10.2.10, S. 136 u. 140)
- Sensibilisierungsgefahr: Cetylstearylalkohol und Sorbinsäure
- nicht einarbeiten: Chlorhexidinsalze (Graufärbung in Anwesenheit von Sorbinsäure/Kaliumsorbat – unter Umständen die unkonservierte Grundlage verwenden), Tannin (unverträglich mit dem nichtionischen Emulgator)
- Inaktivierung der Sorbinsäurekonservierung bei pH-Erhöhung (hat etwa pH 4,5)

Anwendungshinweise:
- ein- bis mehrmals täglich dünn auftragen
- zieht gut in die Haut ein und verbleibt als Fettfilm
- leicht abwaschbar
- Aufbrauchsfrist: 1 Jahr, in Spenderdose 6 Monate; unkonserviert 1 Woche

Kosten mit Verpackung und MwSt. (Stand 2005):

m \ Modus	aus Bulk
50 g	2,09 €
100 g	3,48 €
200 g	5,96 €
500 g	13,25 €

10.2.9 Anionische hydrophile Creme SR DAC

Standardabgabemenge: 100 g

Zusammensetzung (Angaben in g für 100 g):

Substanz	Menge
2-Ethylhexyllauromyristat	10,0
Emulgierender Cetylstearylalkohol Typ A	21,0
Glycerol 85 %	5,0
Wasserfreie Citronensäure	0,07
Kaliumsorbat	0,14
Gereinigtes Wasser	63,79

Kommentar:
Weiße, weiche, leicht mit Wasser abwaschbare Creme. War in der DDR als „Unguentum emulsificans aquosum SR" gebräuchlich und wurde als NRF-Stammzubereitung S.27. sowie in den DAC übernommen. Die früher übliche Konservierung mit PHB-Estern ist unzureichend, da sich diese Konservierungsstoffe aus der Wasserphase heraus in die Lipidphase hinein verteilen. Diese besteht aus einem verzweigtkettigen flüssigen Wachs mit sehr viel höherem Lösevermögen, als es etwa dickflüssiges Paraffin hat. Dies stellt einen wesentlichen Unterschied zu der ansonsten ähnlich zusammengesetzten wasserhaltigen hydrophilen Salbe DAB dar.

Eigenschaften und Indikationen:
- Einarbeitung von Wirkstoffen
- gering fettend, feuchtigkeitshaltig, kühlend, schonend austrocknend

- akute bis subakute Dermatitiden
- Vaselinüberempfindlichkeit

Warnhinweise und Inkompatibilitäten:
- cave: Verwechselung mit Unguentum emulsificans aquosum DAB (siehe 10.2.10, S. 140)
- Sensibilisierungsgefahr: Cetylstearylalkohol und Sorbinsäure
- nicht einarbeiten: mit anionischem Emulgator unverträgliche, kationische Arznei- und Hilfsstoffe wie Chlorhexidinsalze (zusätzlich: Graufärbung in Anwesenheit von Sorbinsäure/Kaliumsorbat), Gentamicinsulfat, Clotrimazol, Tetracyclinhydrochlorid und andere (siehe Angaben unter 10.2.10 Wasserhaltige hydrophile Salbe DAB)
- Inaktivierung der Sorbinsäurekonservierung bei pH-Erhöhung (hat etwa pH 4,5)

Anwendungshinweise:
ein- bis mehrmals täglich dünn auftragen
- zieht gut in die Haut ein und verbleibt als Fettfilm
- leicht abwaschbar
- Aufbrauchsfrist: 1 Jahr, in Spenderdose 6 Monate; unkonserviert 1 Woche

Kosten mit Verpackung und MwSt. (Stand 2005):

m \ Modus	aus Bulk
50 g	2,06 €
100 g	3,41 €
200 g	5,85 €
500 g	12,95 €

10.2.10 Wasserhaltige hydrophile Salbe DAB (Unguentum emulsificans aquosum)

Standardabgabemenge: 100 g

Zusammensetzung (Angaben in g für 100 g):

Substanz	Menge
Emulgierender Cetylstearylalkohol Typ A	9,0
Dickflüssiges Paraffin	10,5
Weißes Vaselin	10,5
Sorbinsäure	0,1
Gereinigtes Wasser	69,9

Kommentar:
Weiche, fast weiße, anionische Creme, nahezu geruchlos. Nicht mischbar mit lipophilen Cremes (Wollwachsalkoholsalbe und vergleichbare Fertigarzneimittel). Über den pharmazeutischen Großhandel mit Vorkonservierung mit Sorbinsäure 0,1 % (zum Teil auch 0,05 % Sorbinsäure und 0,05 % Kaliumsorbat) erhältlich. Wird zur Einarbeitung von Wirkstoffen benutzt. Kann bis zum etwa Fünffachen mit Wasser in allmählichem Übergang zu einer anionischen Emulsion verdünnt werden. Die unkonservierte Creme ist nur wenige Tage haltbar.

Eigenschaften und Indikationen:
- Einarbeitung von Wirkstoffen
- gering fettend, feuchtigkeitshaltig, kühlend, schonend austrocknend
- akute bis subakute Dermatitiden

Warnhinweise und Inkompatibilitäten:
- cave: Verwechselung mit Unguentum emulsificans aquosum N SR oder Unguentum emulsificans aquosum SR (siehe 10.2.8 und 10.2.9, S. 138 u. 139)
- Stabilität: ohne Konservierung mikrobiell anfällig
- pH etwa 3,5 bei alleiniger Sorbinsäurekonservierung, pH 4,7 bei Sorbinsäure-Kaliumsorbat-Konservierung, antimikrobieller Schutz geht oberhalb etwa pH 5,5–6 verloren, deshalb Vorsicht bei basisch reagierenden Arzneistoffen (z. B. Erythromycin).
- Verfärbung: Dithranol, Silbernitrat, Chlorhexidinsalze bei Sorbinsäurekonservierung (eventuell unkonservierte Grundlage verwenden)
- Inaktivierung und/oder Brechen der Emulsion durch ionische Unverträglichkeit: Acriflaviniumchlorid, Aluminiumchlorid, Benzalkoniumchlorid, Calciumchlorid, Chlorphenoxamin, Chlortetracyclinhydrochlorid, Tetracyclinhydrochlorid, Oxytetracyclinhydrochlorid, Diphenhydraminhydrochlorid, Diltiazemhydrochlorid, Ethacridinlactat, Gentamicinsulfat, Clotrimazol im Sauren, Fuchsin, Methylrosaniliniumchlorid und viele andere kationaktive Arzneistoffe
- Sensibilisierungsgefahr: Cetylstearylalkohol

Anwendungshinweise:
- zieht sehr gut in die Haut ein
- kein sichtbarer Fettfilm
- Tagescreme, leicht abwaschbar
- Aufbrauchsfrist: 1 Jahr, in Spenderdose 6 Monate; unkonserviert 1 Woche

Kosten mit Verpackung und MwSt. (Stand 2005):

m \ Modus	rezeptiert
50 g	9,18 €
100 g	10,14 €
200 g	11,83 €
500 g	22,57 €

10.2.11 Nichtionisches wasserhaltiges Liniment DAC

Standardabgabemenge: 100 g

Zusammensetzung (Angaben in g für 100 g):

Substanz	Menge
2-Ethylhexyllauromyristat	5,0
Nichtionische emulgierende Alkohole	10,5
Glycerol 85 %	2,5
Kaliumsorbat	0,14
Wasserfreie Citronensäure	0,07
Gereinigtes Wasser	81,79

Kommentar:
Weiße, sehr weiche, leicht mit Wasser abwaschbare Zubereitung, eher weiche Creme als flüssige Hautemulsion. War in der DDR als „Linimentum aquosum N" gebräuchlich und wurde als NRF 11.92. sowie in den DAC übernommen. Die früher übliche Konservierung mit PHB-Estern ist unzureichend, da sich diese Konservierungsstoffe aus der Wasserphase heraus in die Lipidphase hinein verteilen. Diese besteht aus einem verzweigtkettigen flüssigen Wachs mit sehr viel höherem Lösevermögen, als es etwa dickflüssiges Paraffin hat. Die Zubereitung kann als 1 : 1-Verdünnung der qualitativ gleich zusammengesetzten nichtionischen hydrophilen Creme SR DAC aufgefasst werden (siehe 10.2.8, S. 138).

Indikationen:
- Intervallbehandlung
- Einarbeitung von Arzneistoffen, bekannt sind z. B. Metronidazolrezepturen (NRF 11.91.)

Warnhinweise und Inkompatibilitäten:
- Sensibilisierungsgefahr: Sorbinsäure

- nicht einarbeiten: Chlorhexidinsalze (Graufärbung in Anwesenheit von Sorbinsäure/Kaliumsorbat – eventuell unkonservierte Grundlage verwenden), Tannin (unverträglich mit dem nichtionischen Emulgator)
- Inaktivierung der Sorbinsäurekonservierung bei pH-Erhöhung (hat etwa pH 4,5)

Anwendungshinweise:
- ein- bis mehrmals täglich dünn auftragen
- zieht schnell in die Haut ein
- leicht abwaschbar
- Aufbrauchsfrist: 1 Jahr, in Spenderdose 6 Monate; unkonserviert 1 Woche

Kosten mit Verpackung und MwSt. (Stand 2005):

m \ Modus	aus Bulk	rezeptiert
50 g	2,13 €	8,98 €
100 g	3,57 €	9,73 €
200 g	6,15 €	11,01 €
500 g	13,71 €	20,45 €

10.2.12 Wasserhaltiges Liniment SR DAC

Standardabgabemenge: 100 g

Zusammensetzung (Angaben in g für 100 g):

Substanz	Menge
2-Ethylhexyllauromyristat	5,0
Emulgierender Cetylstearylalkohol Typ A	10,5
Glycerol 85 %	2,5
Kaliumsorbat	0,14
Wasserfreie Citronensäure	0,07
Gereinigtes Wasser	81,79

Kommentar:
Weiße, sehr weiche, leicht mit Wasser abwaschbare Zubereitung, eher weiche Creme als flüssige Hautemulsion. War in der DDR als „Linimentum aquosum SR" offizinell und wurde als NRF 11.93. sowie in den DAC übernommen. Die früher übliche Konservierung mit PHB-Estern ist unzureichend, da sich diese Konservierungsstoffe aus der Wasserphase heraus in die Lipidphase hinein verteilen. Diese besteht aus einem verzweigtkettigen flüssigen Wachs mit sehr viel höherem Lösevermögen, als es etwa Dickflüssiges Paraf-

fin hat. Die Zubereitung kann als 1:1-Verdünnung der qualitativ gleich zusammengesetzten Anionischen hydrophilen Creme SR DAC aufgefasst werden (siehe 10.2.9, S. 139). Für Rezepturzwecke vorgefertigt im Pharmagroßhandel erhältlich.

Indikationen:
- Intervallbehandlung
- Einarbeitung von Arzneistoffen

Warnhinweise und Inkompatibilitäten:
- Sensibilisierungsgefahr: Cetylstearylalkohol, Sorbinsäure
- nicht einarbeiten: mit anionischem Emulgator unverträgliche, kationische Arznei- und Hilfsstoffe wie Chlorhexidinsalze (zusätzlich: Graufärbung in Anwesenheit von Sorbinsäure/Kaliumsorbat), Clotrimazol, Tetracyclinhydrochlorid und andere (siehe analoge Angaben unter 10.2.10 Wasserhaltige hydrophile Salbe DAB)

Anwendungshinweise:
- ein- bis mehrmals täglich dünn auftragen
- zieht schnell in die Haut ein und verbleibt als Fettfilm
- leicht abwaschbar
- Aufbrauchsfrist: 1 Jahr, in Spenderdose 6 Monate; unkonserviert 1 Woche

Kosten mit Verpackung und MwSt. (Stand 2005):

m | Modus	aus Bulk	rezeptiert
50 g	2,13 €	9,00 €
100 g	3,57 €	9,79 €
200 g	6,15 €	11,16 €
500 g	13,71 €	20,81 €

10.2.13 Hydrophile Hautemulsionsgrundlage (NRF-Stammzubereitung 25.)

Standardabgabemenge: 100 g

Zusammensetzung (Angaben in g für 100 g):

Substanz	Menge
Mittelkettige Triglyceride	5,0
Sorbitanmonostearat 60	2,0
Macrogol-8-stearat	2,0
Glycerol 85 %	5,0
Wasserfreie Citronensäure	0,07
Kaliumsorbat	0,14
Gereinigtes Wasser	85,79

Kommentar:
Sehr fettarme, dickflüssige Emulsionsgrundlage. Gut geeignet zur Einarbeitung von Wirkstoffen (Kortikosteroide, Antimykotika, Harnstoff). Suspendierte Arzneistoffe sedimentieren nicht. Kann vorgefertigt als Grundlage im Großhandel bezogen werden.

Indikationen:
- Einarbeitung von Arzneistoffen
- besonders geeignet für die Anwendung an der behaarten Kopfhaut
- Alternative zu alkoholischen Lösungen
- akute bis subakute Dermatitiden

Warnhinweise und Inkompatibilitäten:
- nicht für die Einarbeitung von Prednisolon geeignet, kristallisiert aus
- Sensibilisierungsgefahr: Sorbinsäure
- nicht einarbeiten: Chlorhexidinsalze (Graufärbung in Anwesenheit von Sorbinsäure/Kaliumsorbat), Tannin (unverträglich mit dem nichtionischen Emulgator)

Anwendungshinweise:
- vor Anwendung aufschütteln
- gut abwaschbar
- Aufbrauchsfrist: 6 Monate, unkonserviert 1 Woche

Kosten mit Verpackung und MwSt. (Stand 2005):

m \ Modus	aus Bulk	rezeptiert
50 g	2,00 €	8,79 €
100 g	3,22 €	9,35 €
200 g	5,87 €	10,63 €
500 g	13,73 €	20,13 €

10.3 Fettfreie Salbengrundlagen

10.3.1 Macrogolsalbe DAC

Standardabgabemenge: 100 g

Zusammensetzung (Angaben in g für 100 g):

Substanz	Menge
Macrogol 300	50,0
Macrogol 1500	50,0

Kommentar:
Weiße bis fast weiße, geruchlose Salbe aus flüssigem und festem Macrogol (Polyethylenglycol). Sehr leicht löslich in Wasser, Aceton, Ethanol und Chloroform, praktisch unlöslich in und nicht mischbar mit Ether, Fetten, fetten Ölen und flüssigen Paraffinen. Gut abwaschbar. Hohes Lösevermögen, z. B. für Lokalanästhetika (Basenform), Antimykotika, Salicylsäure und Kortikosteroide. Macrogolsalbe trocknet die Haut durch ihre osmotische Aktivität aus, und die Penetration enthaltener Arzneistoffe ist meist geringer als bei hydrophoben Salben sowie Cremes. Pharmazeutische Wirkstoffe können gut eingearbeitet werden, Clotrimazol bis 2 % (NRF 11.50.), Dithranol bis 4 % (NRF 11.53.), Povidon-Iod bis 10 % (NRF 11.42.), Salicylsäure bis 5 %. Lidocain oder Tetracain als Lokalanästhetika lösen sich in Macrogolsalbe bis 5 %; diese Rezeptur kann zur Präanästhesie eingesetzt werden.

Eigenschaften und Indikationen:
- wasserfreie Grundlage, gut wasserlöslich, gut streichbar
- Anwendung im behaarten Bereich, wo die Salbe ausgewaschen werden soll
- Grundlage für die Einarbeitung von Antiinfektiosa oder Kortikosteroiden
- osmotisch aktive Grundlage für die Wundbehandlung bei Zusatz von Zuckerstoffen, Povidon-Iod und Polihexanid
- bei Kontamination der Haut mit phenolischen Substanzen großflächige Anwendung zur Absorption dieser Verbindungen

Warnhinweise und Inkompatibilitäten:
- Verflüssigung durch Wasserzusatz
- Verfärbungen: Silbernitrat, Tannin
- beschleunigt die Zersetzung von Dithranol, wenn nicht durch Salicylsäure stabilisiert
- schlechte Penetration: Salicylsäure, Kortikosteroide
- Sensibilisierungsgefahr: Polyethylenglycole (Macrogole)

Anwendungshinweise:
- bindet Wasser und trocknet die Haut aus
- Aufbrauchsfrist: 3 Jahre

Kosten mit Verpackung und MwSt. (Stand 2005):

m \ Modus	aus Bulk
50 g	4,83 €
100 g	8,93 €
200 g	15,54 €

10.3.2 Hydroxyethylcellulosegel DAB (Hydroxyethylcellulosi mucilago)

Standardabgabemenge: 100 g

Zusammensetzung (Angaben in g für 100 g):

Substanz	Menge
Hydroxyethylcellulose 10.000	2,5
Glycerol 85 %	10,0
Sorbinsäure	0,1
Kaliumsorbat	0,1
Gereinigtes Wasser	87,3

Kommentar:
Transparentes, fast geruchloses Gel. Wird in der Regel mit einer Sorbinsäure-Kaliumsorbat-Kombination konserviert für Rezepturzwecke angeboten. Hierdurch ist der pH-Wert mit etwa pH 4,6 etwa eine Einheit höher als für Sorbinsäure allein, und die Stabilität des oxidationsempfindlichen Konservierungsmittels ist verbessert. Kann bei Bedarf rezepturmäßig auch unkonserviert oder mit 4-Hydroxybenzoesäure-Estern hergestellt werden. Zur Einarbeitung von wasserlöslichen und suspendierbaren Arzneistoffen über einen großen pH-Bereich geeignet.

Indikationen:
- keine Anwendungsindikationen als Grundlage allein
- Einarbeitung von Wirkstoffen: kompatibel mit hohen Salzkonzentrationen, kationischen, anionischen und nichtionischen Stoffen
- Behandlungen an Schleimhäuten und Übergangsschleimhäuten
- Mundgel
- Anwendungen im Vaginal- und Analbereich

Warnhinweise und Inkompatibilitäten:
- wirkt austrocknend auf die Haut
- verträgt sich nur bedingt mit alkoholischen Lösungen
- Sensibilisierungsgefahr: Sorbinsäure
- Fällung mit Tannin, Tormentilltinktur und unter Umständen mit Polidocanol
- Inaktivierung der Sorbinsäurekonservierung bei pH-Erhöhung über etwa pH 5,5
- Verfärbung mit Chlorhexidinsalzen bei Sorbinsäure-Kaliumsorbat-Konservierung (eventuell unkonserviertes Gel verwenden)

Anwendungshinweise:
- befeuchtet die Haut und wirkt auf der Haut austrocknend
- Aufbrauchsfrist: 1 Jahr, in Spenderdose 6 Monate; unkonserviert 1 Woche

Kosten mit Verpackung und MwSt. (Stand 2005):

m \ Modus	aus Bulk
50 g	2,41 €
100 g	4,08 €
200 g	7,19 €
500 g	16,33 €

10.3.3 Wasserhaltiges Carbomergel DAB

Standardabgabemenge: 100 g

Zusammensetzung (Angaben in g für 100 g):

Substanz	Menge
Carbomer 50.000 (Polyacrylsäure)	0,5
Natriumhydroxid-Lösung 5 %	3,0
Sorbinsäure	0,1
Kaliumsorbat	0,1
Gereinigtes Wasser	96,5

Kommentar:
Transparentes, fast geruchloses anionisches Gel. Reagiert schwach sauer und wird in der Regel mit einer Sorbinsäure-Kaliumsorbat-Kombination konserviert. Kann aber auch unkonserviert oder mit 4-Hydroxybenzoesäure-Estern rezeptiert werden. Zurzeit im Pharmagroßhandel für Rezepturzwecke nicht vorgefertigt erhältlich. Zur Einarbeitung von wasserlöslichen und suspendierbaren Arzneistoffen geeignet, allerdings elektrolytempfindlich, unverträglich mit bestimmten Kationen und außerhalb des schwach sauren und neutralen pH-Bereichs in der Konsistenz beeinträchtigt. Teilweise ist Kompensation durch Erhöhung der Carbomer-Konzentration und/oder Anpassung der Natriumhydroxid-Menge möglich. Auch als alkoholisches Gel herstellbar: 2-Propanolhaltiges Carbomergel DAB. Der vorgeschriebene Carbomer-Typ 50 000 ist nur für die äußerliche Anwendung bestimmt. Für die Anwendung in der Mundhöhle sowie im Vaginal- und Analbereich kann er durch den Typ 30 000 ersetzt werden. Rezepturtechnisch am einfachsten ist dann die Verwendung einer fixen Mischung von Carbomer-Gelbildner und Trometamol als Neutralisationsbase: Die Pulververreibung mit den Masseanteilen (1 : 1) reagiert pH-neutral, mit den Anteilen (5 : 3) schwach sauer. Einrühren in wässrige Lösung führt sofort zur Gelbildung.

Indikationen:
- Verwendung als Ultraschallkontaktgel
- keine weiteren Anwendungsindikationen als Grundlage allein
- Einarbeitung von Wirkstoffen in gelöster, suspendierter oder emulgierter Form (Rezepturen mit Feststoffen [Benzoylperoxid] oder dispersen flüssigen Wirkstoffen [Levomenthol-Lokalanästhetika-Gemische] imponieren durch Trübung bzw. Weißfärbung nicht mehr als transparentes Gel)
- bei Behandlungen an Schleimhäuten und Übergangsschleimhäuten Carbomer-Typ ersetzen
- Konsistenzerhöhung und Stabilisierung bei hydrophilen Emulsionen und Cremes (darunter auch lokalanästhetische Lidocain-Prilocain- und/oder -Levomenthol-Rezepturen)

Warnhinweise und Inkompatibilitäten:
- wirkt austrocknend auf die Haut
- mit bestimmten Kationen unverträglich (z. B. Oxytetracyclinhydrochlorid, Tetracyclinhydrochlorid, Gentamicinsulfat, Diltiazemhydrochlorid, Ethacridinlactat, Chlorhexidinsalze)
- Konsistenzbeeinträchtigung bei Einarbeitung salzartiger Arzneistoffe in höheren Konzentrationen (z. B. Lidocainhydrochlorid, Zinksulfat)
- Konsistenzbeeinträchtigung außerhalb des pH-Bereiches von etwa 4–7 (z. B. Erythromycin erfordert pH 8,5)

- Sensibilisierungsgefahr: Sorbinsäure oder andere rezeptierte Konservierungsstoffe

Anwendungshinweise:
- befeuchtet die Haut und wirkt auf der Haut austrocknend
- Aufbrauchsfrist: 1 Jahr, in Spenderdose 6 Monate; unkonserviert 1 Woche

Kosten mit Verpackung und MwSt. (Stand 2005):

m \ Modus	rezeptiert
50 g	8,86 €
100 g	9,50 €
200 g	10,56 €
500 g	19,35 €

10.4 Zinkoxidhaltige Grundlagen

10.4.1 Zinkoxid-Talkum-Puder 50 %, weiß oder hautfarben (NRF 11.60.; Zink-Puder, weiß oder hautfarben)

Standardabgabemenge: 50 g

Zusammensetzung (Angaben in g für 100 g):

Substanz	weiß	hautfarben
Zinkoxid	50,0	50,0
Rotes Eisenoxid		0,60
Gelbes Eisenoxid		2,10
Schwarzes Eisenoxid		0,30
Talkum	50,0	zu 47,0

Kommentar:
Zinkoxid wirkt schwach adstringierend und schwach antimikrobiell. Die Wirkung ist aber wesentlich auf die physikalischen Eigenschaften des Streupuders zurückzuführen. Zinkoxid deckt gut und okkludiert nicht. Im Gegensatz zu Talkum haftet es aber nur unzureichend auf der Haut. Falls erforderlich, ist eine bessere Abstimmung des hautfarbenen Zink-Puders auf die betreffende Hautfarbe des Patienten durch eine Variation der Buntpigmentkonzentration bzw. der Anteile an unterschiedlichen Eisenoxid-Pigmenten möglich.

Indikationen:
- bei subakuten Dermatitiden zur Kühlung, Entquellung und Trocknung
- Nachbehandlung bei antimikrobieller oder antimykotischer Therapie

- Windeldermatitis
- intertriginöse Dermatosen

Warnhinweise und Inkompatibilitäten:
- nicht oder nur zurückhaltend bei Behandlung nässender Hautstellen, stark geschädigter Haut und in okkludierten Hautfalten anwenden, da es zu Verkrustungen und Haut reizenden Verklumpungen kommen kann
- werden gleichzeitig andere Lokaltherapeutika angewendet, sollte nur weißer Zinkoxid-Puder angewendet werden, da Wechselwirkungen der zur Tönung verwendeten Eisenoxide mit anderen Lokaltherapeutika wenig untersucht sind
- chemische Inkompatibilität: Clioquinol, Perubalsam, Salicylsäure, Dithranol, Tannin
- Talkum kann bei offenen Wunden in sehr seltenen Fällen Granulome hervorrufen

Anwendungshinweise:
- zwei- bis dreimal täglich auf die betroffene Hautstelle aufstreuen
- nicht an offenen Wunden anwenden
- Aufbrauchsfrist: 3 Jahre

Kosten mit Verpackung und MwSt. (Stand 2005):

m \ Typ	weiß	hautfarben
20 g	7,08	7,30 €
50 g	7,42	7,93 €
100 g	8,62	9,69 €

10.4.2 Zinkoxidschüttelmixtur, DAC oder hautfarben (NRF 11.22.; Zinci oxidi lotio/Zinci oxidi lotio rubra, Lotio alba aquosa/Lotio rubra aquosa)

Standardabgabemenge: 100 g

Zusammensetzung (Angaben in g für 100 g):

Substanz	DAC	hautfarben
Eisenoxid-Stammverreibung	–	0,8
Zinkoxid	20,0	20,0
Talkum	20,0	20,0
Glycerol 85 %	30,0	30,0
Gereinigtes Wasser	30,0	29,2

Kommentar:
Zinkoxid wirkt schwach adstringierend und schwach antimikrobiell. Die Wirkung ist aber wesentlich auf die physikalischen Eigenschaften der Schüttelmixtur zurückzuführen. Lotio alba ist aufgrund seiner osmotischen Wirkung und des enthaltenen Zinkoxids nicht mikrobiell anfällig und soll nicht konserviert werden. Die Rezeptur reagiert mit etwa pH 7,5–8 schwach basisch.

Indikationen:
- subakute Dermatitiden zur Kühlung, Entquellung und Trocknung
- Pruritus
- Schwangerschaftsdermatosen
- Arzneimittelexantheme
- periorale Dermatitis (hautfarbene Lotio)

Warnhinweise und Inkompatibilitäten:
- zurückhaltend bei Behandlung nässender Hautstellen einsetzen, da es zu Verkrustungen und Haut reizenden Verklumpungen kommen kann
- Wechselwirkungen der verwendeten Eisenoxide zur Tönung mit anderen Lokaltherapeutika können auftreten, zur Einarbeitung deshalb nur Lotio alba verwenden
- schlechte Freisetzung: alle Wirkstoffe
- chemische Inkompatibilität: Clioquinol, Perubalsam, Salicylsäure, Dithranol, Tannin, Fuchsin, Methylrosaniliniumchlorid
- Zersetzung der im Neutralbereich oxidations- oder hydrolyseempfindlichen Arzneistoffe: z. B. Dithranol, Clioquinol, Kortikosteroide (in unterschiedlichem Ausmaß, relativ stabil: Triamcinolonacetonid)

Anwendungshinweise:
- vor Gebrauch schütteln
- zwei- bis dreimal täglich auf die erkrankte Hautstelle mit einem Pinsel oder Spatel auftragen
- bei akuten Hautveränderungen möglichst nur die einfache Lotio alba aquosa anwenden, da sie von den meisten Patienten vertragen wird; alkoholhaltige (NRF 11.3.) oder als hydrophile Paste stabilisierte (NRF 11.49.) Schüttelmixturen können die Haut reizen
- Lotio sollte nur bei Bedarf, z. B. bei Lokalbehandlung an unbedeckten Hautstellen, auf die Hautfarbe abgestimmt werden
- Rückstände können durch Abbaden oder mit indifferenten Grundlagen entfernt werden
- Flecken in der Kleidung durch hautfarbene Zinkoxid-Schüttelmixtur können problemlos ausgewaschen werden
- Aufbrauchsfrist: 6 Monate

Kosten mit Verpackung und MwSt. (Stand 2005):

m \ Typ, Modus	weiß, aus Bulk	hautfarben, rezeptiert
50 g	2,56	8,42 €
100 g	4,00	9,88 €
200 g	6,85	12,97 €
500 g	16,85	28,01 €

10.4.3 Ethanolhaltige Zinkoxidschüttelmixtur, weiß oder hautfarben (NRF 11.3.)

Standardabgabemenge: 100 g

Zusammensetzung (Angaben in g für 100 g):

Substanz	weiß	hautfarben
Eisenoxid-Stammverreibung	–	0,8
Zinkoxid	20,0	20,0
Talkum	20,0	20,0
Gylcerol 85 %	20,0	20,0
Ethanol 90 %	20,0	20,0
Gereinigtes Wasser	20,0	19,2

Kommentar:
Zinkoxid wirkt schwach adstringierend und schwach antimikrobiell. Die Wirkung ist aber wesentlich auf die physikalischen Eigenschaften der Lotio zurückzuführen. Schwach basische Reaktion durch Zinkoxid. Ist durch den Ethanolanteil sicher konserviert. Falls erforderlich, ist eine bessere Abstimmung der hautfarbenen Lotio auf die betreffende Hautfarbe des Patienten durch eine Variation der Buntpigmentkonzentration bzw. der Anteile an unterschiedlichen Eisenoxid-Pigmenten möglich.

Indikationen:
- wirkt durch schnellere Verdunstung stärker kühlend und Juckreiz stillend als die wässrige Zinkoxid-Schüttelmixtur (NRF 11.22.).
- Pruritus
- subakute Dermatitiden zur Kühlung, Entquellung und Trocknung
- Arzneimittelexantheme

Warnhinweise und Inkompatibilitäten:
- zurückhaltend bei Behandlung nässender Hautstellen einsetzen, da es zu Verkrustungen und Haut reizenden Verklumpungen kommen kann
- Wechselwirkungen der verwendeten Eisenoxide zur Tönung mit anderen Lokaltherapeutika können auftreten, zur Einarbeitung deshalb nur ethanolhaltige Lotio alba verwenden
- schlechte Freisetzung: Alle Wirkstoffe
- chemische Inkompatibilität: Clioquinol, Perubalsam, Salicylsäure, Dithranol, Kortikosteroide, Tannin, Fuchsin, Methylrosaniliniumchlorid

Anwendungshinweise:
- vor Gebrauch schütteln, zwei- bis dreimal täglich auf die erkrankte Hautstelle mit einem Pinsel oder Spatel auftragen
- bei akuten Hautveränderungen möglichst nur die einfache Lotio alba aquosa anwenden, da sie von den meisten Patienten vertragen wird; alkoholhaltige (NRF 11.3.) oder stabilisierte (NRF 11.49.) Schüttelmixturen können die Haut reizen
- Lotio sollte nur bei Bedarf, z. B. bei Lokalbehandlung an unbedeckten Hautstellen, auf die Hautfarbe abgestimmt werden
- Rückstände können durch Abbaden oder mit indifferenten Grundlagen entfernt werden
- Flecken in der Kleidung durch hautfarbene Zinkoxid-Schüttelmixtur können problemlos ausgewaschen werden
- Aufbrauchsfrist: 6 Monate

Kosten mit Verpackung und MwSt. (Stand 2005):

m | Typ	weiß	hautfarben
50 g	9,05	9,21 €
100 g	9,66	9,95 €
200 g	10,92	11,50 €

10.4.4 Zinkoxid-Emulsionsschüttelmixtur 18 % (NRF 11.49.; 18er-Lotio)

Standardabgabemenge: 100 g

Zusammensetzung (Angaben in g für 100 g):

Substanz	Menge
Emulgierender Cetylstearylalkohol Typ A	3,0
Zinkoxid	18,0
Talkum	18,0
Glycerol 85 %	18,0
Ethanol 70 % (V/V)	18,0
Gereinigtes Wasser	25,0

Kommentar:
Die Zinkoxid-Emulsionsschüttelmixtur stellt entgegen der irreführenden Bezeichnung eine durch Zusatz eines strukturbildenden anionischen Emulgatorkomplexess pastenartig stabilisierte Form der ethanolhaltigen Zinkoxid-Schüttelmixtur (NRF 11.3.) dar; sie muss vor der Anwendung nicht mehr aufgeschüttelt werden. Die Wirkung ist vorwiegend auf die physikalischen Eigenschaften der ethanolhaltigen Schüttelmixtur zurückzuführen.

Indikationen:
- bei subakuten Dermatitiden zur Kühlung, Entquellung und Trocknung
- Pruritus
- Arzneimittelexantheme

Warnhinweise und Inkompatibilitäten:
- zurückhaltend bei Behandlung nässender Hautstellen einsetzen, da es zu Verkrustungen und Haut reizenden Verklumpungen kommen kann
- schlechte Freisetzung: Alle Wirkstoffe
- chemische Inkompatibilität aufgrund der schwach basischen Reaktion, des enthaltenen Zinkoxids sowie des anionischen Tensids: Clioquinol, Salicylsäure, Dithranol, Kortikosteroide, Tannin, kationische Wirkstoffe
- Sensibilisierungsgefahr: Cetylstearylalkohol

Anwendungshinweise:
- ein- bis dreimal täglich auf die erkrankte Hautstelle mit einem Pinsel oder Spatel auftragen
- bei akuten Hautveränderungen möglichst nur die einfache Lotio alba aquosa anwenden, da sie von den meisten Patienten vertragen wird; alko-

holhaltige (NRF 11.3.) oder stabilisierte (NRF 11.49.) Schüttelmixturen können die Haut reizen
- Rückstände können durch Abbaden oder mit indifferenten Grundlagen entfernt werden
- Aufbrauchsfrist: 6 Monate

Kosten mit Verpackung und MwSt. (Stand 2005):

m \ Modus	rezeptiert
50 g	9,47 €
100 g	10,31 €
200 g	11,76 €

10.4.5 Zinkpaste DAB (Zinci pasta, Pasta zinci)

Standardabgabemenge: 50 g

Zusammensetzung (Angaben in g für 100 g):

Substanz	Menge
Zinkoxid	25,0
Weizenstärke	25,0
Weißes Vaselin	50,0

Kommentar:
Nicht abwaschbare, schwer streichbare Paste mit hohem Anteil an suspendiertem Puder und sehr guter Haftfähigkeit. Schlecht geeignet zur Aufnahme von Wirkstoffen, die daraus kaum freigesetzt werden. Hygienerisiko bei Einarbeitung von Wasser wegen der enthaltenen Weizenstärke. Bei Eigenherstellung in der Apotheke sind Hygienemaßnahmen erforderlich, da Stärken für die Anwendung als Dermatikum unzulässig hohe Keimbelastungen haben können.

Indikationen:
- Schutz von Hautarealen vor äußeren Einwirkungen und mikrobiellen Infektionen, Anwendung vorzugsweise in Intertrigines
- Abdeckung nicht beteiligter Hautareale bei Durchführung spezifischer Behandlungen (z. B. bei Ulzera, Warzen)
- Windeldermatitis

Warnhinweise und Inkompatibilitäten:
- führt bei mehrfacher Anwendung zur Krustenbildung
- kann Wärmestau verursachen

- Sensibilisierungen kommen praktisch nicht vor
- kaum geeignet zur Einarbeitung von Wirkstoffen: schlechte Freisetzung und chemische Inkompatibilitäten mit Zinkoxid oder Weizenstärke: Clioquinol, Perubalsam, Salicylsäure, Dithranol, Tannin, Kortikosteroide
- cave: Verwechselung mit Pasta zinci oxidati SR (siehe 5.5.1)

Anwendungshinweise:
- Auftragen mit einem Holzspatel
- ein- bis mehrmals täglich auf die betroffenen Hautstellen auftragen und mit Mull abdecken
- vor der Anwendung anderer Externa vollständig entfernen (eingeschränkte Wirkung weiterer Externa)
- mit Dickflüssigem Paraffin, fetten Ölen (Olivenöl, Raffiniertem Erdnussöl) oder anderen flüssigen Lipiden entfernen und mit Zellstoff abwischen
- Aufbrauchsfrist: 3 Jahre

Kosten mit Verpackung und MwSt. (Stand 2005):

m \ Modus	aus Bulk
50 g	2,48 €
100 g	4,66 €
200 g	8,93 €

10.4.6 Hydrophobe hautfarbene Abdeckpaste, gelblich, mittel oder rötlich (NRF 11.58.)

Standardabgabemenge: 50 g

Zusammensetzung (Angaben in g für 100 g):

Substanz	gelblich	mittel	rötlich
Zinkoxid	10,0	10,0	10,0
Titandioxid	5,0	5,0	5,0
rotes Eisenoxid	0,15	0,20	0,25
gelbes Eisenoxid	0,75	0,70	0,65
schwarzes Eisenoxid	0,10	0,10	0,10
Cetylalkohol	10,0	10,0	10,0
Hydrophobes Basisgel DAC	24,0	24,0	24,0

Kommentar:
Die Abdeckpaste wirkt aufgrund des Cetylalkohols matt auf der Haut. Falls erforderlich, kann die Abdeckpaste einem abweichenden, insbesondere helleren oder dunkleren Teint angepasst werden. Die Zubereitung ist nicht zur Einarbeitung von Wirkstoffen bestimmt.

Indikationen:
- Abdeckung störender Hautveränderungen
- vorzugsweise bei normaler und trockener Haut geeignet
- Lichtschutzpaste, Lichtschutzfaktor: etwa 10 in Abhängigkeit von der Auftragsstärke

Warnhinweise und Inkompatibilitäten:
- chemische Inkompatibilität: wenig bekannt, vermutlich viele Wirkstoffe
- Sensibilisierungsgefahr: Cetylalkohol

Anwendungshinweise:
- auf die abzudeckende Hautstelle und deren Umgebung auftragen
- erhabene Hautveränderungen grundsätzlich etwas dunkler, tiefer als das Hautniveau liegende etwas heller schminken; sie erscheinen dadurch weniger auffällig
- vor der Anwendung anderer Externa vollständig entfernen (eingeschränkte Wirkung weiterer Externa)
- mit Dickflüssigem Paraffin, fetten Ölen (Olivenöl, Erdnussöl) oder anderen flüssigen Lipiden entfernen und mit Zellstoff abwischen
- Aufbrauchsfrist: 3 Jahre

Kosten mit Verpackung und MwSt. (Stand 2005):

m \ Modus	rezeptiert
50 g	10,17 €
100 g	13,87 €
200 g	19,72 €

10.4.7 Hydrophile hautfarbene Abdeckpaste, gelblich, mittel oder rötlich (NRF 11.59.)

Standardabgabemenge: 50 g

Zusammensetzung (Angaben in g für 100 g):

Substanz	gelblich	mittel	rötlich
Zinkoxid	10,0	10,0	10,0
Titandioxid	5,0	5,0	5,0
rotes Eisenoxid	0,15	0,20	0,25
gelbes Eisenoxid	0,75	0,70	0,65
schwarzes Eisenoxid	0,10	0,10	0,10
Cetylalkohol	10,0	10,0	10,0
Macrogol 400	24,0	24,0	24,0

Kommentar:
Die Abdeckpaste wirkt aufgrund des Cetylalkohols matt auf der Haut. Sie trocknet die Haut sehr stark aus. Falls erforderlich, kann die Abdeckpaste einem abweichenden, insbesondere helleren oder dunkleren Teint angepasst werden. Die Zubereitung ist nicht zur Einarbeitung von Wirkstoffen bestimmt.

Indikationen:
- Abdeckung störender Hautveränderungen
- nur bei seborrhoischer Haut geeignet
- Lichtschutzpaste, Lichtschutzfaktor: etwa 10

Warnhinweise und Inkompatibilitäten:
- starke Austrocknung
- chemische Inkompatibilität: wenig bekannt, vermutlich viele Wirkstoffe
- Sensibilisierungsgefahr: Cetylalkohol, Macrogole

Anwendungshinweise:
- auf die abzudeckende Hautstelle und deren Umgebung auftragen
- erhabene Hautveränderungen grundsätzlich etwas dunkler, tiefer als das Hautniveau liegende etwas heller schminken; sie erscheinen dadurch weniger auffällig
- vor der Anwendung anderer Externa vollständig zu entfernen (eingeschränkte Wirkung weiterer Externa)

- mit Wasser abwaschbar
- Aufbrauchsfrist: 3 Jahre

Kosten mit Verpackung und MwSt. (Stand 2005):

m \ Modus	rezeptiert
50 g	9,71 €
100 g	12,92 €
200 g	17,86 €

10.4.8 Weiche Zinkpaste DAB (NRF 11.21.; Pasta zinci mollis DAB)

Standardabgabemenge: 50 g

Zusammensetzung (Angaben in g für 100 g):

Substanz	Menge
Zinkoxid	30,0
Dickflüssiges Paraffin	40,0
Weißes Vaselin	20,0
Gebleichtes Wachs	10,0

Kommentar:
Die Zusammensetzung wurde 1994 im DAB umgestellt. Wollwachs-Produkte wurden aus der Paste völlig herausgenommen (Pasta zinci mollis DAB 9: Zinkoxid 15,0 g, Mittelkettige Triglyceride 10,0 g, Wollwachsalkoholsalbe 25,0 g). Überempfindlichkeiten gegen Wollwachs-Produkte oder Cetylstearylalkohol sind mit der neuen Grundlage nicht mehr zu erwarten. Gleichzeitig wurde die physikalische Stabilität verbessert, wasserhaltige Zusätze sind mangels Emulgators jedoch nur in sehr geringer Menge möglich. Hautfarbene Variante: Zusatz von 1,5 % Eisenoxid-Pigmenten (siehe 10.4.1, S. 150).

Indikationen:
- mildes Adstringens zur Hautbehandlung
- Schutz von Hautarealen vor äußeren Einwirkungen und mikrobiellen Infektionen, Anwendung vorzugsweise in Intertrigines
- Windeldermatitis: statt Zinkpaste DAB auf bereits feuchter, sezernierender Haut anwenden

Warnhinweise und Inkompatibilitäten:
- chemische Instabilität bzw. Inkompatibilitäten mit Zinkoxid: Clioquinol, Salicylsäure, Dithranol, Tannin, Kortikosteroide

- herabgesetzte Wirkung durch schlechte Freisetzung: viele Wirkstoffe, vielleicht mit Ausnahme von Nystatin, Clotrimazol und einigen Antiseptika

Anwendungshinweise:
- vor der Anwendung anderer Externa vollständig entfernen (eingeschränkte Wirkung weiterer Externa)
- ein- bis mehrmals täglich auf die betroffenen Hautstellen auftragen und mit Mull abdecken
- mit Dickflüssigem Paraffin, fetten Ölen (Olivenöl, Erdnussöl) oder anderen flüssigen Lipiden entfernen und mit Zellstoff abwischen
- Aufbrauchsfrist: 3 Jahre 6

Kosten mit Verpackung und MwSt. (Stand 2005):

m \ Modus	aus Bulk
50 g	2,00 €
100 g	3,22 €
200 g	4,15 €

10.4.9 Zinköl (NRF 11.20.; Zinci oleum, Oleum zinci)

Standardabgabemenge: 50 g

Zusammensetzung (Angaben in g für 100 g):

Substanz	Menge
Zinkoxid	50,0
Natives Olivenöl	50,0

Kommentar:
Dickflüssige ölige Zubereitung. Kalt gelagert kann Zinköl durch auskristallisierte Bestandteile des Olivenöls in seiner Homogenität beeinträchtigt sein; es ist vor der Anwendung auf Raumtemperatur zu erwärmen. Autooxidation des Olivenöls begrenzt die Haltbarkeit. Eine Stabilisierung durch Antioxidanzien ist im NRF ohne Rücksprache mit dem verschreibenden Arzt nicht vorgesehen und nicht überprüft.

Indikationen:
- prinzipiell wie Zinkoxid-Schüttelmixtur, aber durch Ersetzen des Wasseranteils durch Olivenöl weniger austrocknend
- mildes Adstringens und Exsikkans
- Dermatitiden in den intertriginösen Bereichen
- Windeldermatitis
- fettendes Öl zum Abdecken gesunder Hautbezirke

Warnhinweise und Inkompatibilitäten:
- Wirkstoffzusätze problematisch, allenfalls Nystatin oder Clotrimazol
- chemische Inkompatibilität bzw. Instabilität oder Wirkungseinschränkung: Clioquinol, Salicylsäure, Dithranol, Kortikosteroide, Tannin und viele andere Wirkstoffe

Anwendungshinweise:
- vor Gebrauch schütteln, da Zinkoxid sedimentiert und sich an der Oberfläche Öl abscheidet
- ein- bis mehrmals täglich auf die betroffenen Hautstellen auftragen und mit Mull abdecken
- vor der Anwendung anderer Externa vollständig entfernen (eingeschränkte Wirkung weiterer Externa).
- mit Dickflüssigem Paraffin, fetten Ölen (Olivenöl, Erdnussöl) oder anderen flüssigen Lipiden entfernen und mit Zellstoff abwischen
- bei Raumtemperatur aufbewahren
- Aufbrauchsfrist: 6 Monate, im Kühlschrank 1 Jahr

Kosten mit Verpackung und MwSt. (Stand 2005):

m \ Modus	aus Bulk	rezeptiert
50 g	2,97	7,83 €
100 g	4,94	8,93 €
200 g	8,93	10,79 €

10.5 Salicylsäurehaltige Rezepturen

10.5.1 Salicylsäure-Salbe 1/2/3/5/10 oder 20 % (NRF 11.43.)

Standardabgabemenge: 100 g

Zusammensetzung (Angaben in g für 100 g):

Substanz	1 %	2 %	3 %	5 %	10 %	20 %
Salicylsäure-Verreibung 50 %	2,0	4,0	6,0	10,0	20,0	40,0
Weißes Vaselin	98,0	96,0	94,0	90,0	80,0	60,0

Kommentar:
Der Wirkstoff liegt fast ausschließlich suspendiert vor. Herstellung aus Rezepturkonzentrat, da mikrofein gepulverte Salicylsäure nicht erhältlich ist.

Mit steigender Salicylsäure-Konzentration durchscheinende bis fast weiße Salbe. Sehr gut haltbar.

Indikationen:
- Keratolytikum
- Psoriasis
- Ichthyosis vulgaris
- kongenitale Ichthyosisformen
- Morbus Darier
- Keratoderma palmoplantare

Warnhinweise und Inkompatibilitäten:
- Vorsicht bei Kindern: mögliche systemische Wirkung nach perkutaner Resorption (Salizylismus)
- Vorsicht in der Schwangerschaft
- Vorsicht bei Patienten mit Niereninsuffizienz

Anwendungshinweise:
- 3–5 %: als Keratolytikum zur flächigen Applikation
- 10 und 20 %: an umschriebenen hyperkeratotischen Arealen, z. B. Palmae und Plantae
- bei Kindern nur kleinflächig anwenden
- Aufbrauchsfrist: 3 Jahre

Kosten mit Verpackung und MwSt. (Stand 2005):

m \ c	1 %	2 %	3 %	5 %	10 %	20 %
50 g	7,63	7,70	7,71	7,81	8,03	8,46 €
100 g	8,80	8,86	8,96	9,13	9,56	10,41 €
200 g	9,55	9,72	9,89	10,27	11,11	12,83 €
500 g	21,10	21,53	21,96	22,82	24,97	29,30 €

10.5.2 Salicylsäure-Öl 2/5 oder 10 % (NRF 11.44.)

Standardabgabemenge: 50 g

*Zusammensetzung
(Angaben in g für 100 g):*

Substanz	2 %	5 %	10 %
Salicylsäure	2,0	5,0	10,0
Raffiniertes Rizinusöl			60,0
Dickflüssiges Paraffin	73,0		
Octyldodecanol	25,0	95,0	30,0

Kommentar:
Zum Teil wird auch Olivenöl fälschlich rezeptiert, darin kann aber nur bis zu 2,5 % Salicylsäure gelöst werden. Die Salicylsäure liegt hier in gelöster Form vor. In den vorliegenden Rezepturen ist das Lösevermögen des flüssigen Trägers auf die Salicylsäure-Konzentration abgestimmt. Oxidations- und hydrolyseempfindliche Triglyceride werden weitgehend vermieden. Unter 10- bis 15%igem Zusatz eines mit dem Salicylsäure-Öl mischbaren Solubilisators, z. B. Macrogol-4-laurylether, kann ein mit Wasser abwaschbares Öl rezeptiert werden (siehe 10.5.3, S. 165).

Indikationen:
- Keratolytikum, besonders geeignet für Anwendung als Ölkappe (siehe unten)
- Psoriasis, insbesondere am behaarten Kopf
- Ichthyosis vulgaris
- kongenitale Ichthyosisformen
- Morbus Darier

Warnhinweise und Inkompatibilitäten:
- Vorsicht bei Kindern: mögliche systemische Wirkung nach perkutaner Resorption (Salizylismus)
- Vorsicht in der Schwangerschaft
- Vorsicht bei Patienten mit Niereninsuffizienz

Anwendungshinweise:
- ein- bis dreimal täglich auf erkrankten Hautstellen auftragen
- 10 %: über Nacht okklusiv im Kopfhaarbereich bei stark fest haftender Schuppenbildung
- Ölkappe: Haar scheiteln, Öl regelmäßig auftragen und einmassieren, dann eine Einmal-Duschhaube aufsetzen und eventuell anschließend einen Tg-

Strumpf überziehen, am nächsten Morgen das Haar mit Shampoo auswaschen
- Aufbrauchsfrist: 6 Monate

Kosten mit Verpackung und MwSt. (Stand 2005):

m \ c	2 %	5 %	10 %
50 g	8,29	10,18	8,84 €
100 g	9,72	13,51	10,83 €
200 g	12,34	19,92	14,51 €
500 g	23,52	42,44	28,98 €

10.5.3 Abwaschbares Salicylsäure-Öl 2/5 oder 10 % (NRF 11.85.)

Standardabgabemenge: 40 g

Zusammensetzung (Angaben in g für 100 g):

Substanz	2 %	5 %	10 %
Salicylsäure	2,0	5,0	10,0
Macrogol-4-laurylether	10,0	10,0	15,0
Octyldodecanol	88,0	85,0	75,0

Kommentar:
Die Salicylsäure liegt in gelöster Form vor. Oxidations- und hydrolyseempfindliche Triglyceride werden vermieden. Unter 10- bis 15%igem Zusatz eines mit dem Salicylsäure-Öl mischbaren Solubilisators, z. B. Macrogol-4-laurylether, kann ein mit Wasser leichter abwaschbares Öl rezeptiert werden. Standardabgabemenge 40 g sind nahezu 50 ml.

Indikationen:
- Keratolytikum, besonders geeignet für Anwendung als Ölkappe (siehe unten)
- Psoriasis, insbesondere am behaarten Kopf
- Ichthyosis vulgaris
- kongenitale Ichthyosisformen
- Morbus Darier

Warnhinweise und Inkompatibilitäten:
- Vorsicht bei Kindern: mögliche systemische Wirkung nach perkutaner Resorption (Salizylismus)
- Vorsicht in der Schwangerschaft
- Vorsicht bei Patienten mit Niereninsuffizienz

- abwaschbares Salicylsäure-Öl 10 % nicht unter 15 °C aufbewahren (Salicylsäure-Löslichkeit)

Anwendungshinweise:
- ein- bis dreimal täglich auf erkrankten Hautstellen auftragen
- 10 %: über Nacht okklusiv im Kopfhaarbereich bei stark festhaftender Schuppenbildung
- Ölkappe: Haar scheiteln, Öl regelmäßig auftragen und einmassieren, dann eine Einmal-Duschhaube aufsetzen und eventuell anschließend einen Tg-Strumpf überziehen, am nächsten Morgen das Haar mit Shampoo auswaschen
- Aufbrauchsfrist: 6 Monate

Kosten mit Verpackung und MwSt. (Stand 2005):

m \ c	2 %	5 %	10 %
40 g	8,99	9,04	9,06 €
100 g	12,61	12,75	12,83 €
200 g	18,87	19,12	19,31 €
500 g	40,53	41,12	41,61 €

10.5.4 Hydrophile Salicylsäure-Creme 5 % (NRF 11.106.)

Standardabgabemenge: 50 g

Zusammensetzung (Angaben in g für 100 g):

Substanz	Menge
Salicylsäure	5,0
Nichtionische hydrophile Creme SR DAC	95,0

Kommentar:
Salicylsäure liegt in dieser aus den Standardrezepturen der DDR übernommenen Rezeptur überwiegend suspendiert vor. Ein gelöster Anteil ist jedoch aufgrund des Emulgators und vor allem der Lipidkomponente der Creme enthalten (Zusammensetzung siehe 10.2.8, S. 138), sodass die Haltbarkeit wegen allmählichen Kristallwachstums auf 1 Jahr begrenzt ist. Da Salicylsäure nicht ausreichend fein gepulvert erhältlich ist, wird die Herstellung unter Verwendung einer hydrophilen Salicylsäure-Verreibung 50 % auf der Basis derselben Grundlage vorgenommen.

Indikationen:
- Keratolytikum

- Psoriasis, insbesondere am behaarten Kopf
- Ichthyosis vulgaris
- kongenitale Ichthyosisformen
- Morbus Darier

Warnhinweise und Inkompatibilitäten:
- Vorsicht bei Kindern: mögliche systemische Wirkung nach perkutaner Resorption (Salizylismus)
- Vorsicht in der Schwangerschaft
- Vorsicht bei Patienten mit Niereninsuffizienz
- Sensibilisierungsgefahr: Cetylstearylalkohol, Sorbinsäure

Anwendungshinweise:
- ein- bis dreimal täglich auf erkrankte Hautstellen auftragen
- Aufbrauchsfrist: 1 Jahr, in Spenderdose 6 Monate

Kosten mit Verpackung und MwSt. (Stand 2005):

m \ Modus	rezeptiert
50 g	7,98 €
100 g	9,54 €
200 g	11,01 €
500 g	24,74 €

10.5.5 Ethanolhaltiges Salicylsäure-Gel 6 % (NRF 11.54.)

Standardabgabemenge: 50 g

Zusammensetzung (Angaben in g für 100 g):

Substanz	Menge
Salicylsäure	6,0
Ethanol 96 %	16,0
Hydroxypropylcellulose 400	4,0
Natriumdihydrogen-phosphat-Dihydrat	0,10
Propylenglycol	58,0
Gereinigtes Wasser	15,9

Kommentar:
Es handelt sich im Prinzip um gelierten Salicylspiritus. Die Salicylsäure liegt gelöst in dem klaren Gel vor. Als Hydrogelbildner dient Hydroxypropylcellulose, die mit Alkohol verträglich ist, mehrstündige Quellungszeit.

Der Phosphatzusatz soll Spuren von Eisen binden, um Verfärbungen zu vermeiden.

Indikationen:
- Keratolytikum bei hyperkeratotischen Hauterkrankungen, Kombination mit Bädern (z. B. Schmierseife)
- entschuppende Behandlung am behaarten Kopf
- hyperkeratotisches Handekzem
- Ichthyosis

Warnhinweise und Inkompatibilitäten:
- Vorsicht bei Kindern: mögliche systemische Wirkung nach perkutaner Resorption (Salizylismus)
- Vorsicht in der Schwangerschaft
- Vorsicht bei Patienten mit Niereninsuffizienz
- Vorsicht bei Anwendung in Gesicht und Schleimhautnähe, kann reizen und brennen
- Sensibilisierungsgefahr: Propylenglycol

Anwendungshinweise:
- gut abwaschbar
- nach warmem Hand- oder Fußbad gut abtrocknen und dann Gel auftragen
- kann auch unter Okklusion appliziert werden, jedoch vor dem Abdecken Ethanol erst abdunsten lassen
- Aufbrauchsfrist: 3 Jahre, in Spenderdose 6 Monate

Kosten mit Verpackung und MwSt. (Stand 2005):

m | Modus	rezeptiert
20 g	9,45 €
50 g	11,22 €
100 g	14,13 €
200 g	22,75 €

10.5.6 Fettender Salicylsäure-Hautspiritus 1/2/3 oder 5 % (NRF 11.45.)

Standardabgabemenge: 40 g

Zusammensetzung (Angaben in g für 100 g):

Substanz	1 %	2 %	3 %	5 %
Salicylsäure	1,00	2,00	3,00	5,00
Octyldodecanol	18,81	18,62	18,43	18,05
Gereinigtes Wasser	10,89	10,78	10,67	10,45
2-Propanol	69,30	68,60	67,90	66,50

Kommentar:
Mittelding zwischen Salicylsäure-Spiritus und Salicylsäure-Öl bzw. rückfettender Spiritus. Allen Konzentrationen liegt der gleiche flüssige Träger zugrunde. Die Salicylsäure liegt in gelöster Form und als klare Lösung vor. Die Standardabgabemenge von 40 g entspricht nahezu 50 ml.

Indikationen:
- Keratolytikum
- Haarspiritus bei Kopfschuppen und Seborrhö
- meist als 3%iger Hautspiritus zu verwenden

Warnhinweise und Inkompatibilitäten:
- Vorsicht bei Kindern: mögliche systemische Wirkung nach perkutaner Resorption (Salizylismus)
- in Schwangerschaft und Stillzeit großflächigen Einsatz und höherprozentige Zubereitungen (> 2 %) vermeiden
- bei Patienten mit Niereninsuffizienz großflächigen Einsatz und höherprozentige Zubereitungen (> 2 %) vermeiden

Anwendungshinweise:
- ein- bis dreimal täglich anwenden
- Kontakt mit Schleimhäuten vermeiden
- Aufbrauchsfrist: 6 Monate

Kosten mit Verpackung und MwSt. (Stand 2005):

m\c	1 %	2 %	3 %	5 %
40 g	6,55	6,58	6,60	6,68 €
100 g	7,80	7,85	7,97	8,12 €
200 g	9,65	9,80	9,95	10,29 €
500 g	17,12	17,52	17,96	18,77 €

10.5.7 Isopropylalkoholhaltiger Salicylsäure-Hautspiritus 1/2/3/5 oder 10 % (NRF 11.55.)

Standardabgabemenge: 50 g

Zusammensetzung (Angaben in g für 100 g):

Substanz	1 %	2 %	3 %	5 %	10 %
Salicylsäure	1,0	2,0	3,0	5,0	10,0
Gereinigtes Wasser	36,8	36,5	36,1	35,3	33,5
2-Propanol	62,2	61,5	60,9	59,7	56,5

Kommentar:
Lösemittel ist in allen Fällen 2-Propanol 70 % (V/V). Rezepturfähige Wirkstoffe können noch eingearbeitet werden (z. B. Antimykotika, Kortikosteroide). Alle Stoffe liegen dann in gelöster Form vor. Vorsicht in der freien Rezeptur: Fette lassen sich nur begrenzt einarbeiten, dafür Rezeptur NRF 11.45. verwenden.

Indikationen:
- Keratolytikum
- Haarspiritus bei Kopfschuppen und Seborrhö
- meist als 3%iger Hautspiritus zu verwenden
- rezepturfähige Wirkstoffe können eingearbeitet werden

Warnhinweise und Inkompatibilitäten:
- Vorsicht bei Kindern: mögliche systemische Wirkung nach perkutaner Resorption (Salizylismus)
- in Schwangerschaft und Stillzeit großflächigen Einsatz und höherprozentige Zubereitungen (> 2 %) vermeiden
- Bei Patienten mit Niereninsuffizienz großflächigen Einsatz und höherprozentige Zubereitungen (> 2 %) vermeiden

Anwendungshinweise:
- ein- bis dreimal täglich anwenden
- Kontakt mit Schleimhäuten vermeiden
- Aufbrauchsfrist: 6 Monate

Kosten mit Verpackung und MWSt. (Stand 2005):

m \ c	1 %	2 %	3 %	5 %	10 %
50 g	6,11	6,18	6,22	6,31	6,58 €
100 g	6,65	6,73	6,82	7,02	7,48 €
200 g	7,34	7,52	7,71	8,10	9,04 €
500 g	11,41	11,88	12,33	13,28	15,65 €

10.6 Harnstoffhaltige Rezepturen

10.6.1 Lipophile Harnstoff-Creme 5 oder 10 % (NRF 11.129.)

Standardabgabemenge: 100 g

Zusammensetzung (Angaben in g für 100 g):

Substanz	5 %	10 %
Harnstoff	5,0	10,0
Milchsäure 90 %	1,0	1,0
Natriumlactat-Lösung 50 %	4,0	4,0
Hydrophobe Basiscreme DAC	90,0	85,0

Kommentar:
Hydrophobe Basiscreme DAC ist üblicherweise mit Kaliumsorbat konserviert (siehe 10.2.5, S. 133). Obgleich die äußere Phase lipophil ist, kann der Harnstoff wegen des hohen Wasseranteils direkt kristallin in die Creme eingearbeitet werden und liegt dann gelöst vor.

Indikationen:
- hyperkeratotische Hautkrankheiten
- hyperkeratotisches und rhagadiformes Handekzem
- Ichthyosis vulgaris, kongenitale Ichthyosisformen
- Keratoderma palmoplantare
- Morbus Darier

Warnhinweise und Inkompatibilitäten:
- bei Kindern wird meist die 5%ige Konzentration empfohlen

- Sensibilisierungsgefahr: Sorbinsäure
- hohe Milchsäurekonzentration kann bei empfindlicher Haut zu Reizungen führen

Anwendungshinweise:
- ein- bis zweimal täglich auf die betroffenen Hautstellen auftragen
- Aufbrauchsfrist: 6 Monate

Kosten mit Verpackung und MwSt. (Stand 2005):

m \ c	5 %	10 %
50 g	9,31	9,26 €
100 g	12,05	11,99 €
200 g	16,15	15,98 €
500 g	37,55	37,21 €
1 000 g	72,35	71,61 €

10.6.2 Hydrophile Harnstoff-Creme 5 oder 10 % (NRF 11.71.)

Standardabgabemenge: 100 g

Zusammensetzung (Angaben in g für 100 g):

Substanz	5 %	10 %
Harnstoff	5,0	10,0
Milchsäure 90 %	1,0	1,0
Natriumlactat-Lösung 50 %	4,0	4,0
Wasserhaltige hydrophile Salbe DAB, konserviert mit Sorbinsäure	90,0	85,0

Kommentar:
In dieser Rezeptur werden Harnstoff und Milchsäure in wasserhaltige hydrophile Salbe DAB eingearbeitet. Diese Rezepturgrundlage ist in der Regel mit 0,1 % Sorbinsäure vorkonserviert (siehe 10.2.10, S. 140). Der Milchsäure-Lactat-Puffer stabilisiert den pH-Wert im schwach sauren Bereich. Es ist unsicher, ob für harnstoffhaltige Rezepturen überhaupt ein Konservierungsmittel erforderlich ist. Eine mikrobizide Wirkung gegen Schimmelpilze besteht nur bei etwa 20%iger Konzentration. Hierbei kommt es immer auf die Harnstoff-Konzentration in der Wasserphase an.

Indikationen:
- Dermatoxerose (Altershaut)

- atopische Dermatitis (günstig: Kombination von 5 % Harnstoff mit 1 % Hydrocortisonacetat)
- Ichthyosis vulgaris (hier sind 10- bis 15%ige Harnstoff-Zubereitungen verwendbar)

Warnhinweise und Inkompatibilitäten:
- bei Kindern wird meist die 5%ige Harnstoff-Konzentration empfohlen
- Sensibilisierungsgefahr: Cetylstearylalkohol, Sorbinsäure
- Herstellung ohne Konservierungsmittel möglich (bei 5%iger Harnstoff-Konzentration aber nur eine Woche nach Herstellung verwendbar)

Anwendungshinweise:
- ein- bis mehrmals täglich auf die betroffenen Hautstellen auftragen
- Aufbrauchsfrist: 6 Monate

Kosten mit Verpackung und MWSt. (Stand 2005):

m \ c	5 %	10 %
50 g	9,44	9,48 €
100 g	10,63	10,77 €
200 g	13,80	13,98 €
500 g	27,52	27,93 €
1 000 g	47,57	48,35 €

10.6.3 Hydrophile Harnstoff-Emulsion 5 oder 10 % (NRF 11.72.)

Standardabgabemenge: 100 g

Zusammensetzung (Angaben in g für 100 g):

Substanz	5 %	10 %
Harnstoff	5,0	10,0
Milchsäure 90 %	1,0	1,0
Natriumlactat-Lösung 50 %	4,0	4,0
Hydrophile Hautemulsionsgrundlage (NRF-Stammzubereitung S.25.)	90,0	85,0

Kommentar:
Dickflüssige, fettarme Milch, Zusammensetzung der Emulsionsgrundlage ist unter Abschnitt 10.2.13 beschrieben. Sie kann vorgefertigt bezogen werden und ist in der Regel mit Kaliumsorbat vorkonserviert. Milchsäure-Lactat-Puffer stabilisiert den pH-Wert im schwach sauren Bereich, damit ausreichend Sorbinsäure im Reaktionsgleichgewicht vorliegt. Es ist unsicher, ob

für harnstoffhaltige Rezepturen überhaupt ein Konservierungsmittel erforderlich ist. Eine mikrobizide Wirkung gegen Schimmelpilze besteht nur bei etwa 10%iger Konzentration. Hierbei kommt es immer auf die Harnstoff-Konzentration in der Wasserphase an.

Indikationen:
- Dermatoxerose (Altershaut)
- atopische Dermatitis (günstig: Kombination von 5 % Harnstoff mit 1 % Hydrocortisonacetat)
- Ichthyosis vulgaris (hier sind 10- bis 15%ige Harnstoff-Zubereitungen verwendbar)

Warnhinweise und Inkompatibilitäten:
- bei Kindern wird meist die 5%ige Konzentration empfohlen
- Sensibilisierungsgefahr: Sorbinsäure

Anwendungshinweise:
- vor Gebrauch schütteln
- ein- bis mehrmals täglich auf die betroffenen Hautstellen auftragen
- Aufbrauchsfrist: 6 Monate

Kosten mit Verpackung und MwSt. (Stand 2005):

m \ c	5 %	10 %
50 g	7,90	7,91 €
100 g	9,23	9,29 €
200 g	12,16	12,24 €
500 g	26,60	26,84 €
1 000 g	46,02	46,46 €

10.6.4 Harnstoff-Cetomacrogolsalbe 10 % (NRF 11.73.)

Standardabgabemenge: 100 g

Zusammensetzung (Angaben in g für 100 g):

Substanz	Menge
Harnstoff	10,0
Gereinigtes Wasser	20,0
Cetylstearylalkohol	16,8
Macrogol-20-cetylstearylether	4,2
Dickflüssiges Paraffin	17,5
Weißes Vaselin	31,5

Kommentar:
In dieser Rezeptur wird gelöster Harnstoff in eine nichtionische hydrophile Absorptionsgrundlage eingearbeitet. Wegen des konzentrierten Harnstoffanteils in der Wasserphase ist keine Konservierung erforderlich. Die Rezeptur ist kaum in die Salbensystematik einzuordnen. Die qualitative Zusammensetzung entspricht einer hydrophilen Creme, jedoch lassen die Herstellung ohne Erwärmen und der sehr geringe Wasseranteil die Ausbildung der typischen Cremestruktur vom W/O-Typ nicht zu.

Indikationen:
- Dermatoxerose (Altershaut)
- atopische Dermatitis (eventuell in Kombination mit 1%igem Hydrocortisonacetat)
- Ichthyosis vulgaris

Warnhinweise und Inkompatibilitäten:
- Sensibilisierungsgefahr: Cetylstearylalkohol

Anwendungshinweise:
- mäßig fette, gut abwaschbare Salbe
- ein- bis mehrmals täglich auf die betroffenen Hautstellen auftragen
- Aufbrauchsfrist: 1 Jahr, in Spenderdose 6 Monate

Kosten mit Verpackung und MWSt. (Stand 2005):

m \ Modus	rezeptiert
50 g	9,92 €
100 g	11,67 €
200 g	14,87 €
500 g	30,24 €
1 000 g	52,97 €

10.6.5 Wasserhaltige Harnstoff-Wollwachsalkoholsalbe 5 oder 10 % (NRF 11.74.)

Standardabgabemenge: 100 g

Zusammensetzung (Angaben in g für 100 g):

Substanz	5 %	10 %
Harnstoff	5,0	10,0
Milchsäure 90 %	1,0	1,0
Natriumlactat-Lösung 50 %	4,0	4,0
Kaliumsorbat	0,14	0,14
Gereinigtes Wasser	39,86	34,86
Wollwachsalkoholsalbe DAB	50,0	50,0

Kommentar:
In dieser Rezeptur sind Harnstoff und Milchsäure in Wasserhaltige Wollwachsalkoholsalbe DAB auf Kosten des Wasseranteils enthalten. Kaliumsorbat wird zusätzlich als Konservans eingearbeitet, bei kurzer Aufbrauchsfrist kann darauf verzichtet werden. Es ist unsicher, ab welcher Konzentration für harnstoffhaltige Rezepturen überhaupt ein Konservierungsmittel erforderlich ist. Milchsäure-Lactat-Puffer stabilisiert den pH-Wert im schwach sauren Bereich.

Indikationen:
- Dermatoxerose (Altershaut)
- atopische Dermatitis (günstig die Kombination von 5 % Harnstoff mit 1 % Hydrocortisonacetat)
- Ichthyosis vulgaris (hier sind 10- bis15%ige Harnstoff-Zubereitungen verwendbar)

Warnhinweise und Inkompatibilitäten:
- bei Kindern wird meist die 5%ige Harnstoff-Konzentration empfohlen
- Sensibilisierungsgefahr: Wollwachsalkohole, Sorbinsäure, selten Cetylstearylalkohol
- bei akut entzündlichen Veränderungen kann es zu Reizungen kommen

Anwendungshinweise:
- deutlich fettende, schlecht abwaschbare Salbe
- ein- bis mehrmals täglich auf die betroffenen Hautstellen auftragen
- Herstellung ohne Konservierungsmittel möglich (bei 5%iger Harnstoff-Konzentration aber nur einen Monat nach Herstellung verwendbar)
- Aufbrauchsfrist: 6 Monate

Kosten mit Verpackung und MwSt. (Stand 2005):

m \ c	5 %	10 %
50 g	9,56	9,59 €
100 g	10,82	10,99 €
200 g	11,97	12,27 €
500 g	24,63	25,38 €

10.6.6 Lipophile Harnstoff-Natriumchlorid-Salbe (NRF 11.75.)

Standardabgabemenge: 100 g

Zusammensetzung (Angaben in g für 100 g):

Substanz	Menge
Harnstoff	10,0
Natriumchlorid	10,0
Gereinigtes Wasser	30,0
Wollwachsalkoholsalbe DAB	50,0

Kommentar:
In dieser Rezeptur ist gelöster Harnstoff in wasserhaltiger Wollwachsalkoholsalbe enthalten. Wegen des hohen Salz- und Harnstoff-Anteils in der Wasserphase ist keine Konservierung erforderlich.

Indikationen:
- Krankheiten mit genetischen Verhornungsstörungen
- Ichthyosis vulgaris
- Ichthyosis congenitalis
- Morbus Darier

Warnhinweise und Inkompatibilitäten:
- bei Kindern eventuell niedrigere Harnstoff-Konzentration (5 %)
- Sensibilisierungsgefahr: Wollwachsalkohole, selten Cetylstearylalkohol
- bei akut entzündlichen Veränderungen kann es zu Reizungen kommen

Anwendungshinweise:
- deutlich fettende, schlecht abwaschbare Salbe
- ein- bis mehrmals täglich auf die betroffenen Hautstellen auftragen
- Aufbrauchsfrist: 6 Monate

Kosten mit Verpackung und MwSt. (Stand 2005):

m \ Modus	rezeptiert
50 g	9,44 €
100 g	10,65 €
200 g	11,62 €
500 g	23,72 €

10.7 Kortikosteroidhaltige Externa

10.7.1 Hydrophile Hydrocortisonacetat-Creme 0,25/0,5 oder 1 % (NRF 11.15.)

Standardabgabemenge: 50 g

Zusammensetzung (Angaben in g für 100 g):

Substanz	0,25 %	0,5 %	1 %
Hydrocortisonacetat (mikrofein)	0,25	0,5	1,0
Nichtionische hydrophile Creme DAB	99,75	99,5	99,0

Kommentar:
Hydrocortisonacetat liegt überwiegend suspendiert vor; es kann in freier Rezeptur für den baldigen Verbrauch auch in Basiscreme DAC oder in Wollwachsalkoholsalbe eingearbeitet werden. Die Nichtionische hydrophile Creme DAB ist normalerweise mit Sorbinsäure vorkonserviert (siehe 10.2.7, S. 136).

Indikationen:
Hautkrankheiten, die eine lokale Behandlung mit einem *schwachen* Kortikosteroid erfordern:
- atopische Dermatitis
- seborrhoisches Ekzem
- Stauungsekzem
- anogenitaler Pruritus

Warnhinweise und Inkompatibilitäten:
- besonders bei länger dauernder und großflächiger Anwendung Nebenwirkungen beachten
- Nebenwirkungen entsprechen denen des Hydrocortisons
- Sensibilisierungsgefahr: Cetylstearylalkohol, Sorbinsäure

Anwendungshinweise:
- ein- bis zweimal täglich auf die erkrankten Hautstellen auftragen
- Absetzen durch Ausschleichen (Verlängerung der Intervalle auf 2 und 3 Tage)
- Aufbrauchsfrist: 1 Jahr, in Spenderdose 6 Monate

Kosten mit Verpackung und MwSt. (Stand 2005):

m \ c	0,25 %	0,5 %	1 %
20 g	10,34	10,78	11,66 €
30 g	11,38	12,04	13,36 €
50 g	13,49	14,59	16,80 €
100 g	18,76	20,96	25,39 €
200 g	29,09	33,52	42,34 €
500 g	65,75	76,77	98,83 €

10.7.2 Hydrophile Hydrocortison-Creme 0,25/0,5 oder 1 % (NRF 11.36.)

Standardabgabemenge: 50 g

Zusammensetzung (Angaben in g für 100 g):

Substanz	0,25 %	0,5 %	1 %
Hydrocortison (mikrofein)	0,25	0,5	1,0
Basiscreme DAC	99,75	99,5	99,0

Kommentar:
Hydrocortison liegt überwiegend suspendiert vor. Die Creme enthält keine Konservierungsstoffe, ist aber mikrobiell nicht anfällig, weil die hydrophile Komponente der Basiscreme DAC zu 20 % aus Propylenglycol besteht (siehe 10.2.6, S. 135).

Indikationen:
Hautkrankheiten, die eine lokale Behandlung mit einem *schwachen* Kortikosteroid erfordern:
- atopische Dermatitis
- seborrhoisches Ekzem
- Stauungsekzem
- anogenitaler Pruritus

Warnhinweise und Inkompatibilitäten:
- besonders bei länger dauernder und großflächiger Anwendung Nebenwirkungen beachten
- Nebenwirkungen entsprechen denen des Hydrocortisons
- Sensibilisierungsgefahr: Cetylalkohol

Anwendungshinweise:
- ein- bis zweimal täglich auf die erkrankten Hautstellen auftragen
- Absetzen durch Ausschleichen (Verlängerung der Intervalle auf 2 und 3 Tage)
- Aufbrauchsfrist: 1 Jahr, in Spenderdose 6 Monate

Kosten mit Verpackung und MwSt. (Stand 2005):

m \ c	0,25 %	0,5 %	1 %
20 g	8,00	8,44	9,35 €
50 g	10,18	11,29	13,51 €
100 g	13,90	16,10	20,53 €
200 g	21,03	25,46	34,31 €
500 g	48,13	59,18	81,33 €
1 000 g	96,41	112,57	156,87 €

10.7.3 Lipophile Hydrocortisonacetat-Creme 0,25/0,5 oder 1 % (freie Rezeptur)

Standardabgabemenge: 50 g

Zusammensetzung (Angaben in g für 100 g):

Substanz	0,25 %	0,5 %	1 %
Hydrocortisonacetat (mikrofein)	0,25	0,5	1,0
hydrophobe Basiscreme DAC	99,75	99,5	99,0

Kommentar:
Hydrocortisonacetat liegt überwiegend suspendiert vor. Der mikrofein gepulverte Arzneistoff lässt sich aber gleichmäßig leicht in der Grundlage verteilen. Hydrophobe Basiscreme DAC ist mit Kaliumsorbat konserviert und schwach sauer eingestellt. Sie enthält etwas Glycerol und ist frei von Cetylstearylalkohol und Wollwachsprodukten (siehe 10.2.5, S. 133).

10.7 Kortikosteroidhaltige Externa

Indikationen:
Hautkrankheiten, die eine lokale Behandlung mit einem *schwachen* Kortikosteroid erfordern:
- atopische Dermatitis
- seborrhoisches Ekzem
- Stauungsekzem
- anogenitaler Pruritus

Warnhinweise und Inkompatibilitäten:
- besonders bei länger dauernder und großflächiger Anwendung Nebenwirkungen beachten
- Nebenwirkungen entsprechen denen des Hydrocortisons
- Sensibilisierungsgefahr: Sorbinsäure

Anwendungshinweise:
- ein- bis zweimal täglich auf die erkrankten Hautstellen auftragen
- Absetzen durch Ausschleichen (Verlängerung der Intervalle auf 2 und 3 Tage)
- Aufbrauchsfrist: 1 Monat (Richtwert für nicht standardisierte, bei Plausibilitätsprüfung stabil erscheinende Rezepturen)

Kosten mit Verpackung und MwSt. (Stand 2005):

m \ c	0,25 %	0,5 %	1 %
20 g	8,15	8,60	9,50 €
30 g	8,96	9,64	10,94 €
50 g	10,59	11,69	13,90 €
100 g	14,66	16,87	21,30 €
200 g	22,60	27,03	35,86 €
500 g	52,00	63,06	85,19 €
1 000 g	98,17	120,30	164,58 €

10.7.4 Hydrophile Prednisolonacetat-Creme 0,25 oder 0,5 % (NRF 11.35.)

Standardabgabemenge: 20 g

Zusammensetzung (Angaben in g für 100 g):

Substanz	0,25 %	0,5 %
Prednisolonacetat (mikrofein)	0,25	0,5
Mittelkettige Triglyceride	1,0	1,0
Basiscreme DAC	98,75	98,5

Kommentar:
Prednisolonacetat liegt überwiegend suspendiert vor. Die Mittelkettigen Triglyceride dienen als herstellungstechnische Hilfe, sind ohnehin in der Basiscreme enthalten und können auch durch diese ersetzt werden. Die Rezeptur enthält keine Konservierungsstoffe, ist aber wegen des hohen Anteils an Propylenglycol mikrobiell nicht anfällig. Einarbeitung von Prednisolon in wasserhaltige pharmazeutische Grundlagen kann problematisch sein: Prednisolon neigt bei Kontakt mit Wasser dazu, sich in das noch schlechter lösliche Prednisolon-Sesquihydrat umzulagern und nadelförmig auszukristallisieren. Die vorliegende Rezeptur enthält Prednisolonacetat, das sich hinsichtlich des Kristallwachstums als relativ unkritisch erwiesen. In freier Rezeptur sollte man für Suspensionsrezepturen möglichst immer das etwa gleich stark wirksame Prednisolonacetat anstelle von Prednisolon wählen, für Lösungen umgekehrt.

Indikationen:
Hautkrankheiten, die eine lokale Behandlung mit einem *schwachen* Kortikosteroid erfordern:
- atopische Dermatitis
- seborrhoisches Ekzem
- Stauungsekzem
- anogenitaler Pruritus

Warnhinweise und Inkompatibilitäten:
- besonders bei länger dauernder und großflächiger Anwendung Nebenwirkungen beachten
- Nebenwirkungen entsprechen denen des Hydrocortisons
- Sensibilisierungsgefahr: Cetylalkohol

Anwendungshinweise:
- ein- bis zweimal täglich auf die erkrankten Hautstellen auftragen
- Absetzen durch Ausschleichen (Verlängerung der Intervalle auf 2 und 3 Tage)
- Aufbrauchsfrist: 1 Jahr, in Spenderdose 6 Monate

Kosten mit Verpackung und MwSt. (Stand 2005):

m \ c	0,25 %	0,5 %
20 g	8,38	9,22 €
50 g	11,04	13,00 €
100 g	15,64	19,56 €
200 g	24,51	32,39 €
500 g	56,82	76,47 €
1 000 g	107,78	147,12 €

10.7.5 Hydrophile Triamcinolonacetonid-Creme 0,025/0,05 oder 0,1 % (NRF 11.38.)

Standardabgabemenge: 20 g

Zusammensetzung (Angaben in g für 100 g):

Substanz	0,025 %	0,05 %	0,1 %
Triamcinolonacetonid (mikrofein)	0,025	0,05	0,1
Mittelkettige Triglyceride	0,5	0,5	0,5
Basiscreme DAC	99,475	99,45	99,4

Kommentar:
Triamcinolonacetonid liegt überwiegend suspendiert vor. Die mittelkettigen Triglyceride dienen als herstellungstechnische Hilfe, sind ohnehin in der Basiscreme DAC enthalten (siehe 10.2.6, S. 135) und können auch durch diese ersetzt werden. Enthält keine Konservierungsstoffe, ist aber wegen des hohen Anteils an Propylenglycol mikrobiell nicht anfällig.

Indikationen:
Hautkrankheiten, die eine lokale Behandlung mit einem *mittelstarken* Kortikosteroid erfordern:
- entzündliche, allergische und pruriginöse Dermatosen
- lichenifizierte Ekzeme

- Lichen ruber planus
- Psoriasis (resistente Herde)
- Lichen sclerosus et atrophicans
- diskoider Lupus erythematodes
- Pustulosis palmoplantaris
- Mycosis fungoides (kutanes T-Zell-Lymphom)

Warnhinweise und Inkompatibilitäten:
- bei länger dauernder Anwendung sind lokale Nebenwirkungen zu erwarten: Depigmentierung; Atrophie von Kutis und Subkutis, Striae distensae; Rubeosis, Teleangiektasien; steroidinduzierte rosazeaartige Dermatitis; Ekchymosen, Purpura, Hypertrichosis
- bei großflächiger Anwendung, insbesondere bei Kindern, Gefahr von *systemischen* Nebenwirkungen
- Sensibilisierungsgefahr: Triamcinolonacetonid, Cetylalkohol

Anwendungshinweise:
- ein- bis zweimal täglich auf die erkrankten Hautstellen auftragen
- Absetzen durch Ausschleichen (Verlängerung der Intervalle auf 2 und 3 Tage, Wechsel zu Hydrocortison oder Prednisolon)
- im Wechsel mit wirkstofffreier Basiscreme anwenden
- Aufbrauchsfrist (kann aus therapeutischen Gründen verkürzt werden): 1 Jahr, in Spenderdose 6 Monate

Kosten mit Verpackung und MwSt. (Stand 2005):

m \ c	0,025 %	0,05 %	0,1 %
10 g			7,51 €
20 g	7,71 €	7,88 €	8,15 €
50 g			10,52 €
100 g			14,49 €
200 g			22,26 €
500 g			51,13 €
1 000 g			96,48 €

10.7.6 Hydrophile Triamcinolonacetonid-Emulsion 0,025/0,05 oder 0,1 % (NRF 11.90.)

Standardabgabemenge: 20 g

Zusammensetzung (Angaben in g für 100 g):

Substanz	0,025	0,05 %	0,1 %
Triamcinolonacetonid (mikrofein)	0,025	0,05	0,1
Hydrophile Hautemulsionsgrundlage (NRF-Stammzubereitung S.25.)	99,975	99,95	99,0

Kommentar:
Triamcinolonacetonid liegt überwiegend suspendiert vor (Grundlage: siehe 10.2.13, S. 145).

Indikationen:
Hautkrankheiten, die eine lokale Behandlung mit einem *mittelstarken* Kortikosteroid erfordern:
- entzündliche, allergische und pruriginöse Dermatosen
- lichenifizierte Ekzeme
- Lichen ruber planus
- Psoriasis (resistente Herde)
- Lichen sclerosus et atrophicans
- diskoider Lupus erythematodes
- Pustulosis palmoplantaris
- Mycosis fungoides (kutanes T-Zell-Lymphom)

Warnhinweise und Inkompatibilitäten:
- bei länger dauernder Anwendung sind lokale Nebenwirkungen zu erwarten: Depigmentierung; Atrophie von Kutis und Subkutis, Striae distensae; Rubeosis, Teleangiektasien; steroidinduzierte rosazeaartige Dermatitis; Ekchymosen, Purpura, Hypertrichosis
- bei großflächiger Anwendung, insbesondere bei Kindern, Gefahr von *systemischen* Nebenwirkungen
- Sensibilisierungsgefahr: Triamcinolonacetonid, Sorbinsäure

Anwendungshinweise:
- ein- bis zweimal täglich auf die erkrankten Hautstellen auftragen
- Absetzen durch Ausschleichen (Verlängerung der Intervalle auf 2 und 3 Tage, Wechsel zu Hydrocortison oder Prednisolon)

- im Wechsel mit wirkstofffreier Basiscreme anwenden
- Aufbrauchsfrist (kann aus therapeutischen Gründen verkürzt werden): 6 Monate

Kosten mit Verpackung und MwSt. (Stand 2005):

m \ c	0,025 %	0,05 %	0,1 %
20 g	7,16	7,32	7,60 €
50 g	8,04	8,40	9,11 €
100 g	9,57	10,28	11,68 €
200 g	12,79	14,20	17,02 €
500 g	28,18	31,70	38,73 €
1 000 g	52,04	56,17	70,23 €

10.7.7 Triamcinolonacetonid-Hautspiritus 0,2 % mit Salicylsäure 2 % (NRF 11.39.)

Standardabgabemenge: 20 ml (20 ml entsprechend 18 g)

Zusammensetzung (Angaben in g für 100 g):

Substanz	Menge
Triamcinolonacetonid	0,224
Salicylsäure	2,24
Ethanol 70 % (V/V)	zu 100,0

Kommentar:
Triamcinolonacetonid und Salicylsäure liegen gelöst vor. Rezeptur enthält keine zusätzlichen Konservierungsstoffe. Enthält Alkohol als flüchtigen Bestandteil und ist brennbar. Aus historischen Gründen ist die Konzentration auf Volumenteile der hydroalkoholischen Lösung bezogen. Dies ist für die Anwendung unerheblich und herstellungstechnisch keine Vereinfachung, sodass bei künftiger Aktualisierung sicherlich auf 0,2 bzw. 2 % (m/m) normiert wird.

Indikationen:
Hautkrankheiten, die eine lokale Behandlung mit einem *mittelstarken* Kortikosteroid erfordern:
- Pustulosis palmoplantaris
- Psoriasis capillitii
- Kopfhautekzeme

Warnhinweise und Inkompatibilitäten:
- bei länger dauernder Anwendung sind lokale Nebenwirkungen zu erwarten: Depigmentierung; Atrophie von Kutis und Subkutis, Striae distensae; Rubeosis, Teleangiektasien; steroidinduzierte rosazeaartige Dermatitis; Ekchymosen, Purpura, Hypertrichosis
- bei großflächiger Anwendung, insbesondere bei Kindern, Gefahr von *systemischen* Nebenwirkungen
- Sensibilisierungsgefahr: Triamcinolonacetonid

Anwendungshinweise:
- ein- bis zweimal täglich auf die erkrankten Hautstellen auftragen
- Absetzen durch Ausschleichen (Verlängerung der Intervalle auf 2 und 3 Tage, Wechsel zu Hydrocortison oder Prednisolon)
- Aufbrauchsfrist (kann aus therapeutischen Gründen verkürzt werden): 6 Monate

Kosten mit Verpackung und MwSt. (Stand 2005):

m \ Modus	rezeptiert
20 g	6,96 €
50 g	8,78 €
100 g	12,34 €
200 g	19,57 €

10.7.8 Triamcinolonacetonid-Haftpaste 0,1 % (NRF 7.10.)

Standardabgabemenge: 20 g

Zusammensetzung (Angaben in g für 100 g):

Substanz	Menge
Triamcinolonacetonid (mikrofein)	0,1
Hypromellose 2000	40,0
Hydrophobes Basisgel DAC	59,9

Kommentar:
Triamcinolonacetonid liegt fein verteilt suspendiert vor. Die Konzeption der Haftpaste ist unter 10.1.7 beschrieben. Bei Anwendung in der Mundhöhle ist zu berücksichtigen, dass – anders als bei kutaner Applikation – die gesamte Triamcinolonacetonid-Dosis auch systemisch wirksam werden kann.

Indikationen:
- Haftpasten werden speziell an der Schleimhaut angewandt, insbesondere an der Mundschleimhaut und im Genitalbereich
- Hautkrankheiten, die eine lokale Behandlung mit einem *mittelstarken* Kortikosteroid erfordern, z. B. Lichen ruber mucosae, Aphthen, Gingivitis, Balanitis, Vulvitis

Warnhinweise und Inkompatibilitäten:
- bei länger dauernder Anwendung sind lokale Nebenwirkungen zu erwarten: Atrophie der Schleimhaut, vermehrte Gefäßfragilität

Anwendungshinweise:
- ein- bis zweimal täglich auf die betroffenen Areale an der Schleimhaut auftragen
- Aufbrauchsfrist (aus therapeutischen Gründen verkürzt): 4 Wochen; Haltbarkeit jedoch 3 Monate

Kosten mit Verpackung und MwSt. (Stand 2005):

m \ Modus	rezeptiert
10 g	9,12 €
20 g	11,34 €
50 g	18,55 €
100 g	12,34 €
200 g	53,09 €

10.7.9 Hydrophile Betamethasonvalerat-Creme 0,025/0,05 oder 0,1 % (NRF 11.37.)

Standardabgabemenge: 20 g

Zusammensetzung (Angaben in g für 100 g):

Substanz	0,025 %	0,05 %	0,1 %
Betamethasonvalerat (mikrofein)	0,025	0,05	0,1
Citratpuffer pH 4	5,0	5,0	5,0
Basiscreme DAC	94,975	94,95	94,9

Kommentar:
Betamethasonvalerat liegt überwiegend suspendiert vor. Dies erfordert bei Herstellung eine sorgfältige Dispersion des mikrofein gepulverten Arzneistoffes, z. B. in mittelkettigen Triglyceriden, die ohnehin in der Basiscreme enthalten sind. Das NRF schreibt vor allem bei kleineren Abgabemengen und

niedriger Konzentration die Verwendung einer homogenen Stammverreibung vor. Betamethason-17-valerat isomerisiert und hydrolisiert rasch außerhalb des pH-Bereiches von 1,5–5,5. Da Basiscreme DAC (siehe 10.2.6, S. 135) keine pH-aktiven Bestandteile enthält, wird ein sauer reagierender Citratpuffer zur Stabilisierung zugesetzt. Die Rezeptur enthält keine Konservierungsstoffe, ist aber wegen des hohen Anteils an Propylenglycol mikrobiell nicht anfällig.

Indikationen:
Hautkrankheiten, die eine lokale Behandlung mit einem *starken* Kortikosteroid erfordern:
- lichenifizierte Ekzeme
- Lichen ruber planus
- Psoriasis (resistente Herde)
- diskoider Lupus erythematodes

Warnhinweise und Inkompatibilitäten:
- bei länger dauernder Anwendung sind lokale Nebenwirkungen zu erwarten: Depigmentierung; Atrophie von Kutis und Subkutis, Striae distensae; Rubeosis, Teleangiektasien; steroidinduzierte rosazeaartige Dermatitis; Ekchymosen, Purpura, Hypertrichosis
- bei großflächiger Anwendung, insbesondere bei Kindern, Gefahr von *systemischen* Nebenwirkungen
- Sensibilisierungsgefahr: Betamethasonvalerat, Cetylalkohol

Anwendungshinweise:
- ein- bis zweimal täglich auf die erkrankten Hautstellen auftragen
- Absetzen durch Ausschleichen (Verlängerung der Intervalle auf 2 und 3 Tage, Wechsel zu Hydrocortison oder Prednisolon)
- im Wechsel mit wirkstofffreier Basiscreme anwenden
- Aufbrauchsfrist (kann aus therapeutischen Gründen verkürzt werden): 1 Jahr, in Spenderdose 6 Monate

Kosten mit Verpackung und MwSt. (Stand 2005):

m \ c	0,025 %	0,05 %	0,1 %
20 g	10,09	9,77	10,25 €
50 g	11,33	11,96	13,12 €
100 g	14,41	15,57	17,96 €
200 g	20,30	22,71	27,42 €
500 g	43,64	49,61	61,43 €
1 000 g	79,77	91,71	115,33 €

10.7.10 Hydrophile Betamethasonvalerat-Emulsion 0,025/0,05 oder 0,1 % (NRF 11.47.)

Standardabgabemenge: 20 g

*Zusammensetzung
(Angaben in g für 100 g):*

Substanz	0,025 %	0,05 %	0,1 %
Betamethasonvalerat (mikrofein)	0,025	0,05	0,1
Hydrophile Hautemulsionsgrundlage (NRF-Stammzubereitung S.25.)	99,975	99,95	99,9

Kommentar:
Es handelt sich um eine Emulsion, die sich aufschütteln und gießen lässt, aber in Ruhe fast die Konsistenz einer Creme hat (Zusammensetzung der Emulsionsgrundlage: siehe 10.2.13, S. 145). Der Wirkstoff liegt überwiegend suspendiert vor, sedimentiert aber in der dickflüssigen Grundlage nicht. Als Konservans ist Sorbinsäure enthalten.

Indikationen:
Hautkrankheiten, die eine lokale Behandlung mit einem *starken* Kortikosteroid ohne fettende Wirkung der Grundlage bzw. mit austrocknendem Effekt erfordern:
- Dermatitis solaris
- Arzneimittelexantheme
- akute Kontaktdermatitis

Warnhinweise und Inkompatibilitäten:
- bei länger dauernder Anwendung sind lokale Nebenwirkungen zu erwarten: Depigmentierung; Atrophie von Kutis und Subkutis, Striae distensae; Rubeosis, Teleangiektasien; steroidinduzierte rosazeaartige Dermatitis; Ekchymosen, Purpura, Hypertrichosis
- bei großflächiger Anwendung, insbesondere bei Kindern, Gefahr von *systemischen* Nebenwirkungen
- Sensibilisierungsgefahr: Betamethasonvalerat, Sorbinsäure

Anwendungshinweise:
- ein- bis zweimal täglich auf die erkrankten Hautstellen auftragen
- bei Bedarf im Wechsel mit der wirkstofffreien Lotiogrundlage anwenden

- Absetzen durch Ausschleichen (Verlängerung der Intervalle auf 2 und 3 Tage, Wechsel zu Hydrocortison oder Prednisolonacetat)
- Aufbrauchsfrist (kann aus therapeutischen Gründen verkürzt werden): 6 Monate

Kosten mit Verpackung und MwSt. (Stand 2005):

m \ c	0,025 %	0,05 %	0,1 %
20 g	7,86	7,49	7,98 €
50 g	8,28	8,89	10,05 €
100 g	10,06	11,22	13,61 €
200 g	13,73	16,12	20,83 €
500 g	30,55	36,48	48,33 €
1 000 g	53,92	65,76	89,38 €

10.7.11 Betamethasonvalerat-Haftpaste 0,1 % (NRF 7.11.)

Standardabgabemenge: 20 g

Zusammensetzung (Angaben in g für 100 g):

Substanz	Menge
Betamethasonvalerat (mikrofein)	0,1
Hypromellose 2.000	40,0
Hydrophobes Basisgel DAC	59,9

Kommentar:
Betamethasonvalerat liegt fein verteilt suspendiert vor. Die Konzeption der Haftpaste ist unter 10.1.7 beschrieben. Bei Anwendung in der Mundhöhle ist zu berücksichtigen, dass – anders als bei kutaner Applikation – die gesamte Betamethasonvalerat-Dosis auch systemisch wirksam werden kann.

Indikationen:
- Haftpasten werden speziell an der Schleimhaut angewandt, insbesondere an der Mundschleimhaut und im Genitalbereich.
- Hautkrankheiten, die eine lokale Behandlung mit einem *starken* Kortikosteroid erfordern, z. B. Lichen ruber mucosae, Aphthen, Gingivitis, Balanitis, Vulvitis

Warnhinweise und Inkompatibilitäten:
- bei länger dauernder Anwendung sind lokale Nebenwirkungen zu erwarten: Atrophie der Schleimhaut, vermehrte Gefäßfragilität

Anwendungshinweise:
- ein- bis zweimal täglich auf die betroffenen Areale an der Schleimhaut auftragen
- Aufbrauchsfrist (aus therapeutischen Gründen verkürzt): 4 Wochen; Haltbarkeit jedoch 3 Monate

Kosten mit Verpackung und MwSt. (Stand 2005):

m \ Modus	rezeptiert
10 g	9,29 €
20 g	11,73 €
50 g	19,46 €
100 g	32,47 €

10.7.12 Hydrophile Clobetasolpropionat-Creme 0,05 % (NRF 11.76.)

Standardabgabemenge: 10 g

Zusammensetzung (Angaben in g für 100 g):

Substanz	Menge
Clobetasolpropionat-Verreibung 0,5 %	10,0
Citratpuffer pH 4	5,0
Basiscreme DAC	85,0

Kommentar:
Clobetasolpropionat liegt gelöst vor. Da es hydrolysieren kann, wird Citratpuffer zur Stabilisierung zugesetzt. Basiscreme DAC (siehe 10.2.6, S. 135) enthält keine Konservierungsstoffe, ist aber wegen des hohen Anteils an Propylenglycol mikrobiell nicht anfällig.

Indikationen:
Hautkrankheiten, die eine lokale Behandlung mit einem *sehr starken* Kortikosteroid erfordern und bei denen weder eine deutlich fettende noch austrocknende Eigenwirkung der Grundlage erforderlich ist:
- lichenifizierte Ekzeme
- Lichen ruber planus
- diskoider Lupus erythematodes
- Pustulosis palmoplantaris
- Mycosis fungoides (kutanes T-Zell-Lymphom)

Warnhinweise und Inkompatibilitäten:
- besonders bei länger dauernder und großflächiger Anwendung Nebenwirkungen beachten
- nicht als Okklusivverband verwenden
- maximal 50 g pro Woche
- Kontraindikationen: Akne, Rosazea, periorale Dermatitis, Varizellen, lokale Virusinfektionen, Hautmykosen
- keine Anwendung bei Kindern unter 12 Jahren
- Sensibilisierungsgefahr: Clobetasolpropionat, Cetylalkohol, Propylenglycol

Anwendungshinweise:
- ein- bis zweimal täglich nach ärztlicher Anweisung auf die erkrankten Hautstellen auftragen
- im Wechsel mit wirkstofffreier Basiscreme
- nur für einen kurzen Behandlungszeitraum, möglichst wenige Tage verwenden
- Aufbrauchsfrist (kann aus therapeutischen Gründen verkürzt werden): 1 Jahr, in Spenderdose 6 Monate

Kosten mit Verpackung und MwSt. (Stand 2005):

m \ Modus	rezeptiert
10 g	11,21 €
20 g	13,76 €
50 g	21,96 €
100 g	35,60 €

10.8 Antipruriginosa

10.8.1 Hydrophiles Polidocanol-Gel 5 % (NRF 11.117.)

Standardabgabemenge: 50 g

Zusammensetzung (Angaben in g für 100 g):

Substanz	Menge
Polidocanol 600	5,0
Propylenglycol	20,0
Carbomer 50.000	0,5
Trometamol	0,3
Gereinigtes Wasser	74,2

Kommentar:
Polidocanol ist ein flüssiger bis halbfester Stoff. Er hat aufgrund seiner Tensidstruktur (Macrogol-10-laurylether) grenzflächenaktive Eigenschaften und ist leicht in Wasser löslich. Die Carbomergel-Rezeptur enthält keine Konservierungsstoffe, ist aber wegen des hohen Anteils an Propylenglycol mikrobiell nicht anfällig.

Indikationen:
- Lokalanästhesie, wenn eine fettende Wirkung der Grundlage nicht erwünscht ist
- Juckreizstillung und gleichzeitige Kühlung
- juckende Dermatitiden
- Analpruritus

Warnhinweise und Inkompatibilitäten:
- Sensibilisierungsgefahr: Polidocanol, Propylenglycol

Anwendungshinweise:
- nach Bedarf dünn auf die betroffenen Körperstellen auftragen
- Anwendung nach Möglichkeit alle 4–6 Stunden, um einen optimalen Therapieerfolg zu erreichen
- Aufbrauchsfrist: 1 Jahr, in Spenderdose 4–6 Monate

Kosten mit Verpackung und MwSt. (Stand 2005):

m \ Modus	rezeptiert
50 g	10,59 €
100 g	12,90 €
200 g	16,11 €
500 g	34,99 €

10.8.2 Hydrophile Polidocanol-Creme 5 % (NRF 11.118.)

Standardabgabemenge: 50 g

Zusammensetzung (Angaben in g für 100 g):

Substanz	Menge
Polidocanol 600	5,0
Basiscreme DAC	95,0

Kommentar:
Polidocanol 600 ist ein flüssiger bis halbfester Stoff. Er hat aufgrund seiner Tensidstruktur (Macrogol-10-laurylether) grenzflächenaktive Eigenschaften

und verteilt sich gut in hydrophilen Cremes. Bei frei komponierten Individualrezepturen kommen nicht vorhersehbare Konsistenzveränderungen durch Mischmizellbildung vor. Die Rezeptur enthält keine Konservierungsstoffe, ist aber wegen des hohen Anteils der Basiscreme DAC (siehe 10.2.6, S. 135) an Propylenglycol mikrobiell nicht anfällig.

Indikationen:
- Lokalanästhesie, Juckreizstillung und gleichzeitige Kühlung
- juckende Dermatitiden
- Analpruritus

Warnhinweise und Inkompatibilitäten:
- Sensibilisierungsgefahr: Polidocanol, Cetylalkohol, Propylenglycol

Anwendungshinweise:
- nach Bedarf dünn auf die betroffenen Körperstellen auftragen
- Anwendung nach Möglichkeit alle 4–6 Stunden, um einen optimalen Therapieerfolg zu erreichen
- Aufbrauchsfrist: 1 Jahr, in Spenderdose 6 Monate

Kosten mit Verpackung und MwSt. (Stand 2005):

m \ Modus	rezeptiert
50 g	10,20 €
100 g	13,85 €
200 g	20,98 €
500 g	47,98 €
1 000 g	90,18 €

10.8.3 Hydrophobe Polidocanol-Creme 5 % (NRF 11.119.)

Standardabgabemenge: 50 g

Zusammensetzung
(Angaben in g für 100 g):

Substanz	Menge
Polidocanol 600	5,0
Triglyceroldiisostearat	7,5
Isopropylpalmitat	6,0
Hydrophobes Basisgel DAC	61,5
Propylenglycol	10,0
Magnesiumsulfat-Heptahydrat	0,1
Gereinigtes Wasser	9,9

Kommentar:
Polidocanol 600 ist ein flüssiger bis halbfester Stoff. Er hat aufgrund seiner Tensidstruktur (Macrogol-10-laurylether) grenzflächenaktive Eigenschaften und destabilisiert als Tensid lipophile Cremes. Deshalb darf der Wasseranteil nicht zu hoch sein. Die Rezeptur enthält keine Konservierungsstoffe, ist aber wegen des hohen Anteils an Propylenglycol mikrobiell nicht anfällig. Die Grundlage entspricht weitgehend der hydrophoben Basiscreme DAC (siehe 10.2.5, S. 133) mit stark reduziertem Wasseranteil.

Indikationen:
- Lokalanästhesie und Juckreizstillung, insbesondere bei trockener Haut
- juckende Dermatitiden
- Analpruritus

Warnhinweise und Inkompatibilitäten:
- Sensibilisierungsgefahr: Polidocanol, Propylenglycol
  Anwendungshinweise:
- nach Bedarf dünn auf die betroffenen Körperstellen auftragen
- Anwendung nach Möglichkeit alle 4–6 Stunden, um einen optimalen Therapieerfolg zu erreichen
- Aufbrauchsfrist: 1 Jahr, in Spenderdose 6 Monate

Kosten mit Verpackung
und MwSt. (Stand 2005):

m \ Modus	rezeptiert
50 g	12,99 €
100 g	17,70 €
200 g	25,64 €
500 g	58,78 €

10.8.4 Hydrophobe Polidocanol-Creme 5 % mit Harnstoff 5 % (NRF 11.120.)

Standardabgabemenge: 100 g

Zusammensetzung (Angaben in g für 100 g):

Substanz	Menge
Polidocanol 600	5,0
Harnstoff	5,0
Triglyceroldiisostearat	7,5
Isopropylpalmitat	6,0
Hydrophobes Basisgel DAC	61,5
Glycerol 85 %	5,0
Magnesiumsulfat-Heptahydrat	0,1
Gereinigtes Wasser	9,9

Kommentar:
Polidocanol 600 ist ein flüssiger bis halbfester Stoff. Er hat aufgrund seiner Tensidstruktur (Macrogol-10-laurylether) grenzflächenaktive Eigenschaften und destabilisiert lipophile Cremes. Deshalb darf der Wasseranteil nicht zu hoch sein. Die Rezeptur enthält keine Konservierungsstoffe, ist aber wegen des hohen Anteils an Propylenglycol mikrobiell nicht anfällig. Polidocanol 600 selbst ist ein Tensid und mit hydrophoben Cremes bei zu hohem Wasseranteil unverträglich. Die Grundlage entspricht der hydrophoben Basiscreme DAC (siehe 10.2.5, S. 133) mit stark reduziertem Wasseranteil. Zusätzlich enthält die Creme Harnstoff und Glycerol zur Verbesserung des Wassergehaltes der Haut.

Indikationen:
- Lokalanästhesie und Juckreizstillung bei trockener Haut
- juckende Dermatitiden
- Analpruritus

Warnhinweise und Inkompatibilitäten:
- Sensibilisierungsgefahr: Polidocanol, Propylenglycol

Anwendungshinweise:
- nach Bedarf dünn auf die betroffenen Körperstellen auftragen
- Anwendung nach Möglichkeit alle 4–6 Stunden, um einen optimalen Therapieerfolg zu erreichen
- Aufbrauchsfrist: 1 Jahr, in Spenderdose 6 Monate

Kosten mit Verpackung und MwSt. (Stand 2005):

m \ Modus	rezeptiert
50 g	12,86 €
100 g	17,41 €
200 g	25,11 €
500 g	57,42 €

10.8.5 Polidocanol-Zinkoxidschüttelmixtur 3/5 oder 10 % (NRF 11.66.; Thesit in Lotio alba)

Standardabgabemenge: 100 g

Zusammensetzung (Angaben in g für 100 g):

Substanz	3 %	5 %	10 %
Polidocanol 600	3,0	5,0	10,0
Zinkoxid	20,0	20,0	20,0
Talkum	20,0	20,0	20,0
Glycerol 85 %	30,0	30,0	30,0
Gereinigtes Wasser	27,0	25,0	20,0

Kommentar:
Polidocanol 600 ist ein flüssiger bis halbfester Stoff und hat aufgrund seiner Tensidstruktur (Macrogol-10-laurylether) grenzflächenaktive Eigenschaften. Die Verbindung liegt in Lotio alba gelöst vor. Die Rezeptur enthält keine Konservierungsstoffe, aber Polidocanol 600 und Zinkoxid haben in Verbindung mit der hohen osmotischen Aktivität des Glycerols ausreichend antimikrobielle Eigenschaften. Die Lotio schäumt etwas beim Schütteln. Auf Wunsch kann sie mit Eisenoxid-Pigmenten auf die Hautfarbe des Patienten abgestimmt werden (siehe 10.4.2, S. 151).

Indikationen:
- Lokalanästhesie, Juckreizstillung und gleichzeitige Kühlung
- juckende Dermatitiden
- Analpruritus

Warnhinweise und Inkompatibilitäten:
- Sensibilisierungsgefahr: Polidocanol
- im Bereich stark geschädigter Haut und in den intertriginösen Räumen nur zurückhaltend verwenden, da es zu Verkrustungen kommen kann

Anwendungshinweise:
- kann großflächig angewendet werden
- vor Gebrauch schütteln
- nach Bedarf dünn auf die betroffenen Körperstellen mit Pinsel oder Spatel auftragen
- vor erneuter Anwendung mit einem feuchten Lappen oder Tuch entfernen
- Anwendung nach Möglichkeit alle 4–6 Stunden, um einen optimalen Therapieerfolg zu erreichen
- Aufbrauchsfrist: 6 Monate

Kosten mit Verpackung und MwSt. (Stand 2005):

m \ c	3 %	5 %	10 %
50 g	10,17	10,66	11,84 €
100 g	11,88	12,83	15,23 €
200 g	15,39	17,31	22,11 €
500 g	31,59	36,37	48,36 €

10.8.6 Hydrophile Capsaicin-Creme 0,025/0,05 oder 0,1 % (NRF 11.125.)

Standardabgabemenge: 50 g

Zusammensetzung (Angaben in g für 100 g):

Substanz	0,025 %	0,05 %	0,1 %
Capsaicinoide	0,025	0,05	0,1
Ethanol 90 % (V/V)	2,475	4,95	9,9
Basiscreme DAC	50,0	50,0	50,0
Propylenglycol	10,0	10,0	10,0
Gereinigtes Wasser	37,5	35,0	30,0

Kommentar:
Nichtionische hydrophile Creme, die den Arzneistoff in gelöster Form enthält. Der Umgang mit den Capsaicinoiden („Capsaicin") als Rezeptursubstanz ist sehr unangenehm, da sie bereits durch den Dampfdruck spürbar wird. Das NRF schreibt deshalb die Verwendung einer alkoholischen Stammlösung vor. Die Rezeptur enthält keine Konservierungsstoffe, ist aber wegen des hohen Anteils an Propylenglycol mikrobiell nicht anfällig. Das zusätzlich zugefügte Propylenglycol kompensiert unter diesem Aspekt die Verdünnung der Basiscreme DAC (siehe 10.2.6, S. 135) mit Wasser.

Indikationen:
- Schmerzbehandlung bei postzosterischen Schmerzen
- Behandlung juckender Dermatosen wie Lichen simplex chronicus und Prurigo simplex subacuta
- aquagener Pruritus

Warnhinweise und Inkompatibilitäten:
- Sensibilisierungsgefahr: Cetylalkohol, Capsaicin, Propylenglycol

Anwendungshinweise:
- nach Möglichkeit alle 4–6 Stunden dünn auf die betroffenen Körperstellen auftragen
- Behandlung mindestens 6 Wochen fortsetzen, da die Wirkung verzögert auftritt
- Aufbrauchsfrist: 6 Monate

Kosten mit Verpackung und MwSt. (Stand 2005):

m \ c	0,025 %	0,05 %	0,1 %
10 g	10,83	12,90	17,01 €
20 g	13,10	17,20	25,42 €
50 g	20,30	30,55	51,11 €
100 g	32,36	52,92	94,05 €
200 g	56,23	97,38	179,70 €
500 g	132,10	234,95	440,65 €

10.9 Antipsoriatika

10.9.1 Dithranol-Salbe 0,05/0,1/0,25/0,5/1 oder 2 % mit Salicylsäure 2 % (NRF 11.51.)

Standardabgabemenge: 50 g

Zusammensetzung (Angaben in g für 100 g):

Substanz	0,05 %	0,1 %	0,25 %	0,5 %	1 %	2 %
Dithranol	0,05	0,1	0,25	0,5	1,0	2,0
Salicylsäure-Verreibung 50 %	4,0	4,0	4,0	4,0	4,0	4,0
Dickflüssiges Paraffin	2,0	2,0	2,0	2,0	2,0	2,0
Weißes Vaselin	93,95	93,9	93,75	93,5	93,0	92,0

10.9 Antipsoriatika

Kommentar:
Reine Paraffingrundlage, in der Dithranol und Salicylsäure suspendiert enthalten sind. Salicylsäure wird zur Stabilisierung des Dithranols als Antioxidans zugesetzt. Die nichtoxidierte Substanz ist kanariengelb, eine Verfärbung nach Orange oder Braun zeigt die oxidative Zersetzung an.

Indikationen:
- Psoriasis vulgaris
- stationäre und ambulante Therapie
- numuläres Ekzem

Warnhinweise und Inkompatibilitäten:
- pustulöse Formen der Psoriasis
- nicht in intertriginösen Räumen, im Augenbereich und auf Schleimhäuten anwenden
- nicht auf der Brust stillender Mütter oder großflächig in der Schwangerschaft anwenden, Dithranol geht in die Muttermilch über
- Dithranol färbt Haut, helle Haare und Wäsche (kann mit Chlorbleiche aus Wäsche entfernt werden)

Anwendungshinweise:
- stationäre Therapie: in ansteigender Dithranol-Konzentration ein- bis zweimal täglich auf die betroffenen Stellen auftragen
- ambulante Therapie: Konzentrationen bis zu 0,1 % alle 1–2 Tage abends nur auf die betroffenen Stellen auftragen
- Einweghandschuhe benutzen oder Hände nach der Applikation gründlich waschen
- orange bis braun verfärbte Salbe nicht mehr anwenden
- länger als einen Monat nur unter ärztlicher Überwachung anwenden
- Aufbrauchsfrist (aus therapeutischen Gründen verkürzt): 4 Wochen; Haltbarkeit jedoch in Abhängigkeit von der Konzentration 6 Monate und länger

Kosten mit Verpackung und MwSt. (Stand 2005):

m\c	0,05 %	0,1 %	0,25 %	0,5 %	1 %	2 %
20 g	7,09	7,16	7,28	7,55	8,03	9,02 €
50 g	7,85	7,97	8,36	8,98	10,24	12,75 €
100 g	9,11	9,37	10,12	11,38	13,89	18,91 €
200 g	10,23	10,73	12,23	14,76	19,78	29,81 €

10.9.2 Abwaschbares Dithranol-Öl 0,25 % mit Salicylsäure 2 % (NRF 11.115.)

Standardabgabemenge: 40 g

Zusammensetzung (Angaben in g für 100 g):

Substanz	Menge
Dithranol	0,25
Salicylsäure	2,0
Macrogol-4-laurylether	10,0
Palmitoylascorbinsäure	0,1
Octyldodecanol	87,65

Kommentar:
Abwaschbare, wasserfreie Grundlage, dessen Zusammensetzung typischen Ölbadrezepturen entspricht und in der Dithranol und Salicylsäure gelöst enthalten sind. In gelöster Form ist die Licht- und Oxidationsanfälligkeit von Dithranol erheblich größer. Salicylsäure und das Antioxidans Palmitoylascorbinsäure werden zur Stabilisierung des Dithranols zugesetzt. Trotz dieser Maßnahmen ist die Haltbarkeit schlecht, und die Rezeptur muss bei Bedarf frisch hergestellt werden. Vorläufer der Vorschrift war das noch instabile Oleum dithranoli 0,25 % SR der Standardrezepturen der DDR.

Indikationen:
- Psoriasis vulgaris, insbesondere zur Anwendung an der Kopfhaut, nur etwa 4 Wochen einsetzen
- Kurzzeitbehandlung („Minutentherapie")

Warnhinweise und Inkompatibilitäten:
- pustulöse Formen der Psoriasis
- nicht in intertriginösen Räumen, im Augenbereich und auf Schleimhäuten anwenden
- nicht auf der Brust stillender Mütter oder großflächig in der Schwangerschaft anwenden, Dithranol geht in die Muttermilch über
- Dithranol färbt Haut, helle Haare und Wäsche (kann mit Chlorbleiche aus Wäsche entfernt werden)

Anwendungshinweise:
- einmal täglich auf die betroffenen Hautstellen auftragen und nach 5–30 Minuten zunächst mit Lappen abwischen, dann mit lauwarmem Wasser abwaschen bzw. mit Shampoo abduschen, um Reizungen der nichtbeteiligten Hautareale zu vermeiden

- Einweghandschuhe benutzen oder Hände nach der Applikation gründlich waschen
- Aufbrauchsfrist: 3 Wochen im Kühlschrank

Kosten mit Verpackung und MwSt. (Stand 2005):

m \ Modus	rezeptiert
40 g	9,55 €
100 g	13,99 €

10.9.3 Dithranol-Macrogolsalbe 0,25/0,5/1 oder 2 % (NRF 11.53.)

Standardabgabemenge: 50 g

Zusammensetzung (Angaben in g für 100 g):

Substanz	0,25 %	0,5 %	1 %	2 %
Dithranol	0,25	0,5	1,0	2,00
Salicylsäure	3,00	3,0	3,0	3,00
Macrogol 400	24,19	24,1	24,0	23,75
Macrogol 1.500	24,19	24,1	24,0	23,75
Macrogol 4.000	24,19	24,1	24,0	23,75
Propylenglycol	24,18	24,2	24,0	23,75

Kommentar:
Fettfreie, sehr gut abwaschbare, wasserlösliche Salbengrundlage, in der Dithranol suspendiert enthalten ist. Salicylsäure wird zur Stabilisierung des Dithranols als Antioxidans zugesetzt und liegt in gelöster Form vor. Die nichtoxidierte Substanz ist kanariengelb, eine Verfärbung nach Orange oder Braun zeigt die oxidative Zersetzung an.

Indikationen:
- Psoriasis vulgaris
- Kurzzeitbehandlung („Minutentherapie")

Warnhinweise und Inkompatibilitäten:
- pustulöse Formen der Psoriasis
- nicht in intertriginösen Räumen, im Augenbereich und auf Schleimhäuten anwenden
- nicht auf der Brust stillender Mütter oder großflächig in der Schwangerschaft anwenden, Dithranol geht in die Muttermilch über

- Dithranol färbt Haut, helle Haare und Wäsche (kann mit Chlorbleiche aus Wäsche entfernt werden)
- Sensibilisierungsgefahr: Macrogole, Propylenglycol

Anwendungshinweise:
- einmal täglich auf die betroffenen Hautstellen auftragen und nach 5–30 Minuten zunächst mit Lappen abwischen, dann mit lauwarmem Wasser abwaschen bzw. abduschen, um Reizungen der nichtbeteiligten Hautareale zu vermeiden
- Kontakt mit Augen und Schleimhäuten meiden
- Einweghandschuhe benutzen oder Hände nach der Applikation gründlich waschen
- orange bis braun verfärbte Salbe nicht mehr anwenden, stabilisiert mit 3 % Salicylsäure
- länger als einen Monat nur unter ärztlicher Überwachung anwenden
- Aufbrauchsfrist (aus therapeutischen Gründen verkürzt): 4 Wochen; Haltbarkeit jedoch 4 Monate

Kosten mit Verpackung und MwSt. (Stand 2005):

m \ c	0,25 %	0,5 %	1 %	2 %
20 g	7,28	7,55	8,03	9,02 €
50 g	8,36	8,98	10,24	12,75 €
100 g	10,12	11,38	13,89	18,91 €
200 g	12,23	14,76	19,78	29,81 €

10.9.4 Hydrophile Methoxsalen-Creme 0,0006 % (NRF 11.96.)

Standardabgabemenge: 50 g

Zusammensetzung (Angaben in g für 100 g):

Substanz	Menge
Methoxsalen	0,0006
Ethanol 96 % (V/V)	6,0
Basiscreme DAC	47,0
Propylenglycol	9,4
Gereinigtes Wasser	37,5994

Kommentar:
Die mit Wasser und Propylenglycol verdünnte Basiscreme DAC dient als Grundlage (siehe 10.2.6, S. 135). Das sehr lipophile Methoxsalen liegt in der niedrigen Konzentration gelöst vor, muss aber als alkoholische Lösung eingearbeitet werden.

Indikationen:
- lokale Anwendung für die PUVA-Therapie, besonders bei Psoriasis vulgaris und Handekzemen

Warnhinweise und Inkompatibilitäten:
- pustulöse Formen der Psoriasis
- nicht in intertriginösen Räumen, im Augenbereich und auf Schleimhäuten anwenden
- Sensibilisierungsgefahr: Cetylalkohol, Propylenglycol

Anwendungshinweise:
- eine Stunde vor der Bestrahlung dünn auf die erkrankten Hautpartien auftragen, hierbei Fingerling oder Einweghandschuhe tragen oder sofort die Hände waschen, Kontakt mit Schleimhäuten und gesunder Haut vermeiden; behandelte Hautstelle vor und mindestens 12 Stunden nach der Bestrahlung nicht dem Licht aussetzen; Behandlung, insbesondere Bestrahlung, streng nach ärztlicher Anweisung und unter ärztlicher Aufsicht vornehmen
- Aufbrauchsfrist (kann aus therapeutischen Gründen verkürzt werden): 1 Jahr, in Spenderdose 6 Monate

Kosten mit Verpackung und MwSt. (Stand 2005):

m \ Modus	rezeptiert
20 g	8,96 €
50 g	9,96 €
100 g	11,67 €
200 g	13,61 €

10.9.5 Methoxsalen-Hautspiritus 0,15 % (NRF 11.89.)

Standardabgabemenge: 50 g

Zusammensetzung (Angaben in g für 100 g):

Substanz	Menge
Methoxsalen	0,15
Isopropylmyristat	0,2
2-Propanol	44,85
Gereinigtes Wasser	54,8

Kommentar:
Methoxsalen liegt in der wässrig-alkoholischen Lösung gelöst vor, Isopropylmyristat soll vor Austrocknung durch die alkoholische Lösung schützen.

Die niedriger konzentrierte Methoxsalen-Creme bzw. das Methoxsalen-Bad gelten als neuere Therapieempfehlungen und sind wahrscheinlich in der Anwendung besser standardisierbar (siehe 10.9.4 und 10.9.6, S. 204 u. 206).

Indikationen:
- lokale Anwendung für die PUVA-Therapie, besonders bei Psoriasis vulgaris und Handekzemen

Warnhinweise und Inkompatibilitäten:
- pustulöse Formen der Psoriasis
- nicht in intertriginösen Räumen, im Augenbereich und auf Schleimhäuten anwenden

Anwendungshinweise:
- eine halbe bis höchstens eine Stunde vor der Bestrahlung Lösung mit einem Wattestäbchen auf die erkrankten Hautpartien auftragen, hierbei Einweghandschuhe aus Polyethylen tragen und Kontakt mit Schleimhäuten sowie gesunder Haut vermeiden; nach dem Eintrocknen der Lösung behandelte Hautstelle vor und mindestens 12 Stunden nach der Bestrahlung nicht dem Licht aussetzen; Behandlung, insbesondere Bestrahlung, streng nach ärztlicher Anweisung und unter ärztlicher Aufsicht vornehmen
- Aufbrauchsfrist (kann aus therapeutischen Gründen verkürzt werden): 6 Monate

Kosten mit Verpackung und MwSt. (Stand 2005):

m \ Modus	rezeptiert
20 g	6,89 €
50 g	8,65 €
100 g	11,41 €
200 g	17,60 €

10.9.6 Methoxsalen-Badekonzentrat 0,5 % (m/V) (NRF 11.83.)

Standardabgabemenge: 1.000 ml (entsprechend 806 g)

Zusammensetzung (Angaben in g für 100 g):

Substanz	Menge
Methoxsalen	0,625
Ethanol 96 % (V/V)	99,375

Kommentar:
Methoxsalen liegt in Lösung in unverdünntem Alkohol vor. Die Stammlösung dient zur Herstellung einer standardisierten Konzentration von 1 mg Methoxsalen pro Liter Badewasser.

Indikationen:
- Badezusatz zur PUVA-Badechemotherapie bei Psoriasis vulgaris, Mycosis fungoides, Vitiligo und anderen mit PUVA zu behandelnden Erkrankungen

Warnhinweise und Inkompatibilitäten:
- erhöhte UV-Licht-Empfindlichkeit nach Anwendung der Badechemotherapie beachten
- Behandlung, insbesondere Bestrahlung, streng nach ärztlicher Anweisung vornehmen

Anwendungshinweise:
- nur verdünnt anwenden, 10 ml Konzentrat mit der Messkappe auf 50 l Badewasser verdünnen
- Aufbrauchsfrist (kann aus therapeutischen Gründen verkürzt werden): 6 Monate

Kosten mit Verpackung und MwSt. (Stand 2005):

m \ Modus	rezeptiert
100 ml	27,54 €
1 000 ml	197,23 €

10.10 Kortisonfreie Antiekzematosa

10.10.1 Ammoniumbituminosulfonat-Zinkoxidschüttelmixtur 2,5/5 oder 10 % (NRF 11.2.)

Standardabgabemenge: 100 g

Zusammensetzung (Angaben in g für 100 g):

Substanz	2,5 %	5 %	10 %
Ammoniumbituminosulfonat	2,5	5,0	10,0
Zinkoxid	20,0	20,0	20,0
Talkum	20,0	20,0	20,0
Glycerol 85 %	30,0	30,0	30,0
Gereinigtes Wasser	27,5	25,0	20,0

Kommentar:
Klassische Lotio alba mit einem Zusatz von Ammoniumbituminosulfonat, ein schwefelhaltiges neutralisiertes sulfoniertes Schieferöl mit charakteristischem Geruch. Ammoniumbituminosulfonat und Zinkoxid haben ausreichend starke antimikrobielle Eigenschaften, sodass auf Konservierungsmittel verzichtet werden kann.

Indikationen:
- subakute Dermatitiden
- Ekzeme
- weniger ausgeprägte und chronifizierte Entzündungsreaktionen (im Gegensatz zu Ichthyol)

Warnhinweise und Inkompatibilitäten:
- unerwünschte Wirkungen ähnlich wie bei Ichthyol, nur weniger ausgeprägt: Überempfindlichkeitsreaktionen auf sulfonierte Schieferöle
- Sonnenbestrahlung vermeiden (Phototoxizität)
- nicht geeignet zur Behandlung nässender Hautveränderungen (Intertrigines) oder bei stark geschädigter Haut

Anwendungshinweise:
- zwei- bis dreimal täglich auf die betroffenen Körperstellen mit Pinsel oder Spatel auftragen
- vor Gebrauch schütteln
- Aufbrauchsfrist: 6 Monate

Kosten mit Verpackung und MwSt. (Stand 2005):

m \ c	2,5 %	5 %	10 %
20 g	8,79	9,41	9,77 €
50 g	9,55	10,43	11,33 €
100 g	11,87	12,19	14,04 €
200 g	13,70	15,96	19,60 €

10.10.2 Ammoniumbituminosulfonat-Salbe 10/20 oder 50 % (NRF 11.12.)

Standardabgabemenge: 50 g

Zusammensetzung (Angaben in g für 100 g):

Substanz	10 %	20 %	50 %
Ammoniumbituminosulfonat (Ichthyol, Bitumol, Ichthammol)	10,0	20,0	50,0
Gereinigtes Wasser	9,0	8,0	5,0
Wollwachsalkoholsalbe DAB	81,0	82,0	45,0

Kommentar:
Ammoniumbituminosulfonat ist grenzflächenaktiv und wasserlöslich. In Wasserhaltiger Wollwachsalkoholsalbe DAB muss deshalb aus Stabilitätsgründen der Wasseranteil stark reduziert werden (siehe 10.2.3, S. 130). Der Wirkstoff hat ausreichend starke antimikrobielle Eigenschaften, sodass auf Konservierungsmittel verzichtet werden kann.

Eigenschaften und Indikationen:
- wirkt antiinflammatorisch, antiseptisch und antipruriginös
- chronisch entzündliche Hauterkrankungen
- chronisches Ekzem
- Psoriasis vulgaris
- im Anschluss an kortikosteroidhaltige Lokaltherapien
- 10 %: oberflächliche Hautveränderungen
- 20 %: tiefere Hautveränderungen
- 50 % und mehr: Abszesse („Zugsalbe")

Warnhinweise und Inkompatibilitäten:
- Sensibilisierungsgefahr: Wollwachsalkohol, selten Cetylstearylalkohol, sulfonierte Schieferöle

Anwendungshinweise:
- als Salbenverband auftragen und Verband täglich oder alle 2 Tage wechseln
- Aufbrauchsfrist: 1 Jahr, in Spenderdose 6 Monate

Kosten mit Verpackung und MwSt. (Stand 2005): unter Verwendung von Ichthyol:

m \ c	10 %	20 %	50 %
20 g	9,51	10,23	12,34 €
50 g	11,35	13,14	18,42 €
100 g	14,55	18,04	28,61 €
200 g	19,31	26,38	47,48 €

unter Verwendung von Ammoniumbituminosulfonat-Rezeptursubstanz:

m \ c	10 %	20 %	50 %
20 g	9,11	9,40	10,25 €
50 g	10,31	11,05	13,22 €
100 g	12,46	13,91	18,26 €
200 g	16,46	19,37	28,04 €

10.10.3 Steinkohlenteer-Salbe 2/5/10 oder 20 % (NRF 11.46.)

Standardabgabemenge: 50 g

Zusammensetzung (Angaben in g für 100 g):

Substanz	2 %	5 %	10 %	20 %
Steinkohlenteer	2,0	5,0	10,0	20,0
Gehärtetes Erdnussöl	88,0	85,0	85,0	75,0
Mittelkettige Triglyceride	5,0	5,0	–	–
Polysorbat 60	5,0	5,0	5,0	5,0

Kommentar:
Triglyceridgrundlage, d. h. „Fettsalbe" im Wortsinne. Im Gegensatz zu Paraffingrundlagen lassen sich mit Fetten und fetten Ölen gleichmäßige Zubereitungen aus Steinkohlenteer problemlos herstellen. Polysorbat 60 soll die Wiederabwaschbarkeit von der Haut verbessern.

Indikationen:
- chronische Ekzeme, Psoriasis vulgaris (sorgfältige und strenge Indikationsstellung!)

Warnhinweise und Inkompatibilitäten:
- absolute Kontraindikationen: Schwangerschaft, Stillzeit, Säuglingsalter, Xeroderma pigmentosum, Nävus-Dysplasie-Syndrom, Basalzellnävus-Syndrom
- relative Kontraindikationen: Anwendung an empfindlichen Körperstellen und im Kleinkindesalter
- Sonnenbestrahlung vermeiden (Phototoxizität)
- nicht geeignet zur Behandlung nässender Hautveränderungen (Intertrigines) oder bei stark geschädigter Haut
- in höherer Konzentration nur kleinflächig anwenden, Behandlung nur ausnahmsweise länger als 4 Wochen

Anwendungshinweise:
- einmal täglich etwa 0,5 bis 1 mm dick auftragen und mit einem Verband abdecken
- Aufbrauchsfrist (aus therapeutischen Gründen verkürzt): 4 Wochen; Haltbarkeit jedoch 3 Jahre

Kosten mit Verpackung und MwSt. (Stand 2005):

m \ c	2 %	5 %	10 %	20 %
20 g	8,31	8,31	8,29	8,28 €
50 g	10,89	10,86	10,88	10,85 €
100 g	15,29	15,27	15,31	15,20 €
200 g	22,57	22,50	22,62	22,38 €

10.10.4 Hydrophile LCD-Creme 5/10 oder 20 % (NRF 11.86.)

Standardabgabemenge: 50 g

Zusammensetzung (Angaben in g für 100 g):

Substanz	5 %	10 %	20 %
Steinkohlenteerlösung	5,0	10,0	20,0
Hydrophile Salbe DAB	47,5	45,0	40,0
Gereinigtes Wasser	47,5	45,0	40,0

Kommentar:
Es handelt sich bei der Grundlage im Prinzip um Wasserhaltige hydrophile Salbe DAB (siehe 10.2.10, S. 140). Der Wasseranteil ist jedoch reduziert, um insbesondere bei der 20%igen Konzentration die Stabilität zu verbessern.

Indikationen:
- chronische Ekzeme, Psoriasis vulgaris
- im Anschluss an topische Kortikosteroidbehandlung
- weniger ausgeprägte und chronifizierte Entzündungsreaktionen (im Gegensatz zu Ichthyol)

Warnhinweise und Inkompatibilitäten:
- absolute Kontraindikationen: Schwangerschaft, Stillzeit, Säuglingsalter, Xeroderma pigmentosum, Nävus-Dysplasie-Syndrom, Basalzellnävus-Syndrom
- relative Kontraindikationen: Anwendung an empfindlichen Körperstellen und im Kleinkindesalter
- Sonnenbestrahlung vermeiden (Phototoxizität)
- nicht geeignet zur Behandlung nässender Hautveränderungen (Intertrigines) oder bei stark geschädigter Haut
- Sensibilisierungsgefahr: Cetylstearylalkohol

Anwendungshinweise:
- bis zu dreimal täglich auf die betroffenen Stellen auftragen, maximal 4 Wochen anwenden
- Aufbrauchsfrist (aus therapeutischen Gründen verkürzt): 4 Wochen; Haltbarkeit jedoch 3 Jahre

Kosten mit Verpackung und MwSt. (Stand 2005):

m \ c	5 %	10 %	20 %
20 g	9,08	9,23	9,59 €
50 g	10,30	10,74	11,55 €
100 g	13,25	13,25	14,91 €
200 g	15,14	16,80	20,14 €

10.10.5 LCD-Vaselin 5/10 oder 20 % (NRF 11.87.)

Standardabgabemenge: 50 g

Zusammensetzung (Angaben in g für 100 g):

Substanz	5 %	10 %	20 %
Steinkohlenteerlösung	5,0	10,0	20,0
Carbomer 50 000	1,0	1,0	1,0
Weißes Vaselin	94,0	89,0	79,0

10.10 Kortisonfreie Antiekzematosa

Kommentar:
Dispersion der hydrophilen Steinkohlenteerlösung in Weißem Vaselin. Die Dispersion wird durch den Quellstoff (Carbomer) physikalisch stabilisiert.

Indikationen:
- chronische Ekzeme, Psoriasis vulgaris
- im Anschluss an topische Kortikosteroidbehandlung
- weniger ausgeprägte und chronifizierte Entzündungsreaktionen (im Gegensatz zu Ichthyol)

Warnhinweise und Inkompatibilitäten:
- absolute Kontraindikationen: Schwangerschaft, Stillzeit, Säuglingsalter, Xeroderma pigmentosum, Nävus-Dysplasie-Syndrom, Basalzellnävus-Syndrom
- relative Kontraindikationen: Anwendung an empfindlichen Körperstellen und im Kleinkindesalter
- Sonnenbestrahlung vermeiden (Phototoxizität)
- nicht geeignet zur Behandlung nässender Hautveränderungen (Intertrigines) oder bei stark geschädigter Haut
- Sensibilisierungsgefahr: Cetylstearylalkohol

Anwendungshinweise:
- bis zu dreimal täglich auf die betroffenen Stellen auftragen, maximal 4 Wochen anwenden
- Aufbrauchsfrist (aus therapeutischen Gründen verkürzt): 4 Wochen; Haltbarkeit jedoch 3 Jahre

Kosten mit Verpackung und MwSt. (Stand 2005):

m \ c	5 %	10 %	20 %
20 g	7,24	7,41	7,80 €
50 g	8,27	8,73	9,62 €
100 g	10,08	10,96	12,75 €
200 g	12,13	13,92	17,52 €

10.10.6 Hydrophile Salicylsäure-Creme 5 % mit Steinkohlenteerspiritus 10 % (NRF 11.107.)

Standardabgabemenge: 50 g

Zusammensetzung (Angaben in g für 100 g):

Substanz	Menge
Salicylsäure	5,0
Steinkohlenteerspiritus	10,0
Nichtionische hydrophile Creme SR DAC (NRF Stammzubereitung S.26.)	85,0

Kommentar:
Salicylsäure liegt in dieser aus den Standardrezepturen der DDR übernommenen Rezeptur überwiegend suspendiert vor. Ein gelöster Anteil ist jedoch aufgrund des Emulgators, der Lipidkomponente der Creme und vor allem des Steinkohlenteerspiritus enthalten, sodass die Haltbarkeit wegen allmählichen Kristallwachstums auf 6 Monate begrenzt ist (Zusammensetzung der Grundlage: siehe 10.2.8, S. 138).

Indikationen:
- chronische Ekzeme, Psoriasis vulgaris
- im Anschluss an topische Kortikosteroidbehandlung
- weniger ausgeprägte und chronifizierte Entzündungsreaktionen (im Gegensatz zu Ichthyol)

Warnhinweise und Inkompatibilitäten:
- absolute Kontraindikationen: Schwangerschaft, Stillzeit, Säuglingsalter, Xeroderma pigmentosum, Nävus-Dysplasie-Syndrom, Basalzellnävus-Syndrom
- relative Kontraindikationen: Anwendung an empfindlichen Körperstellen und im Kleinkindesalter
- Sonnenbestrahlung vermeiden (Phototoxizität)
- nicht geeignet zur Behandlung nässender Hautveränderungen (Intertrigines) oder bei stark geschädigter Haut
- Behandlung nur ausnahmsweise länger als 4 Wochen

Anwendungshinweise:
- ein- bis zweimal täglich auf die betroffene Hautstelle auftragen
- Aufbrauchsfrist (aus therapeutischen Gründen verkürzt): 4 Wochen; Haltbarkeit jedoch 6 Monate

Kosten mit Verpackung und MwSt. (Stand 2005):

m \ Modus	rezeptiert
20 g	7,55 €
50 g	9,00 €
100 g	11,53 €
200 g	15,02 €

10.11 Desinfizienzien

10.11.1 Povidon-Iod-Lösung 10 % (NRF 11.16.; Povidoni-iodi solutio)

Standardabgabemenge: 50 g

Zusammensetzung (Angaben in g für 100 g):

Substanz	Menge
Povidon-Iod	10,0
Natriummonohydrogenphosphat-Dodecahydrat	3,2
Wasserfreie Citronensäure	0,8
Gereinigtes Wasser	86,0

Kommentar:
Povidon ist ein Polymer, das Iod (verfügbares Iod) bindet und antimikrobiell aktives Iod (freies Iod) in geringen Konzentrationen freisetzt. Bei stärkerer Verdünnung in Wasser nimmt die antimikrobielle Wirksamkeit zunächst zu und erst bei starker Verdünnung um Zehnerpotenzen ab. Povidon-Iod selbst reagiert sauer und kann bei der Anwendung schmerzhaft sein. Der vorliegenden Rezeptur ist ein Citrat-Phosphat-Puffer zur pH-Stabilisierung im schwach sauren Bereich zugefügt. Verdünnte Lösungen gut verschlossen und nicht in Kunststoffgefäßen aufbewahren. Gemeinsam mit der bräunlich-roten Farbe geht auch die Wirksamkeit verloren.

Indikationen:
- Haut- und Schleimhautdesinfektion
- Verletzungen und Verbrennungen
- prä- und postoperativ
- Wundbehandlung und Ulkusreinigung

Warnhinweise und Inkompatibilitäten:
- cave: hyperthyreote Stoffwechsellage, Iodallergie

- Zurückhaltung während der Schwangerschaft
- Sensibilisierungsgefahr: Iod

Anwendungshinweise:
- auf Haut und Wunden unverdünnt auftragen, für Bäder kann die Lösung bis zu 10fach verdünnt werden
- verfärbt Kleidung und Verbandstoffe, Iodflecken können durch Behandlung mit 10%iger Natriumthiosulfatlösung und anschließendes Spülen mit Wasser beseitigt werden
- Aufbrauchsfrist: 6 Monate

Kosten mit Verpackung und MwSt. (Stand 2005):

m \ Modus	rezeptiert
20 g	8,91 €
50 g	9,81 €
100 g	11,41 €
200 g	14,80 €
500 g	27,77 €
1 000 g	49,52 €

10.11.2 Povidon-Iod-Salbe 10 % und Weiche Povidon-Iod-Salbe 10 % (NRF 11.17.)

Standardabgabemenge: 50 g

Zusammensetzung (Angaben in g für 100 g):

Substanz	Salbe	weiche Salbe
Povidon-Iod	10,0	10,0
Macrogol 400	60,0	65,0
Macrogol 4.000	25,0	15,0
Gereinigtes Wasser	5,0	10,0

Kommentar:
Povidon ist ein Polymer, das Iod (verfügbares Iod) bindet und antimikrobiell aktives Iod (freies Iod) in geringen Konzentrationen freisetzt. Gemeinsam mit der bräunlich-roten Farbe geht auch die Wirksamkeit verloren. Die Rezeptur ist eine fettfreie, abwaschbare Macrogolsalbe, deren Konsistenz durch die Anteile an flüssigen und festen Bestandteilen modifiziert werden kann.

Indikationen:
- oberflächliche Wunden
- infizierte Wunden
- Verbrennungen
- Ulzera

Warnhinweise und Inkompatibilitäten:
- cave: hyperthyreote Stoffwechsellage, Iodallergie
- Zurückhaltung in der Schwangerschaft
- gegenüber Staphylococcus aureus, Escherichia coli und Pseudomonas aeruginosa kann die bakterizide Wirkung unzureichend sein
- Sensibilisierungsgefahr: Iod, Polyethylenglycole (Macrogole)

Anwendungshinweise:
- mehrmals täglich auf die betroffenen Hautstellen auftragen
- abwaschbar
- verfärbt Kleidung und Verbandsstoffe
- Iodflecken können durch Behandlung mit 10%iger Natriumthiosulfatlösung und anschließendes Spülen mit Wasser beseitigt werden
- Aufbrauchsfrist: 3 Jahre, in Spenderdose 6 Monate

Kosten mit Verpackung und MwSt. (Stand 2005):

m \ Typ	Salbe	weiche Salbe
20 g	9,79	9,86 €
50 g	12,09	12,26 €
100 g	15,92	16,25 €
200 g	24,05	43,41 €
500 g	53,07	51,52 €

10.11.3 Ethanolhaltige Fuchsin-Lösung 0,5 % (NRF 11.26.)

Standardabgabemenge: 50 g

Zusammensetzung (Angaben in g für 100 g):

Substanz	Menge
Ethanolische Fuchsin-Stammlösung 5 % (NRF Stammzubereitung S.1.)	10,0
Ethanol 96 % (V/V)	20,0
Gereinigtes Wasser	70,0

Kommentar:
Intensiv rot gefärbte, alkoholisch-wässrige Lösung, die eine reduzierte Version der Castellani-Lösung darstellt. Früher waren Borsäure, Resorcin und Phenol enthalten. Die Zusammensetzung als Vielstoffrezeptur entzog sich einer rationalen Bewertung, und die Inhaltsstoffe im Einzelnen sind entweder bedenklich oder in ihrem Nutzen-Risiko-Verhältnis negativ beurteilt (Tab. **1**, S. 4, siehe Kap. 9).

Eigenschaften und Indikationen:
- Antimykotikum und Antiseptikum mit austrocknender Wirkung
- antimikrobielle, austrocknende und desinfizierende Anwendung
- nässende Dermatosen
- Mykosen (heute stehen spezifischere Wirkstoffe zur Verfügung)
- Ekzeme

Warnhinweise und Inkompatibilitäten:
- Vorsicht bei Säuglingen
- verfärbt Kleidung und Verbandstoffe

Anwendungshinweise:
- zum Auftragen auf die Haut
- ein- bis dreimal täglich auf erkrankte Körperstellen auftragen
- verwendbar bis einen Monat nach Herstellung (danach Ausfällungen von Fuchsin)
- Flecken können durch Einweichen in mindestens 70%igen Alkohol mit einem Zusatz von etwa 1 %igem Natriumcarbonat entfernt werden
- Aufbrauchsfrist: 6 Monate

Kosten mit Verpackung und MwSt. (Stand 2005):

m \ Modus	rezeptiert
20 g	6,18 €
50 g	7,57 €
100 g	9,92 €
200 g	14,35 €

10.11.4 Ethacridinlactat-Monohydrat-Lösung 0,05/0,1/0,5 oder 1 % (NRF 11.61.; Rivanol-haltige Lösung)

Standardabgabemenge: 100 g (bis 0,1 %), 20 g (über 0,1 %)

Zusammensetzung (Angaben in g für 100 g):

Substanz	0,05 %	0,1 %	0,5 %	1 %
Ethacridinlactat-Monohydrat	0,05	0,1	0,5	1,0
Wasser für Injektionszwecke	99,95	99,9	99,5	99,0

Kommentar:
Ethacridinlactat liegt in gelöster Form vor. Zur Herstellung sterilisiertes Wasser verwenden oder die ganze Zubereitung sterilfiltrieren bzw. autoklavieren. Sterile Lösung in der öffentlichen Apotheke nur mit großem Aufwand herstellbar.

Indikationen:
- *Lösungen von 0,05-0,1 %:* Wundinfektionen für Teilbäder und Umschläge, Antiseptikum für Haut und Schleimhaut
- *Lösungen von 0,5–1 %:* Touchieren nur durch den Arzt, Anwendung nach Verdünnung

Warnhinweise und Inkompatibilitäten:
- verfärbt Wäsche und Verbände
- durch Verdunsten des Lösungsmittels und Konzentrierung des Ethacridinlactats können lokale Reizungen auftreten
- selten: Sensibilisierung oder Photosensibilisierung
- Unverträglich mit Chlorid-Ionen, Wirkungsbeeinträchtigung bei pH-Erniedrigung
- antimikrobielle Wirkung ist pH-abhängig, insbesondere gegen Staphylokokken, Streptokokken und Kolibakterien, ebenso gegen Pilze und Protozoen wie Amöben, Kokzidien und Trichomonaden
- Ethacridinlactat zersetzt sich unter Lichteinwirkung

Anwendungshinweise:
- zweimal täglich auf betroffene Haut- oder Schleimhautstellen auftragen
- bei Umschlägen für ständige Durchfeuchtung sorgen
- Verdünnungen nur mit Wasser für Injektionszwecke herstellen (sonst Ausfällungen, insbesondere mit Chlorid-Ionen)
- nicht verbrauchte Restmenge 7 Tage nach Anbruch verwerfen
- Aufbrauchsfrist: 1 Woche; Haltbarkeit vor Anbruch jedoch 2 Jahre

Kosten mit Verpackung und MwSt. (Stand 2005):

m \ c	0,05 %	0,1 %	0,5 %	1 %
20 g	–	–	10,07	10,35 €
50 g	10,22	10,25	10,88	11,60 €
100 g	10,79	10,93	12,26	13,70 €
200 g	12,20	12,48	12,26	17,69 €

10.11.5 Ethanolhaltige Ethacridinlactat-Monohydrat-Lösung 0,05 oder 0,1 % (NRF 11.8.; alkoholische Rivanol-Lösung)

Standardabgabemenge: 100 g

Zusammensetzung (Angaben in g für 100 g):

Substanz	0,05 %	0,1 %
Ethacridinlactat-Monohydrat	0,05	0,1
Ethanol 90 % (V/V)	20,0	20,0
Gereinigtes Wasser	79,95	79,9

Kommentar:
Ethacridinlactat liegt in gelöster Form vor.

Indikationen:
- lokal als Antiseptikum

Warnhinweise und Inkompatibilitäten:
- wegen des Alkoholgehaltes nicht für die Wundbehandlung geeignet
- verfärbt Wäsche und Verbände
- durch Verdunsten des Lösungsmittels und Konzentrierung des Ethacridinlactats können lokale Reizungen auftreten
- selten: Sensibilisierung oder Photosensibilisierung
- unverträglich mit Chlorid-Ionen, Wirkungsbeeinträchtigung bei pH-Erniedrigung
- antimikrobielle Wirkung ist pH-abhängig, insbesondere gegen Staphylokokken, Streptokokken und Kolibakterien, ebenso gegen Pilze und Protozoen wie Amöben, Kokzidien, Trichomonaden und Anaplasmen
- Ethacridinlactat zersetzt sich unter Lichteinwirkung

Anwendungshinweise:
- zweimal täglich auf die betroffenen Hautstellen auftragen
- Aufbrauchsfrist: 6 Monate

Kosten mit Verpackung und MwSt. (Stand 2005):

m \ c	0,5 %	0,1 %
20 g	8,35	8,40 €
50 g	8,47	8,55 €
100 g	8,75	8,89 €

10.11.6 Ethacridinlactat-Monohydrat-Salbe 1 % mit Salicylsäure 3 % (NRF 11.63.)

Standardabgabemenge: 50 g

Zusammensetzung (Angaben in g für 100 g):

Substanz	Menge
Ethacridinlactat-Monohydrat	1,0
Salicylsäure-Verreibung 50 %	6,0
Weißes Vaselin	93,0

Kommentar:
Ethacridinlactat und Salicylsäure liegen in suspendierter Form vor. Ethacridinlactat könnte auch eingearbeitet werden in Wollwachsalkoholsalbe, wasserhaltige Wollwachsalkoholsalbe, nichtionische hydrophile Creme und Macrogolsalbe, dagegen nicht in anionische Grundlagen, wie wasserhaltige hydrophile Salbe DAB oder Carbomer-Gele.

Indikationen:
- oberflächliche Pyodermien
- Lokalbehandlung der streptogenen oder staphylogenen Impetigo contagiosa
- Abweichen von Krusten nach staphylogenen Infektionen
- zur Weiterbehandlung des Krustengrundes eignet sich dann Ethacridinlactat-Zink-Paste 1 %

Warnhinweise und Inkompatibilitäten:
- cave: großflächige Anwendung bei Säuglingen und Kleinkindern (Salicylsäure-Resorption)
- verfärbt Wäsche und Verbandstoffe gelb

Anwendungshinweise:
- 3 bis 5 Tage lang ein- bis dreimal täglich auf die erkrankten Hautstellen auftragen
- Anschlussbehandlung mit Ethacridinlactat-Monohydrat-Zinkpaste 1 %

- nicht in Kontakt mit Augen und Schleimhäuten bringen
- Aufbrauchsfrist: 3 Jahre

Kosten mit Verpackung nd MwSt. (Stand 2005):

m \ Modus	rezeptiert
20 g	7,63 €
50 g	9,19 €
100 g	11,87 €
200 g	15,69 €

10.11.7 Ethacridinlactat-Monohydrat-Zinkpaste 1 % (NRF 11.7.; Rivanol-Zink-Paste)

Standardabgabemenge: 50 g

Zusammensetzung (Angaben in g für 100 g):

Substanz	Menge
Ethacridinlactat-Monohydrat	1,0
Dickflüssiges Paraffin	10,0
Zink-Paste DAB	89,0

Kommentar:
Ethacridinlactat liegt in suspendierter Form vor. Durch die Einarbeitung des flüssigen Paraffins wird die Paste etwas weicher und besser streichfähig.

Indikationen:
- Antiseptikum zur Haut- und Schleimhautbehandlung
- Nachbehandlung der Impetigo contagiosa
- vorzugsweise nach einer Vorbehandlung mit Ethacridinlactat-Salbe 1 % mit Salicylsäure 3 % (zusammen rezeptieren)

Warnhinweise und Inkompatibilitäten:
- verfärbt Wäsche und Verbandstoffe gelb

Anwendungshinweise:
- zwei- bis dreimal täglich auf die erkrankten Körperstellen auftragen
- Aufbrauchsfrist: 3 Monate

Kosten mit Verpackung und MwSt. (Stand 2005):

m \ Modus	rezeptiert
20 g	7,91 €
50 g	10,03 €
100 g	13,50 €
200 g	19,06 €

10.11.8 Hydrophile Chlorhexidindigluconat-Creme 0,5 oder 1 % (NRF 11.116.)

Standardabgabemenge: 50 g

Zusammensetzung (Angaben in g für 100 g):

Substanz	0,05 %	1 %
Chlorhexidindigluconat-Lösung 20 % (m/V)	2,66	5,33
Basiscreme DAC	97,34	94,67

Kommentar:
Chlorhexidindigluconat ist als 20%iges Konzentrat (5 ml bzw. 5,3 g enthalten 1 g Chlorhexidindigluconat) im Handel und liegt in wasserhaltigen Zubereitungen gelöst vor. Der Vorteil gegenüber vielen anderen Antiseptika ist, dass diese Zubereitung farblos und geruchlos ist. Chlorhexidingluconat könnte auch eingearbeitet werden in Wasserhaltige Wollwachsalkoholsalbe DAB mit einem reduzierten Wasseranteil (25–30 %), unkonservierte Nichtionische hydrophile Creme DAB und Macrogolsalbe, dagegen nicht in Wasserhaltige hydrophile Salbe oder bei Sorbinsäure-Konservierung. Die kombinierte Einarbeitung von Kortikosteroiden ist möglich.

Indikationen:
- oberflächliche Pyodermien
- Lokalbehandlung der streptogenen oder staphylogenen Impetigo contagiosa
- auch antimykotisch wirksam

Warnhinweise und Inkompatibilitäten:
- hemmt die Wundheilung
- nicht am Auge und in dessen unmittelbarer Umgebung anwenden
- nicht wirksam bei säurefesten Bakterien, Bakteriensporen und Viren
- Sensibilisierungsgefahr: Cetylalkohol, Propylenglycol, Chlorhexidingluconat

- Graufärbung bei Kombination mit Sorbinsäure oder Kaliumsorbat
- Haltbarkeitsbegrenzung bei starker Abweichung vom pH-Bereich 5–6 (Hydrolyse zu 4-Chloranilin)

Anwendungshinweise:
- ein- bis dreimal täglich auf die erkrankten Hautstellen
- nicht in Kontakt mit Augen bringen
- Aufbrauchsfrist: 1 Jahr, in Spenderdose 6 Monate

Kosten mit Verpackung und MwSt. (Stand 2005):

m \ c	0,5 %	0,1 %
20 g	7,74	7,89 €
50 g	9,51	9,91 €
100 g	12,50	13,36 €
200 g	17,02	18,72 €

10.11.9 Ethanolhaltige Chlorhexidindigluconat-Lösung 0,5 oder 1 % (NRF 11.126.)

Standardabgabemenge: 50 g

Zusammensetzung (Angaben in g für 100 g):

Substanz	0,5 %	1 %
Chlorhexidindigluconat-Lösung 20 % (m/V)	2,66	5,33
Ethanol 70 % (V/V)	97,34	94,67

Kommentar:
Chlorhexidingluconat ist als 20%iges Konzentrat im Handel (5 ml bzw. 5,3 g enthalten 1 g Chlorhexidingluconat) und liegt in der Spiritusgrundlage gelöst vor. Der Vorteil gegenüber vielen anderen Antiseptika ist, dass diese Zubereitung farblos und geruchlos ist. Die kombinierte Einarbeitung von Kortikosteroiden ist möglich.

Indikationen:
- oberflächliche Pyodermien
- Lokalbehandlung der streptogenen oder staphylogenen Impetigo contagiosa
- auch antimykotisch wirksam

Warnhinweise und Inkompatibilitäten:
- hemmt die Wundheilung

- nicht am Auge und in dessen unmittelbarer Umgebung anwenden
- nicht wirksam bei säurefesten Bakterien, Bakteriensporen und Viren
- Sensibilisierungsgefahr: Cetylstearylalkohol, Propylenglycol, Chlorhexidingluconat
- Haltbarkeitsbegrenzung bei starker Abweichung vom pH-Bereich 5–6 (Hydrolyse zu 4-Chloranilin)

Anwendungshinweise:
- ein- bis dreimal täglich auf die erkrankten Hautstellen
- nicht in Kontakt mit Augen bringen
- Aufbrauchsfrist: 6 Monate

Kosten mit Verpackung und MwSt. (Stand 2005):

m \ c	0,1 %	0,5 %
20 g	5,65	5,82 €
50 g	6,07	6,51 €
100 g	6,77	7,74 €
200 g	8,43	10,36 €

10.11.10 Methylrosaniliniumchlorid-Lösung 0,1 oder 0,5 % (NRF 11.69.; Gentianaviolett-Lösung)

Standardabgabemenge: 20 g

Zusammensetzung (Angaben in g für 100 g):

Substanz	0,1 %	0,5 %
ethanolische Methylrosaniliniumchlorid-Stammlösung 10 % (NRF-Stammzubereitung S.16.)	1,0	5,0
Gereinigtes Wasser	99,0	95,0

Kommentar:
Violette Farbstofflösung mit einem vernachlässigbaren Alkoholanteil bei der 0,1%igen Lösung und mit einem herstellungsbedingten Alkoholanteil von etwa 4 % bei der 0,5%igen Lösung. Da der pH-Wert im sauren Bereich liegt, kann die Lösung zu Hautreizungen führen. Die Herstellung mithilfe einer Stammlösung vereinfacht den Umgang mit dem Farbstoff, stellt die vollständige Lösung sowie das Ausbleiben von Niederschlägen sicher und kompensiert Mindergehalte der hygroskopischen Substanz.

Indikationen:
- Antiseptikum
- Dermatomykosen
- grampositive bakterielle Infektionen
- kleinflächige Anwendung durch den Arzt auch in der Mundhöhle

Warnhinweise und Inkompatibilitäten:
- Hemmung der Wundheilung
- dauerhafte Verfärbungen bei Auftragen auf Granulationsgewebe
- Lösung bei Anwendung im Mund nicht schlucken, Kleinkinder nur mit nach unten gewandtem Gesicht in der Mundhöhle behandeln
- selten: Sensibilisierung
- keine Anwendung in Schwangerschaft, während der Stillzeit oder ohne ärztliche Anweisung
- unzureichende Wirkung gegen gramnegative und säurefeste Bakterien oder Bakteriensporen
- verfärbt Haut und Gegenstände (Kleidung) bei Kontakt violett

Anwendungshinweise:
- ein- bis dreimal täglich auf die betroffene Körperstelle auftragen
- Aufbrauchsfrist: 6 Monate

Kosten mit Verpackung und MwSt. (Stand 2005):

m \ c	0,1 %	0,5 %
20 g	5,86	5,93 €
50 g	5,96	6,09 €
100 g	6,14	6,40 €
200 g	6,68	7,23 €

10.11.11 Desinfektionsspiritus (NRF 11.27.)

Standardabgabemenge: 150 g

Zusammensetzung (Angaben in g für 100 g):

Substanz	Menge
Isopropylalkohol	45,0
Propylalkohol	30,0
Isopropylmyristat	0,5
Glycerol 85 %	2,0
Wasserstoffperoxid-Lösung 30 %	1,0
Gereinigtes Wasser	21,5

Kommentar:
Das Konzept dieser Rezeptur beruht darauf, dass Isopropylalkohol und Propylalkohol das Wirkungsoptimum bei zirka 30 % Wasserzusatz haben. Zur besseren Hautverträglichkeit der entfettenden Alkohole sind Isopropylmyristat und Glycerol enthalten. Alkohole wirken nicht sporozid. Deshalb wird dem Spiritus bei der Herstellung eine geringe Menge Wasserstoffperoxid-Lösung zugesetzt, die geringe Mengen von Sporen abtötet, aber kein arzneiwirksamer Bestandteil ist.

Indikationen:
- hygienische und chirurgische Händedesinfektion

Warnhinweise und Inkompatibilitäten:
- Entfetten und Austrocknen der Haut durch häufiges Waschen und Behandlung mit Alkohol

Anwendungshinweise:
- *hygienische Händedesinfektion*: 3 ml Spiritus 30 Sekunden lang auf den Händen verteilen, sodass diese vollständig benetzt werden
- *chirurgische Händedesinfektion*: zweimal je 5 ml Spiritus auf den Händen verteilen, bis diese vollständig benetzt sind, und jeweils 2,5 Minuten verreiben
- Aufbrauchsfrist: 6 Monate

Kosten mit Verpackung und MwSt. (Stand 2005):

m \ Modus	rezeptiert
50 g	5,52 €
100 g	5,74 €
200 g	6,31 €

10.11.12 Hydrophobe Triclosan-Creme 2 % (NRF 11.122.)

Standardabgabemenge: 50 g

Zusammensetzung (Angaben in g für 100 g):

Substanz	Menge
Triclosan	2,0
Hydrophobe Basiscreme DAC	98,0

Kommentar:
Das im Wasser praktisch unlösliche Triclosan liegt in der Lipidphase der Creme gelöst vor (Zusammensetzung siehe 10.2.5, S. 133). In der Praxis wer-

den auch 1%ige Rezepturen gleichermaßen verordnet. Die kombinierte Einarbeitung von Kortikosteroiden ist möglich.

Eigenschaften und Indikationen:
- antiseptisches Dermatikum
- oberflächliche Pyodermien
- Lokalbehandlung der streptogenen oder staphylogenen Impetigo contagiosa
- auch antimykotisch wirksam

Warnhinweise und Inkompatibilitäten:
- hemmt die Wundheilung
- nicht am Auge und in dessen unmittelbarer Umgebung anwenden
- nicht wirksam bei säurefesten Bakterien, Bakteriensporen und Viren
- Sensibilisierungsgefahr: Triclosan, unter Umständen Sorbinsäure

Anwendungshinweise:
- bei Bedarf auf die betroffenen Hautstellen auftragen
- nicht in Kontakt mit Augen bringen
- Aufbrauchsfrist: 1 Jahr, in Spenderdose 6 Monate

Kosten mit Verpackung und MwSt. (Stand 2005):

m \ Modus	rezeptiert
20 g	8,05 €
50 g	10,32 €
100 g	14,15 €
200 g	21,63 €
500 g	49,56 €
1 000 g	93,31 €

10.11.13 Kaliumpermanganat-Lösungskonzentrat 1 % (NRF 11.82.)

Standardabgabemenge: 50 g

Zusammensetzung (Angaben in g für 100 g):

Substanz	Menge
Kaliumpermanganat	1,0
Gereinigtes Wasser	99,0

Kommentar:
Das mit 0,05–0,1 mg pro Liter Wasser niedrig konzentriert angewendete Kaliumpermanganat liegt im wässrigen Konzentrat gelöst vor. Hierdurch wer-

den die Dosierung erleichtert und der Hautreizung durch nichtaufgelöste Kaliumpermanganat-Kristalle vorgebeugt.

Indikationen:
- Antiseptikum zur äußerlichen Anwendung

Warnhinweise und Inkompatibilitäten:
- hemmt die Wundheilung

Anwendungshinweise:
- für Bäder und Umschläge: 1:1 000 nach Volumen oder tropfenweise (16 Tropfen = 1 g auf 1 l Leitungswasser) verdünnen
- ein- bis dreimal täglich auf die erkrankten Hautstellen auftragen
- Aufbrauchsfrist: 6 Monate

Kosten mit Verpackung und MwSt. (Stand 2005):

m \ Modus	rezeptiert
20 g	8,54 €
50 g	8,67 €
100 g	8,97 €
200 g	9,33 €

10.11.14 Ethanolhaltige Eosin-Dinatrium-Lösung 0,5/1 oder 2 % (NRF 11.94.)

Standardabgabemenge: 100 g

Zusammensetzung (Angaben in g für 100 g):

Substanz	0,5 %	1 %	2 %
Eosin-Dinatrium	0,50	1,00	2,00
Ethanol 96 %	20,00	20,00	20,00
Wasserfreie Citronensäure	0,02	0,04	0,08
Gereinigtes Wasser	79,48	78,96	77,92

Kommentar:
Da die Säureform des Eosins praktisch nichtwasserlöslich ist, wird das Dinatriumsalz verwendet. Die ionische Form ist jedoch nicht antimikrobiell wirksam, sodass durch pH-Regulation ein Gleichgewicht zur wirksamen Säure eingestellt wird.

Indikationen:
- Austrocknung der Haut, mildes Antiseptikum

Warnhinweise und Inkompatibilitäten:
- Phototoxizität

Anwendungshinweise:
- bei Bedarf auf die betroffenen Hautstellen auftragen
- Aufbrauchsfrist: 6 Monate

Kosten mit Verpackung und MwSt. (Stand 2005):

m \ c	0,5 %	1 %	2 %
20 g	5,77	6,09	6,70 €
50 g	6,33	7,13	8,70 €
100 g	7,31	8,87	12,02 €
200 g	9,45	12,60	18,91 €

10.11.15 Wässrige Eosin-Dinatrium-Lösung 0,5/1 oder 2 % (NRF 11.95.)

Standardabgabemenge: 100 g

Zusammensetzung (Angaben in g für 100 g):

Substanz	0,5 %	1 %	2 %
Eosin-Dinatrium	0,50	1,0000	2,000
Wasserfreie Citronensäure	0,01	0,0175	0,025
Gereinigtes Wasser	99,49	98,9825	97,925

Kommentar:
Da die Säureform des Eosins praktisch nichtwasserlöslich ist, wird das Dinatriumsalz verwendet. Die ionische Form ist allerdings nicht antimikrobiell wirksam, sodass durch vorsichtige pH-Regulation mit Citronensäure ein Gleichgewicht zur wirksamen Säure eingestellt wird.

Indikationen:
- Austrocknung der Haut, als mildes Antiseptikum

Warnhinweise und Inkompatibilitäten:
- Phototoxizität

Anwendungshinweise:
- bei Bedarf auf die betroffenen Hautstellen auftragen
- Aufbrauchsfrist: 6 Monate

Kosten mit Verpackung und MwSt. (Stand 2005):

m \ c	0,5 %	1 %	2 %
20 g	8,67	8,99	9,60 €
50 g	9,19	10,03	11,55 €
100 g	10,14	11,70	14,85 €
200 g	12,19	15,34	21,67 €

10.11.16 Chinolinolsulfat-Monohydrat-Lösung 0,1 % (NRF 11.127.)

Standardabgabemenge: 100 g

Zusammensetzung (Angaben in g für 100 g):

Substanz	Menge
Chinolinolsulfat-Monohydrat	0,1
Gereinigtes Wasser	99,9

Kommentar:
Der antiseptisch wirksame Anteil ist 8-Chinolinol, das in Form unterschiedlicher Hydrate, Salze und in Mischung mit Kaliumsulfat angewendet wird. Es ist leicht wasserlöslich.

Indikationen:
- Antiseptikum
- oberflächliche Pyodermien
- Lokalbehandlung der streptogenen oder staphylogenen Impetigo contagiosa
- Impetigo contagiosa mit Übergang zu mikrobiellem Ekzem
- bakteriell infizierte Dermatosen

Warnhinweise und Inkompatibilitäten:
- hemmt die Wundheilung
- nicht am Auge und in dessen unmittelbarer Umgebung anwenden

Anwendungshinweise:
- ein- bis dreimal täglich auf die erkrankten Hautstellen auftragen
- nicht in Kontakt mit Augen bringen
- Aufbrauchsfrist: 6 Monate

Kosten mit Verpackung und MwSt. (Stand 2005):

m \ Modus	rezeptiert
20 g	5,45 €
50 g	5,52 €
100 g	5,74 €
200 g	6,31 €

10.11.17 Silbernitrat-Lösung 0,5 oder 1 % (NRF 11.98.)

Standardabgabemenge: 50 g

Zusammensetzung (Angaben in g für 100 g):

Substanz	0,5 %	1 %
Silbernitrat	0,5	1,0
Kaliumnitrat	1,3	1,0
Wasser für Injektionszwecke	98,2	98,0

Kommentar:
Silbernitrat gehört zu den ältesten antiseptisch angewandten Substanzen. Es ist leicht wasserlöslich, bildet aber mit Chloridionen Niederschläge; deshalb wird Kaliumnitrat zur Isotonisierung verwendet.

Indikationen:
- Dermatikum, Antiseptikum, Adstringens
- Keimminderung und Touchieren von Wunden sowie Schleimhautläsionen durch den Arzt
- oberflächliche Pyodermien
- Lokalbehandlung der streptogenen oder staphylogenen Impetigo contagiosa
- auch antimykotisch wirksam

Warnhinweise und Inkompatibilitäten:
- hemmt die Wundheilung
- nicht am Auge und in dessen unmittelbarer Umgebung anwenden

Anwendungshinweise:
- bei Bedarf zweimal täglich mit Wattetupfer auf betroffene Stellen auftragen
- nicht in Kontakt mit Augen bringen
- Aufbrauchsfrist: 6 Monate

Kosten mit Verpackung und MwSt. (Stand 2005):

m \ c	0,5 %	1 %
20 g	4,03	4,19 €
50 g	4,57	5,02 €
100 g	5,58	6,32 €
200 g	7,69	9,19 €

10.11.18 Silbernitrat-Lösung 10 % (NRF 11.99.)

Standardabgabemenge: 50 g

Zusammensetzung (Angaben in g für 100 g):

Substanz	Menge
Silbernitrat	10,0
Wasser für Injektionszwecke	90,0

Kommentar:
Hochprozentige, hypertonische Lösung, zum Beispiel zum Touchieren von Rhagaden.

Indikationen:
- Dermatikum, Antiseptikum, Adstringens, Ätzmittel
- Keimminderung und Touchieren von Wunden und Schleimhautläsionen durch den Arzt

Warnhinweise und Inkompatibilitäten:
- hemmt die Wundheilung
- nicht am Auge und in dessen unmittelbarer Umgebung anwenden

Anwendungshinweise:
- einmal täglich zum Touchieren von Rhagaden verwenden
- nicht in Kontakt mit Augen bringen
- Aufbrauchsfrist: 6 Monate

Kosten mit Verpackung und MwSt. (Stand 2005):

m \ Modus	rezeptiert
20 g	6,91 €
50 g	11,87 €
100 g	20,00 €
200 g	36,55 €

10.12 Antiinfektiosa

10.12.1 Clotrimazol-Lösung 1 % (NRF 11.40.)

Standardabgabemenge: 30 g

Zusammensetzung (Angaben in g für 100 g):

Substanz	Menge
Clotrimazol	1,0
Macrogol 400	99,0

Kommentar:
Fett- und alkoholfreie, dickflüssige Lösung auf Macrogolbasis. Clotrimazol liegt in Lösung vor.

Indikationen:
- Lokalbehandlung von Haut- und Genitalmykosen
- Candidainfektionen
- Trichophytoninfektionen
- als alkoholfreie Lösung auch an geschädigten Hautpartien anwendbar

Warnhinweise und Inkompatibilitäten:
- Sensibilisierungsgefahr: Clotrimazol und Polyethylenglycole (Macrogole)

Anwendungshinweise:
- zwei- bis dreimal täglich dünn auf die erkrankten Hautstellen auftragen
- Aufbrauchsfrist: 6 Monate

Kosten mit Verpackung und MwSt. (Stand 2005):

m \ Modus	rezeptiert
20 g	9,00 €
50 g	10,38 €
100 g	13,93 €
200 g	20,72 €

10.12.2 Clotrimazol-Hautspray 1 % (NRF 11.41.)

Standardabgabemenge: 40 g

*Zusammensetzung
(Angaben in g für 100 g):*

Substanz	Menge
Clotrimazol	1,0
Macrogol 400	25,0
2-Propanol	74,0

Kommentar:
Alkoholische Lösung mit 74 % Isopropylalkohol. Macrogol wird hinzugefügt, um eine bessere Haftung auf der Haut zu erreichen.

Indikationen:
- Lokalbehandlung von Haut- und Genitalmykosen
- Candidainfektionen
- Trichophytoninfektionen

Warnhinweise und Inkompatibilitäten:
- wegen des Alkoholgehaltes nicht an geschädigter Haut anwenden
- Sensibilisierungsgefahr: Clotrimazol und Polyethylenglycole (Makrogole)

Anwendungshinweise:
- zwei- bis dreimal täglich dünn auf die erkrankten Hautstellen aufsprühen
- dicht verschlossen halten und vor Licht schützen
- Aufbrauchsfrist: 6 Monate

*Kosten mit Verpackung
und MwSt. (Stand 2005):*

m \ Modus	rezeptiert
20 g	6,59 €
40 g	7,40 €
50 g	7,70 €
100 g	9,66 €

10.12.3 Harnstoff-Paste 40 % mit Clotrimazol 1 % (NRF 11.57.)

Standardabgabemenge: 20 g

*Zusammensetzung
(Angaben in g für 100 g):*

Substanz	Menge
Harnstoff	40,0
Clotrimazol	1,0
Dickflüssiges Paraffin	14,0
Weißes Vaselin	20,0
Gebleichtes Wachs	5,0
Wollwachs	20,0

Kommentar:
Wasserfreie Zubereitung, in der Harnstoff und Clotrimazol in suspendierter Form enthalten sind. Die Herstellung einer völlig gleichmäßigen Paste ist verhältnismäßig aufwendig, da sich Harnstoff schlecht pulverisieren lässt.

Indikationen:
- ambulante Nagelentfernung bei Onychomykosen an Händen und Füßen

Warnhinweise und Inkompatibilitäten:
- Reizungen des Nagelwalles wegen der hohen Harnstoff-Konzentration und ihrer keratolytischen Wirkung
- Sensibilisierungsgefahr: Wollwachs, Clotrimazol

Anwendungshinweise:
- Vorgehen: Therapieeinleitung durch Fachpersonal
- Nagelwall und Umgebung des Nagels mit Zink-Paste abdecken
- täglich oder alle 2 Tage Salbe dick auf erkrankten Nagel auftragen, Okklusivverband anlegen
- Salbenreste abbaden und erweichte Nagelsubstanz abschaben
- Therapiedauer: 4–6 Wochen
- Aufbrauchsfrist: 2 Jahre

*Kosten mit Verpackung
und MwSt. (Stand 2005):*

m \ Modus	rezeptiert
20 g	7,63 €
50 g	9,01 €
100 g	12,05 €
200 g	14,86 €

10.12.4 Hydrophile Clotrimazol-Salbe 2 % (NRF 11.50.)

Standardabgabemenge: 30 g

Zusammensetzung (Angaben in g für 100 g):

Substanz	Menge
Clotrimazol	2,0
Macrogol 300	53,3
Macrogol 1 500	44,7

Kommentar:
Fett- und wasserfreie Polyethylenglycol-Grundlage, in der Clotrimazol in gelöster Form vorliegt.

Indikationen:
- Lokalbehandlung von Haut- und Genitalmykosen
- Candidainfektionen
- Trichophytoninfektionen

Warnhinweise und Inkompatibilitäten:
- Sensibilisierungsgefahr: Clotrimazol und Polyethylenglycole (Macrogole)

Anwendungshinweise:
- zwei- bis dreimal dünn auf die erkrankten Hautstellen auftragen
- zum baldigen Gebrauch bestimmt
- Aufbrauchsfrist: 2 Jahre

Kosten mit Verpackung und MwSt. (Stand 2005):

m \ Modus	rezeptiert
20 g	8,78 €
30 g	9,84 €
50 g	12,09 €
100 g	17,63 €
200 g	27,24 €

10.12.5 Hydrophile Miconazolnitrat-Creme 2 % (NRF 11.79.)

Standardabgabemenge: 25 g

Zusammensetzung (Angaben in g für 100 g):

Substanz	Menge
Miconazolnitrat	2,0
Mittelkettige Triglyceride	6,0
Basiscreme DAC	92,0

Kommentar:
Miconazolnitrat ist in Wasser und in anderen häufig verwandten Dermatikagrundlagen kaum löslich. In hydrophiler Basiscreme (siehe 10.2.6, S. 135) liegt es suspendiert vor. Die Rezeptur enthält keine Konservierungsstoffe, ist aber wegen des hohen Anteils an Propylenglycol mikrobiell nicht anfällig.

Indikationen:
- Tinea pedis
- Tinea corporis
- Candidainfektionen
- Genitalmykosen

Warnhinweise und Inkompatibilitäten:
- Sensibilisierungsgefahr: Cetylalkohol, Propylenglycol, Miconazolnitrat (sehr selten)
- keine vaginale Anwendung im 1. Trimenon der Schwangerschaft
- nicht an der laktierenden Mamma anwenden

Anwendungshinweise:
- zwei- bis dreimal dünn auf die erkrankten Hautstellen auftragen
- Aufbrauchsfrist: 1 Jahr, in Spenderdose 6 Monate

Kosten mit Verpackung und MwSt. (Stand 2005):

m \ Modus	rezeptiert
20 g	12,06 €
25 g	13,50 €
50 g	20,35 €
100 g	34,21 €
200 g	60,40 €

10.12.6 Ethanolhaltige Miconazolnitrat-Lösung 1 % (NRF 11.80.)

Standardabgabemenge: 25 g

Zusammensetzung (Angaben in g für 100 g):

Substanz	Menge
Miconazolnitrat	1,0
Propylenglycol	20,0
Macrogol-40-glycerolhydroxystearat	12,0
Milchsäure	2,0
Ethanol 96 %	40,0
Gereinigtes Wasser	35,0

Kommentar:
Da Miconazolnitrat in Wasser, Ethanol oder Propylenglycol nur schlecht löslich ist, wird in der vorliegenden Rezeptur nur eine 1%ige Lösung hergestellt. Der Zusatz von Milchsäure führt aufgrund der pH-Erniedrigung zu einer leichten Verbesserung der Löslichkeit von Miconazolnitrat. Auch der Solubilisator Macrogol-40-glycerolhydroxystearat dient der Verbesserung der Löslichkeit.

Indikationen:
- Interdigitalmykosen
- intertriginöse Tinea corporis
- Erythrasma
- Pityriasis versicolor
- oberflächliche Candidosen

Warnhinweise und Inkompatibilitäten:
- Sensibilisierungsgefahr auf Miconazolnitrat ist gering
- nicht an der laktierenden Mamma anwenden

Anwendungshinweise:
- zweimal täglich auf die erkrankten Hautstellen auftragen
- nicht im Kühlschrank aufbewahren, da Wirkstoff auskristallisieren kann
- Aufbrauchsfrist: 6 Monate

Kosten mit Verpackung und MwSt. (Stand 2005):

m \ Modus	rezeptiert
25 g	12,11 €
50 g	15,52 €
100 g	22,47 €
200 g	36,17 €

10.12.7 Anionische Miconazolnitrat-Creme 2 % (NRF 11.81.)

Standardabgabemenge: 25 g

Zusammensetzung (Angaben in g für 100 g):

Substanz	Menge
Miconazolnitrat	2,0
Dickflüssiges Paraffin	6,0
Wasserhaltige hydrophile Salbe DAB	92,0

Kommentar:
Die anionische Miconazolnitrat-Creme hat im Vergleich zur hydrophilen (NRF 11.79.) mit etwa 65 % einen höheren Wasseranteil (im Vergleich zu 40 %). Unguentum emulsificans aquosum DAB ist mit 0,1 % Sorbinsäure vorkonserviert. Miconazolnitrat, das in Wasser und Dermatikagrundlagen kaum löslich ist, liegt hier als suspendierter Feststoff vor.

Indikationen:
- Tinea pedis
- Tinea corporis
- Candidainfektionen
- Genitalmykosen

Warnhinweise und Inkompatibilitäten:
- Sensibilisierungsgefahr: Cetylstearylalkohol, auf Miconazolnitrat gering
- keine vaginale Anwendung im 1. Trimenon der Schwangerschaft
- nicht an der laktierenden Mamma anwenden

Anwendungshinweise:
- zwei- bis dreimal dünn auf die erkrankten Hautstellen auftragen
- Aufbrauchsfrist: 1 Jahr, in Spenderdose 6 Monate

Kosten mit Verpackung und MwSt. (Stand 2005):

m \ Modus	rezeptiert
20 g	13,12 €
25 g	14,37 €
50 g	20,39 €
100 g	32,65 €

10.12.8 Benzylbenzoat-Emulsion 10 oder 25 % (NRF 11.64.)

Standardabgabemenge: 200 g

Zusammensetzung
(Angaben in g für 100 g):

Substanz	10 %	25 %
Benzylbenzoat	10,0	25,0
Emulgierender Cetylstearylalkohol Typ A	2,0	2,0
Gereinigtes Wasser	88,0	73,0

Kommentar:
Emulsion, bei der der flüssige Wirkstoff in fein verteilter Form als innere Phase vorliegt. Emulgierender Cetylstearylalkohol dient als Emulgator.

Indikationen:
- Skabies (Krätze)

Warnhinweise und Inkompatibilitäten:
- Sensibilisierungsgefahr: Benzylbenzoat und Cetylstearylalkohol
- orale Einnahme kann zu Krämpfen führen

Anwendungshinweise:
- 3 Tage lang morgens und abends nach dem Baden den ganzen Körper vom Hals abwärts dünn einreiben
- Behandlung nach einer Woche nochmals 3 Tage lang wiederholen
- Bett- und Leibwäsche täglich wechseln und kochen bzw. 5–8 Tage gut lüften
- 10%ige Emulsion für Säuglinge und Kleinkinder, 4 Tage lang jeweils nur Ober- und Unterkörper im Wechsel behandeln
- nicht in Kontakt mit Augen und Schleimhäuten bringen
- eventuell nach der Anwendung auftretendes juckendes, postskabiöses Ekzem mit steroidhaltigen Cremes behandeln
- bei Pediculosis zusätzlich 3%ige Essigsäure zum Entfernen der Nissen am Kopf anwenden
- Aufbrauchsfrist: 6 Monate

Kosten mit Verpackung und MwSt. (Stand 2005):

m \ c	10 %	25 %
20 g	8,55	8,89 €
50 g	8,98	9,77 €
100 g	9,89	11,51 €
200 g	11,29	14,58 €
500 g	21,89	29,89 €

10.12.9 Lipophiles Tiabendazol-Gel 10 % (NRF 11.130.)

Standardabgabemenge: 50 g

Zusammensetzung (Angaben in g für 100 g):

Substanz	Menge
Tiabendazol	10,0
Hydrophobes Basisgel DAC	90,0

Kommentar:
Suspension von Tiabendazol in hydrophobem Basisgel DAC, das gleichzeitig einen okkludierenden Effekt bewirkt und so die Penetration in die Haut verbessert.

Indikationen:
- Behandlung der Larva migrans cutanea

Warnhinweise und Inkompatibilitäten:
- keine

Anwendungshinweise:
- zwei- bis viermal täglich einen etwa 5–7 cm langen Salbenstrang auftragen
- Aufbrauchsfrist: 3 Monate

Kosten mit Verpackung und MwSt. (Stand 2005):

m \ Modus	rezeptiert
20 g	25,98 €
50 g	55,11 €
100 g	103,75 €

10.12.10 Hydrophiles Metronidazol-Gel 0,75 % (NRF 11.65.)

Standardabgabemenge: 30 g

*Zusammensetzung
(Angaben in g für 100 g):*

Substanz	Menge
Metronidazol	0,75
Propylenglycol	5,0
Natriumedetat (Dinatriumsalz, Dihydrat)	0,1
Trometamol	0,25
Carbomer 50.000	0,5
Kaliumsorbat	0,1
Gereinigtes Wasser	93,3

Kommentar:
Fett- und alkoholfreies Hydrogel, in dem Metronidazol mit einer Konzentration von 0,75% in gelöster Form vorliegt. Es wird ohne weiteren Hinweis mit Kaliumsorbat konserviert. Ohne die Konservierung wäre es nur 7 Tage haltbar. Alternativ können bei Bedarf PHB-Ester (Parabene) zugesetzt werden.

Indikationen:
- Rosazea
- periorale Dermatitis
- seborrhoisches Ekzem
- eosinophile Dermatitis bei HIV-Infektion

Warnhinweise und Inkompatibilitäten:
- Sensibilisierungsgefahr: Propylenglycol, Sorbinsäure

Anwendungshinweise:
- zwei- bis dreimal dünn auf die erkrankten Hautstellen auftragen
- Aufbrauchsfrist: 1 Jahr, in Spenderdose 6 Monate

*Kosten mit Verpackung
und MwSt. (Stand 2005):*

m \ Modus	rezeptiert
20 g	8,78 €
50 g	9,51 €
100 g	10,79 €
200 g	13,19 €
500 g	25,87 €

10.12.11 Hydrophile Metronidazol-Creme 1 oder 2 % (NRF 11.91.)

Standardabgabemenge: 30 g

Zusammensetzung (Angaben in g für 100 g):

Substanz	1 %	2 %
Metronidazol (mikrofein)	1,0	2,0
Nichtionisches wasserhaltiges Liniment DAC (NRF 11.92.)	99,0	98,0

Kommentar:
Metronidazol liegt in suspendierter Form in dieser mit Sorbinsäure konservierten weichen Creme vor (Zusammensetzung: siehe 10.2.11, S. 142). Stabilitätsproblem ist nicht die chemische Zersetzung, sondern das Kristallwachstum aufgrund des hohen gelösten Anteils. Dieser beträgt bei der 1%igen Creme etwa 80 %, bei der 2%igen nur etwa 40 % relativ. Insbesondere bei hydrophiler Metronidazol-Creme 1 % müssen deshalb bei Herstellung und Aufbewahrung Übersättigung und rasche Umkristallisation durch Temperaturkontrolle vermieden werden; andernfalls können sehr große, störende Kristalle auftreten.

Indikationen:
- Rosazea
- periorale Dermatitis
- seborrhoisches Ekzem
- eosinophile Dermatitis bei HIV-Infektion

Warnhinweise und Inkompatibilitäten:
- Sensibilisierungsgefahr: Cetylstearylalkohol, Metronidazol, Sorbinsäure

Anwendungshinweise:
- zwei- bis dreimal täglich dünn auf die erkrankten Hautstellen auftragen
- Aufbrauchsfrist: 6 Monate im Kühlschrank

Kosten mit Verpackung und MwSt. (Stand 2005):

m \ c	1 %	2 %
20 g	8,89	9,15 €
50 g	9,77	10,38 €
100 g	11,29	12,55 €
200 g	14,13	16,62 €
500 g	28,30	34,52 €

10.12.12 Hydrophile Permethrin-Creme 2,5 oder 5 % (freie Rezeptur)

Standardabgabemenge: 50 g

Zusammensetzung (Angaben in g für 100 g):

Substanz	2,5 %	5 %
Permethrin-Rezepturkonzentrat 25 % (Grundlage: Hydrophile Salbe DAB)	10,0	20,0
Wasserhaltige hydrophile Salbe DAB	90,0	80,0

Kommentar:
Permethrin liegt in dieser mit Sorbinsäure konservierten anionischen Creme in suspendierter Form vor (Zusammensetzung: siehe 10.2.10, S. 140). Es kann auch als Permethrin-Rezeptursubstanz bezogen und eingearbeitet werden. Die Substanz schmilzt bei leicht erhöhter Temperatur und lässt sich dann als Emulsion fein dispergieren.

Indikationen:
- Skabies
- Pediculosis

Warnhinweise und Inkompatibilitäten:
- Sensibilisierungsgefahr: Permethrin, Cetylstearylalkohol, Sorbinsäure

Anwendungshinweise:
- 3 Tage lang zweimal täglich dünn auf die erkrankten Hautstellen auftragen, Behandlung nach einer Woche wiederholen
- Aufbrauchsfrist: 1 Monat (Richtwert für nichtstandardisierte, bei Plausibilitätsprüfung stabil erscheinende Rezepturen)

Kosten mit Verpackung und MwSt. (Stand 2005):

m \ c	2,5 %	5 %
20 g	12,12	15,57 €
50 g	17,95	26,45 €
100 g	27,69	44,73 €
200 g	46,92	81,04 €

10.13 Wundbehandlungsmittel

10.13.1 Hydrophile Dexpanthenol-Creme 5 % (NRF 11.28.)

Standardabgabemenge: 50 g

Zusammensetzung (Angaben in g für 100 g):

Substanz	Menge
Dexpanthenol	5,00
Wasserfreie Citronensäure	0,03
Gereinigtes Wasser	5,00
Basiscreme DAC	89,97

Kommentar:
Dexpanthenol ist eine zähflüssige Substanz, die leicht in Wasser löslich ist und in hydrophilen Cremes gelöst vorliegt. Die vorliegende Rezeptur enthält keine Konservierungsstoffe, ist aber wegen des hohen Anteils an Propylenglycol mikrobiell nicht anfällig (Zusammensetzung der Basiscreme DAC: siehe 10.2.6, S. 135).

Indikationen:
- Förderung der Granulation, Epithelialisierung und Infektabwehr der Haut bei oberflächlichen, nässenden Hautdefekten
- Schürf- und Brandwunden
- strahlenbedingte Hautschäden
- Windeldermatitis
- sekundär heilende Wunden

Warnhinweise und Inkompatibilitäten:
- selten: Brennen nach Auftragen auf stark entzündliche Hautpartien
- Sensibilisierungsgefahr: Dexpanthenol, Cetylalkohol, Propylenglycol

Anwendungshinweise:
- ein- bis dreimal täglich auf die erkrankten Hautstellen auftragen
- Aufbrauchsfrist: 1 Jahr, in Spenderdose 6 Monate

Kosten mit Verpackung und MwSt. (Stand 2005):

m \ Modus	rezeptiert
20 g	9,64 €
50 g	11,66 €
100 g	15,09 €
200 g	21,72 €
500 g	47,24 €
1 000 g	86,95 €

10.13.2 Hydrophobe Dexpanthenol-Creme 5 % (NRF 11.29.)

Standardabgabemenge: 50 g

Zusammensetzung (Angaben in g für 100 g):

Substanz	Menge
Dexpanthenol	5,0
Mittelkettige Triglyceride	7,0
Gereinigtes Wasser	30,0
Wollwachsalkoholsalbe DAB	58,0

Kommentar:
Dexpanthenol ist eine zähflüssige Substanz, die leicht in Wasser löslich ist und in der Creme gelöst vorliegt. Die Mittelkettigen Triglyceride bewirken eine weichere Konsistenz der Grundlage. Enthält keine Konservierungsstoffe.

Indikationen:
- Förderung der Granulation, Epithelialisierung und Infektabwehr der Haut bei oberflächlichen, nässenden Hautdefekten
- Schürf- und Brandwunden
- strahlenbedingte Hautschäden
- Windeldermatitis
- Sekundär heilende Wunden

Warnhinweise und Inkompatibilitäten:
- selten: Brennen nach Auftragen auf stark entzündliche Hautpartien
- Sensibilisierungsgefahr: Dexpanthenol, Wollwachsalkohole, selten Cetylstearylalkohol
- Vorsicht bei Ulcus cruris: gehäuft Sensibilisierungen gegen Wollwachsalkohole, vorherige Testung empfohlen

Anwendungshinweise:
- ein- bis dreimal täglich auf die erkrankten Hautstellen auftragen
- Haltbarkeit der unkonservierten Zubereitung: 1 Monat nach Herstellung
- Aufbrauchsfrist (unkonservierte Rezeptur): 4 Wochen

Kosten mit Verpackung und MwSt. (Stand 2005):

m \ Modus	rezeptiert
20 g	9,18 €
50 g	10,51 €
100 g	12,86 €
200 g	17,38 €
500 g	36,40 €
1 000 g	65,25 €

10.13.3 Povidon-Iod-Zuckersalbe 2,5 % (NRF 11.42.)

Standardabgabemenge: 50 g

Zusammensetzung (Angaben in g für 100 g):

Substanz	Menge
Povidon-Iod	2,6
Glycerol 85 %	10,0
Macrogol 4000	4,0
Glucosesirup	83,4

Kommentar:
Durch Glycerin, Macrogol und Glucosesirup stark osmotisch wirksame, bräunlich-rote, zähe Grundlage, die sich auf nässenden Wunden verflüssigt. Polividon ist ein Polymer, das Iod bindet und mikrobiell aktives Iod in geringen Konzentrationen freisetzt. Gemeinsam mit der bräunlich-roten Farbe geht auch die Wirksamkeit verloren. Nicht in Kunststoffgefäßen aufbewahren.

Indikationen:
- Desinfektion und Granulationsförderung bei Ulzera sowie schlecht heilenden Wunden

Warnhinweise und Inkompatibilitäten:
- cave: hyperthyreote Stoffwechsellage, Iodallergie
- Zurückhaltung in der Schwangerschaft
- verfärbt Kleidung und Verbandstoffe

- Iodflecken können durch Behandlung mit 10%iger Natriumthiosulfat-Lösung und anschließendes Spülen mit Wasser beseitigt werden
- Sensibilisierungsgefahr: Iod, Polyethylenglycol (Macrogole)

Anwendungshinweise:
- Applikationshilfen (Holzspatel) und Verbandmaterial sollten zur Verfügung stehen
- ein- bis viermal täglich dick auf die Wunde bzw. das Verbandmaterial auftragen und mit einem Verband abdecken
- Aufbrauchsfrist: 1 Jahr, in Spenderdose 6 Monate

Kosten mit Verpackung und MwSt. (Stand 2005):

m \ Modus	rezeptiert
20 g	7,39 €
50 g	8,65 €
100 g	10,86 €
200 g	13,75 €

10.13.4 Polihexanid-Lösung 0,02 oder 0,04 % (NRF 11.128.)

Standardabgabemenge: 50 g

Zusammensetzung (Angaben in g für 100 g):

Substanz	0,02 %	0,04 %
Polihexanid-Lösungskonzentrat 20 % (m/V)	0,104	0,208
Natriumchlorid	0,860	0,860
Kaliumchlorid	0,030	0,030
Calciumchlorid-Dihydrat	0,033	0,033
Wasser für Injektionszwecke	98,973	98,869

Kommentar:
Durch Autoklavieren sterilisierte Polihexanid-Lösung in Ringer-Lösung. Mit dem farblosen, sehr hydrophilen, kationischen Arzneistoff liegen bisher kaum systematische Untersuchungen und nur unzureichende pharmazeutische Rezepturerfahrungen vor. Es gibt jedoch Hinweise auf eine stärkere Wirkung im Neutralen als im Sauren, auf unerwünschte Wechselwirkungen mit Polymeren und bestimmten anionischen Rezepturbestandteilen sowie auf synergistische Effekt mit Natriumedetat. Kombinationen von Polihexanid mit anderen Arzneistoffen und nicht auf Kompatibilität geprüften Hilfsstoffen sind wegen zahlreicher Unverträglichkeiten problematisch. Deshalb wird von

unkontrollierten Rezepturvariationen abgeraten. Das Volumen der Sterillösung pro Behältnis soll dem Tagesbedarf angemessen sein, da gegen bestimmte Keime, insbesondere Schimmelpilze, nur geringe Wirksamkeit besteht.

Indikationen:
- desinfizierende Wundbehandlung
- MRSA-Dekontamination

Warnhinweise und Inkompatibilitäten:
- Behandlungsdauer sollte 6 Wochen nur in Ausnahmefällen überschreiten
- nicht bei Säuglingen und nur bei strenger Indikation in der Schwangerschaft
- nicht zusammen mit anderen Lokaltherapeutika auf die Wunde aufbringen, da sonst die Wirksamkeit beeinträchtigt werden kann

Anwendungshinweise:
- zweimal täglich eine mit etwa 5–10 ml getränkte Kompresse auf die Wunde auftragen, bei großen Wunden entsprechend mehr
- Einzeldosisanwendung, nach Anbruch keine Reste aufbewahren
- Aufbrauchsfrist (Sterilprodukt): entfällt; Laufzeit: 3 Jahre

Kosten mit Verpackung und MwSt. (Stand 2005):

m \ c	0,02 %	0,04 %
50 g	10,54	11,62 €
100 g	12,18	14,38 €
200 g	15,64	20,02 €

10.13.5 Hydrophiles Polihexanid-Gel 0,04 oder 0,1 % (NRF 11.131.)

Standardabgabemenge: 50 g

Zusammensetzung (Angaben in g für 100 g):

Substanz	0,04 %	0,1 %
Polihexanid-Lösungskonzentrat 20 % (m/V)	0,208	0,52
Hydroxyethylcellulose 400	5,000	5,00
Wasser für Injektionszwecke	94,792	94,48

Kommentar:
Die Gelierung durch ein Verdickungsmittel vom Celluloseether-Typ soll die Anwendbarkeit in der Wundversorgung verbessern. Wegen vieler

Unverträglichkeiten mit anionischen Bestandteilen sollen möglichst nur standardisierte Polihexanid-Zubereitungen rezeptiert werden. Unverträglichkeiten, zumindest aber Trübungen, treten auch mit bestimmten Hydroxyethylcellulose-Typen auf, sodass weitere Untersuchungen zur Optimierung von Hyrogelrezepturen erforderlich sind. Hypromellose (Methocel E4M) hat den Nachteil, dass sie in wässriger Lösung reversible Hitzekoagulation zeigt und beim Autoklavieren verklumpt. Die Wiederauflösung ist langwierig, sodass eine Herstellung zum Gebrauch am selben Tag kaum möglich ist. Auf die Wasserdampfsterilisation im Endbehältnis oder andere geeignete Keimzahl vermindernde Maßnahmen kann bei wässrigem Polihexanid-Gel für die Wundbehandlung nicht verzichtet werden. Wegen schlechter Wärmeübertragung im Gel sollen unter Standardbedingungen nur kleinvolumige Behältnisse autoklaviert werden.

Indikationen:
- desinfizierende Wundbehandlung
- MRSA-Dekontamination

Warnhinweise und Inkompatibilitäten:
- Behandlungsdauer sollte 6 Wochen nur in Ausnahmefällen überschreiten
- nicht bei Säuglingen und nur bei strenger Indikationsstellung in der Schwangerschaft
- nicht zusammen mit anderen Lokaltherapeutika auf die Wunde aufbringen, da sonst die Wirksamkeit beeinträchtigt werden kann

Anwendungshinweise:
- zweimal täglich eine mit etwa 5–10 ml getränkte Kompresse auf die Wunde auftragen, bei großen Wunden entsprechend mehr
- Einzeldosisanwendung, nach Anbruch keine Reste aufbewahren
- Aufbrauchsfrist (Sterilprodukt): entfällt; Laufzeit: voraussichtlich 1 Jahr

Kosten mit Verpackung und MwSt. (Stand 2005):

m \ c	0,04 %	0,1 %
20 g	11,39	12,16 €
50 g	12,62	14,56 €
100 g	14,64	18,50 €
6 × 50 g	39,22	46,69 €

10.13.6 Hydrophile Polihexanid-Salbe 0,04 % (freie Rezeptur)

Standardabgabemenge: 50 g

Zusammensetzung
(Angaben in g für 100 g):

Substanz	Menge
Polihexanid-Lösungskonzentrat 20 % (m/V)	0,208
Macrogolsalbe DAC	99,792

Kommentar:
Hydrophile Polihexanidsalbe 0,04 % ist wasserlöslich und nimmt das wässrig-macrogolische Polihexanid-Rezepturkonzentrat auf. Die Zubereitung als Wundsalbe soll möglichst unter aseptischen Bedingungen erfolgen. Wasserfreie Macrogolsalben sind jedoch stark osmotisch aktiv und zu einem gewissen Grade selbst antimikrobiell wirksam.

Indikationen:
- desinfizierende Wundbehandlung
- MRSA-Dekontamination

Warnhinweise und Inkompatibilitäten:
- Behandlungsdauer sollte 6 Wochen nur in Ausnahmefällen überschreiten
- nicht bei Säuglingen und nur bei strenger Indikationsstellung in der Schwangerschaft
- nicht zusammen mit anderen Lokaltherapeutika auf die Wunde aufbringen, da sonst die Wirksamkeit beeinträchtigt werden kann

Anwendungshinweise:
- ein- bis mehrmals täglich auftragen
- Sensibilisierungsgefahr durch Macrogole
- Aufbrauchsfrist: 1 Monat (Richtwert für nichtstandardisierte, bei Plausibilitätsprüfung stabil erscheinende Rezepturen)

Kosten mit Verpackung und MwSt. (Stand 2005):

m \ Modus	rezeptiert
20 g	8,26 €
50 g	10,78 €
100 g	15,08 €
200 g	23,46 €
500 g	54,14 €

10.14 Antihidrotika

10.14.1 Aluminiumchlorid-Hexahydrat-Gel 15 oder 20 % (NRF 11.24.)

Standardabgabemenge: 50 g

Zusammensetzung (Angaben in g für 100 g):

Substanz	Menge
Aluminiumchlorid-Hexahydrat	20,0
Hydroxyethylcellulose 400	5,0
Gereinigtes Wasser	75,0

Kommentar:
Fett- und alkoholfreies Hydrogel, in dem Aluminiumchlorid-Hexahydrat gelöst vorliegt. Die Zubereitung ist stark sauer mit einem pH-Wert von etwa 2, eine Konservierung ist nicht erforderlich.

Indikationen:
- Hyperhidrosis axillaris sowie pedum et manuum

Warnhinweise und Inkompatibilitäten:
- nicht in Kontakt mit den Augen bringen
- Textilien können geschädigt werden (korrosive Wirkung)

Anwendungshinweise:
- täglich zur Nacht auf die betroffene Körperstelle dünn auftragen, im Bereich der Achselhöhlen nur jeden 2. Tag, später nach Bedarf anwenden
- nicht auf schwitzende Haut auftragen, auch Schwitzen nach der Anwendung beeinträchtigt die Wirksamkeit, daher Anwendung über Nacht
- an Händen und Füßen bessere Wirkung unter Okklusivbedingungen
- Aufbrauchsfrist: 6 Monate

Kosten mit Verpackung und MwSt. (Stand 2005):

m \ Modus	rezeptiert
20 g	8,98 €
50 g	10,01 €
100 g	11,57 €

10.14.2 2-Propanolhaltige Aluminiumchlorid-Hexahydrat-Lösung 15 oder 20 % (NRF 11.1.)

Standardabgabemenge: 50 g

Zusammensetzung (Angaben in g für 100 g):

Substanz	Menge
Aluminiumchlorid-Hexahydrat	20,0
Gereinigtes Wasser	20,0
2-Propanol	60,0

Kommentar:
Aluminiumchlorid-Hexahydrat 20 % liegt in dieser Rezeptur in alkoholisch-wässriger Lösung vor.

Indikationen:
- Hyperhidrosis axillaris sowie pedum et manuum

Warnhinweise und Inkompatibilitäten:
- nicht in Kontakt mit den Augen bringen
- Textilien können geschädigt werden (korrosive Wirkung)

Anwendungshinweise:
- täglich zur Nacht auf die betroffene Körperstelle dünn auftragen, im Bereich der Achselhöhlen nur jeden 2. Tag, später nach Bedarf anwenden
- nicht auf schwitzende Haut auftragen, auch Schwitzen nach der Anwendung beeinträchtigt die Wirksamkeit, daher Anwendung über Nacht
- an Händen und Füßen bessere Wirkung unter Okklusivbedingungen
- Aufbrauchsfrist: 6 Monate

Kosten mit Verpackung und MwSt. (Stand 2005):

m \ Modus	rezeptiert
20 g	6,81 €
50 g	8,03 €
100 g	10,72 €

10.15 Aknetherapeutika

10.15.1 Benzoylperoxid-Gel 3/5 oder 10 % (NRF 11.25.)

Standardabgabemenge: 50 g

Zusammensetzung (Angaben in g für 100 g):

Substanz	3 %	5 %	10 %
Wasserhaltiges Benzoylperoxid	3,00	5,00	10,00
Carbomer 50.000	1,00	1,00	1,00
Propylenglycol	15,00	15,00	15,00
Natriumhydroxid	0,16	0,16	0,16
Gereinigtes Wasser	80,84	78,84	76,84

Kommentar:
Alkoholfreies Hydrogel, in dem Benzoylperoxid in suspendierter Form vorliegt. Durch den Wirkstoff und den hohen Anteil an Propylenglycol ist das Gel sicher antimikrobiell geschützt und bedarf keiner weiteren Konservierung.

Indikationen:
- alle Formen der Acne vulgaris

Warnhinweise und Inkompatibilitäten:
- Benzoylperoxid entfärbt farbige Kleidungs- und Wäschestücke (Bettwäsche, Handtücher)

Anwendungshinweise:
- nach der Gesichtswäsche ein- bis zweimal täglich dünn auf die trockene Haut auftragen, Augen- und Perioralregion aussparen
- Aufbrauchsfrist: 1 Jahr, in Spenderdose 6 Monate

Kosten mit Verpackung und MwSt. (Stand 2005):

m \ c	3 %	5 %	10 %
20 g	8,93	9,08	9,47 €
50 g	9,89	10,28	11,21 €
100 g	11,60	12,35	14,24 €

10.15.2 Salicylsäure-Aknespiritus 5 oder 10 % (NRF 11.23.)

Standardabgabemenge: 50 g

Zusammensetzung (Angaben in g für 100 g):

Substanz	5 %	10 %
Salicylsäure	5,0	10,0
Propylenglycol	10,0	10,0
2-Propanol	40,0	40,0
Gereinigtes Wasser	45,0	40,0

Kommentar:
Diese Rezeptur ist vergleichbar dem isopropylalkoholhaltigen Salicylsäure-Hautspiritus (NRF 11.55.). Zusätzlich wird hier Propylenglycol hinzugefügt, das auf der Haut verbleibt und nicht verdunstet.

Indikationen:
- Acne papulopustulosa
- akneiforme Dermatitis, Rosazea
- Seborrhö

Warnhinweise und Inkompatibilitäten:
- Vorsicht bei großflächiger Anwendung
- nicht bei Kleinkindern, in der Schwangerschaft sowie bei Patienten mit Niereninsuffizienz oder nach Nierentransplantation anzuwenden

Anwendungshinweise:
- in der Regel auch 3 % sinnvoll
- nach der Wäsche Einzelefflöreszenzen bzw. befallene Areale im Gesicht oder am Oberkörper kurz mit getränktem Wattebausch betupfen, kann bei Patienten mit Sebostase oder atopischer Dermatitis irritativ sein, eventuell dann nur 3 %
- Aufbrauchsfrist: 6 Monate

Kosten mit Verpackung und MwSt. (Stand 2005):

m \ c	5 %	10 %
50 g	6,04	6,31 €
100 g	6,81	7,27 €
200 g	8,40	9,36 €

10.15.3 Ethanolhaltige Erythromycin-Lösung 0,5/1/2 oder 4 % (NRF 11.78.)

Standardabgabemenge: 50 g

Zusammensetzung (Angaben in g für 100 g):

Substanz	0,5 %	1 %	2 %	4 %
Erythromycin	0,550	1,100	2,200	4,4
Wasserfreie Citronensäure	0,038	0,076	0,154	0,3
Ethanol 96 % (V/V)	45,000	45,000	45,000	45,0
Gereinigtes Wasser	54,412	54,824	52,646	50,3

Kommentar:
Da Erythromycin in Wasser schwer löslich ist, wird ein Ethanol-Wasser-Gemisch verwendet. Das Stabilitätsoptimum von Erythromycin liegt bei pH 8,5, ethanolhaltige Erythromycin-Lösungen sind deutlich basisch mit einem pH von 9,5–10,5. Die pH-Korrektur erfolgt in der vorliegenden Rezeptur mit Citronensäure. Eine ausreichende Wirkung kann mit einer 2%igen Lösung erwartet werden. Eine alkoholfreie Creme-Rezeptur ist NRF 11.77.

Indikationen:
- Acne papulopustulosa

Warnhinweise und Inkompatibilitäten:
- aufgrund der alkoholischen Lösung kann es zu Austrocknung, Rötung, Brennen und Juckreiz kommen, Besserung durch gleichzeitige Anwendung einer Pflegecreme
- Überempfindlichkeit auf Erythromycin

Anwendungshinweise:
- ein- bis zweimal täglich mit einem Wattebausch auf die erkrankten Hautstellen auftragen
- Behandlungsdauer: 4–6 Wochen
- nach 4- bis 6-wöchiger Pause kann ein neuer Behandlungszyklus beginnen
- Aufbrauchsfrist: 3 Monate

Kosten mit Verpackung und MwSt. (Stand 2005):

m \ c	0,5 %	1 %	2 %	4 %
20 g	5,63	5,77	6,04	6,65 €
50 g	5,93	6,31	7,03	8,49 €
100 g	6,57	7,60	8,75	11,66 €
200 g	7,95	9,41	12,30	18,08 €

10.15.4 Hydrophile Erythromycin-Creme 0,5/1/2 oder 4 % (NRF 11.77.)

Standardabgabemenge: 50 g

Zusammensetzung (Angaben in g für 100 g):

Substanz	0,5 %	1 %	2 %	4 %
Erythromycin	0,550	1,10	2,20	4,40
Wasserfreie Citronensäure	0,015	0,04	0,06	0,07
Propylenglycol	10,000	10,00	10,00	10,00
Basiscreme DAC	50,000	50,00	50,00	50,00
Gereinigtes Wasser	39,435	38,86	47,74	35,53

Kommentar:
Da Erythromycin in Wasser schwer löslich ist und in der Creme überwiegend suspendiert vorliegt, ist die Haltbarkeit besser als bei Lösungen. Grundlage ist die mit Wasser und Propylenglycol im Verhältnis 1 : 1 verdünnte Basiscreme DAC. Der pH Wert wird auf das Stabilitäts- und Wirkungsoptimum von Erythromycin bei etwa pH 8,5 eingestellt.

Indikationen:
- Acne papulopustulosa

Warnhinweise und Inkompatibilitäten:
- aufgrund der hydrophilen Creme kann es zu Austrocknung kommen
- Sensibilisierungsgefahr: Cetylalkohol, Propylenglycol, Erythromycin

Anwendungshinweise:
- ein- bis zweimal täglich mit einem Wattebausch auf die erkrankten Hautstellen auftragen
- Behandlungsdauer: 4–6 Wochen
- nach 4- bis 6-wöchiger Pause kann ein neuer Behandlungszyklus beginnen
- Aufbrauchsfrist: 3 Monate (bis 1 %), 6 Monate (über 1 %)

Kosten mit Verpackung und MwSt. (Stand 2005):

m \ c	0,5 %	1 %	2 %	4 %
20 g	9,13	9,27	9,55	10,15 €
50 g	10,36	10,74	11,46	12,90 €
100 g	12,53	13,25	14,71	17,62 €
200 g	15,28	16,74	19,65	25,44 €

10.15.5 Ethanolhaltiges Erythromycin-Gel 0,5/1/2 oder 4 % (NRF 11.84.)

Standardabgabemenge: 50 g

Zusammensetzung (Angaben in g für 100 g):

Substanz	0,5 %	1 %	2 %	4 %
Erythromycin	0,550	1,100	2,200	4,4
Wasserfreie Citronensäure	0,038	0,076	0,154	0,3
Ethanol 96 % (V/V)	45,000	45,000	45,000	45,0
Glycerol 85 %	2,000	2,000	2,000	2,0
Hypromellose 2.000	3,000	3,000	3,000	3,0
Gereinigtes Wasser	49,412	49,824	47,646	45,3

Kommentar:
Mit einem Verdickungsmittel gelierte alkoholisch-wässrige Erythromycinlösung (siehe 10.15.3, S. 257). Der Glycerolzusatz verhindert, dass der Gelbildner auf der Haut zu einem spröden Film austrocknet.

Indikationen:
- Acne papulopustulosa

Warnhinweise und Inkompatibilitäten:
- aufgrund der alkoholischen Lösung kann es zu Austrocknung, Rötung, Brennen und Juckreiz kommen, Besserung durch die gleichzeitige Anwendung einer Pflegecreme
- Sensibilisierungsgefahr: Erythromycin

Anwendungshinweise:
- ein- bis zweimal täglich mit einem Wattebausch auf die erkrankten Hautstellen auftragen
- Behandlungsdauer: 4–6 Wochen
- Nach 4- bis 6-wöchiger Pause kann ein neuer Behandlungszyklus beginnen
- Aufbrauchsfrist: 3 Monate

Kosten mit Verpackung und MwSt. (Stand 2005):

m \ c	0,5 %	1 %	2 %	4 %
20 g	8,91	9,05	9,33	9,93 €
50 g	9,80	10,18	10,90	12,37 €
100 g	11,41	12,13	13,60	16,51 €
200 g	13,05	14,51	17,42	23,19 €

10.15.6 Hydrophobe Tretinoin-Creme 0,025/0,05 oder 0,1 % (NRF 11.123.)

Standardabgabemenge: 50 g

Zusammensetzung (Angaben in g für 100 g):

Substanz	0,025 %	0,05 %	0,1 %
Lipophile Tretinoin-Verreibung 2 % (NRF-Stammzubereitung S.29.)	1,25	2,5	5,0
Hydrophobe Basiscreme DAC	98,75	97,5	95,0

Kommentar:
Tretinoin ist in Wasser und lipophilen Dermatikabestandteilen schlecht löslich, auch in der als Grundlage verwendeten, sehr wasserreichen hydrophoben Basiscreme DAC (siehe 10.2.5, S. 133) liegt Tretinoin suspendiert vor. Da früher mikrofein gepulverte Grundsubstanz nicht erhältlich war, stellt der Apotheker die Creme nach Anfertigung einer Tretinoin-Vaselin-Verreibung her. Wegen der Oxidationsanfälligkeit von Tretinoin muss dieser Verreibung Butylhydroxytoluol zugesetzt werden.

Indikationen:
- Acne papulopustulosa und insbesondere Acne comedonica

Warnhinweise und Inkompatibilitäten:
- Tretinoin (Vitamin-A-Säure) besitzt Schälwirkung, es kann daher zu Rötung und leichten entzündlichen Veränderungen kommen
- Sensibilisierungsgefahr: Sorbinsäure, Tretinoin

Anwendungshinweise:
- ein- bis zweimal täglich mit einem Wattebausch auf die erkrankten Hautstellen auftragen
- Behandlungsdauer: unbegrenzt
- Aufbrauchsfrist: 3 Monate (unter 0,1 %), 6 Monate (ab 0,1 %)

Kosten mit Verpackung und MwSt. (Stand 2005):

m \ c	0,025 %	0,05 %	0,1 %
20 g	7,78	7,90	8,14 €
50 g	9,56	9,86	10,47 €
100 g	12,57	13,19	14,47 €
200 g	17,11	18,40	20,88 €

10.15.7 Hydrophile Tretinoin-Creme 0,025/0,05/0,1 % (NRF 11.100.)

Standardabgabemenge: 50 g

Zusammensetzung (Angaben in g für 100 g):

Substanz	0,025 %	0,05 %	0,1 %
Hydrophile Tretinoin-Verreibung 2 % (NRF-Stammzubereitung S.28.)	1,25	2,5	5,0
Basiscreme DAC	98,75	97,5	95,0

Kommentar:
Tretinoin ist in Wasser und lipophilen Dermatikabestandteilen schlecht löslich, auch in der als Grundlage verwendeten Basiscreme DAC (siehe 10.2.6, S. 135) liegt Tretinoin suspendiert vor. Da früher mikrofein gepulverte Grundsubstanz nicht erhältlich war, stellt der Apotheker die Creme nach Anfertigung einer hydrophilen Stammverreibung her. Aufgrund der Oxidationsanfälligkeit von Tretinoin muss dieser Verreibung Butylhydroxytoluol zugesetzt werden.

Indikationen:
- Acne papulopustulosa und insbesondere Acne comedonica

Warnhinweise und Inkompatibilitäten:
- Tretinoin (Vitamin-A-Säure) besitzt Schälwirkung, es kann daher zu Rötung und leichten entzündlichen Veränderungen kommen
- Sensibilisierungsgefahr: Cetylalkohol, Propylenglycol, Tretinoin

Anwendungshinweise:
- ein- bis zweimal täglich mit einem Wattebausch auf die erkrankten Hautstellen auftragen
- Behandlungsdauer: unbegrenzt
- Aufbrauchsfrist: 3 Monate

Kosten mit Verpackung und MwSt. (Stand 2005):

m \ c	0,025 %	0,05 %	0,1 %
20 g	7,76	7,88	8,12 €
50 g	9,44	9,78	10,49 €
100 g	12,38	13,06	14,41 €
200 g	16,74	18,08	20,82 €

10.15.8 Hydrophiles Tretinoin-Gel 0,025/0,05 oder 0,1 % (NRF 11.124.)

Standardabgabemenge: 50 g

Zusammensetzung (Angaben in g für 100 g):

Substanz	0,025 %	0,05 %	0,1 %
Hydrophile Tretinoin-Verreibung 2 % (NRF-Stammzubereitung S.28.)	1,25	2,50	5,00
Carbomer 50.000	0,50	0,49	0,48
Trometamol	0,30	0,29	0,29
Propylenglycol	20,00	19,50	19,00
Gereinigtes Wasser	77,95	77,22	75,23

Kommentar:
Tretinoin ist in Wasser schlecht löslich. In dem als Grundlage verwendeten alkoholfreien Carbomer-Gel liegt Tretinoin suspendiert vor. Da früher mikrofein gepulverte Grundsubstanz nicht erhältlich war, stellt der Apotheker das Gel nach Anfertigung einer hydrophilen Stammverreibung her. Aufgrund der

Oxidationsanfälligkeit von Tretinoin muss dieser Verreibung Butylhydroxytoluol zugesetzt werden.

Indikationen:
- Acne papulopustulosa und insbesondere Acne comedonica

Warnhinweise und Inkompatibilitäten:
- Tretinoin (Vitamin-A-Säure) besitzt Schälwirkung, es kann daher zu Rötung und leichten entzündlichen Veränderungen kommen
- Sensibilisierungsgefahr: Propylenglycol, Tretinoin

Anwendungshinweise:
- ein- bis zweimal täglich mit einem Wattebausch auf die erkrankten Hautstellen auftragen
- Behandlungsdauer: unbegrenzt
- Aufbrauchsfrist: 3 Monate

Kosten mit Verpackung und MwSt. (Stand 2005):

m \ c	0,025 %	0,05 %	0,1 %
20 g	8,86	9,00	9,29 €
50 g	9,76	10,09	10,80 €
100 g	11,25	11,97	13,43 €
200 g	12,79	14,23	17,09 €

10.15.9 Ethanolhaltige Tretinoin-Lösung 0,025/0,05 oder 0,1 % (NRF 11.102.)

Standardabgabemenge: 50 g

Zusammensetzung (Angaben in g für 100 g):

Substanz	0,025 %	0,05 %	0,1 %
Tretinoin	0,028	0,055	0,11
α-Tocopherol	0,100	0,100	0,10
Propylenglycol	50,000	50,000	50,00
Ethanol 96 %	49,872	49,845	49,79

Kommentar:
Zur Herstellung von Tretinoinlösungen muss konzentrierter Alkohol verwendet werden. Da Tretinoinin-Lösung besonders licht- und zersetzungsempfindlich ist, ist der Zusatz eines Antioxidans (hier α-Tocopherol) unverzichtbar. Die Instabilität ist in gelöster Form besonders hoch. Tocopherolester haben keine Schutzwirkung, als effektiver gilt Butylhydroxytoluol.

Indikationen:
- Acne papulopustulosa und insbesondere Acne comedonica

Warnhinweise und Inkompatibilitäten:
- Tretinoin (Vitamin-A-Säure) besitzt Schälwirkung, es kann daher zu Rötung und leichten entzündlichen Veränderungen kommen
- Sensibilisierungsgefahr: Propylenglycol, Tretinoin

Anwendungshinweise:
- ein- bis zweimal täglich mit einem Wattebausch auf die erkrankten Hautstellen auftragen
- Behandlungsdauer: unbegrenzt
- Aufbrauchsfrist: 6 Monate im Kühlschrank

Kosten mit Verpackung und MwSt. (Stand 2005):

m \ c	0,025 %	0,05 %	0,1 %
20 g	7,30	7,46	7,76 €
50 g	8,31	8,69	9,43 €
100 g	10,15	10,92	12,40 €
200 g	13,91	15,47	18,42 €

10.16 Warzentherapeutika und Schälmittel

10.16.1 Harnstoff-Paste 40 % (NRF 11.30.)

Standardabgabemenge: 20 g

Zusammensetzung (Angaben in g für 100 g):

Substanz	Menge
Harnstoff	40,0
Dickflüssiges Paraffin	15,0
Weißes Vaselin	20,0
Gebleichtes Wachs	5,0
Wollwachs	20,0

Kommentar:
Wasserfreie Salbe, in der Harnstoff in Suspension vorliegt. In dieser Rezeptur ist kein Antimykotikum enthalten. Die Herstellung ist verhältnismäßig aufwendig, weil sich Harnstoff schlecht pulverisieren lässt.

Indikationen:
- ambulante Nagelentfernung bei Onychomykosen und dystrophischen Nägeln anderer Ätiologie an Händen und Füßen

Warnhinweise und Inkompatibilitäten:
- Nagelumgebung vollständig abdecken (z. B. mit Zink-Paste) bzw. mit Schutzverband versehen, da sonst starke Mazeration der umgebenden Haut mit Entzündungsreaktion auftreten kann

Anwendungshinweise:
- Vorgehen: Therapieeinleitung durch Fachpersonal
- Nagelwall und Umgebung des Nagels mit Zink-Paste abdecken
- täglich oder alle 2 Tage Salbe dick auf den erkrankten Nagel auftragen, Okklusivverband anlegen
- Salbenreste abbaden und erweichte Nagelsubstanz abschaben
- Therapiedauer: 4–6 Wochen
- Aufbrauchsfrist: 3 Jahre

Kosten mit Verpackung und MwSt. (Stand 2005):

m \ Modus	rezeptiert
20 g	7,28 €
50 g	8,26 €
100 g	10,31 €
200 g	11,87 €

10.16.2 Warzensalbe (NRF 11.31.)

Standardabgabemenge: 50 g

Zusammensetzung (Angaben in g für 100 g):

Substanz	Menge
Dithranol	1,0
Salicylsäure-Verreibung 50%	50,0
Dickflüssiges Paraffin	5,0
Weißes Vaselin	zu 100,0

Kommentar:
Reine Paraffingrundlage, in der Dithranol und Salicylsäure suspendiert vorliegen.

Indikationen:
- Behandlung von Verrucae vulgares in Kombination mit konzentrierten Salicylsäure-Zubereitungen (Salicyl-Pflaster)

Warnhinweise und Inkompatibilitäten:
- außer Reichweite von Kindern lagern
- nicht in Kontakt mit Haut oder Schleimhaut bringen
- Haut und Schleimhaut reizend
- führt zu Verfärbung von Haut und Wäschestücken

Anwendungshinweise:
- Warze 2–4 Tage mit konzentriertem Salicyl-Pflaster vorbehandeln und die erweichte Hornschicht mechanisch entfernen
- einmal täglich Warzenumgebung mit Pasta zinci schützen, Warzensalbe auftragen und mit elastischem Heftpflaster abdecken
- Aufbrauchsfrist (kann aus therapeutischen Gründen verkürzt werden): 1 Jahr

Kosten mit Verpackung und MwSt. (Stand 2005):

m \ Modus	rezeptiert
20 g	8,42 €
50 g	11,21 €
100 g	15,88 €

10.16.3 Milchsäurehaltiges Salicylsäure-Collodium 10 % (NRF 11.18.)

Standardabgabemenge: 20 g

Zusammensetzung (Angaben in g für 100 g):

Substanz	Menge
Salicylsäure	10,0
Milchsäure	11,1
Raffiniertes Rizinusöl	2,4
Collodium DAC	76,5

Kommentar:
Visköse Lösung, die bei Verdunsten der Alkohol- und Etherbestandteile eine Art Lack auf der Haut hinterlässt. Vergleichbare Fertigpräparate sind im Handel.

Indikationen:
- Schälmittel bei Hyperkeratosen
- Hühneraugen
- Warzen

Warnhinweise und Inkompatibilitäten:
- außer Reichweite von Kindern lagern
- nicht im Gesicht oder Genitalbereich anwenden

Anwendungshinweise:
- zweimal täglich 12 Tropfen auf die verhornten Stellen auftragen, nach einigen Tagen gelockerte Haut vorsichtig abtragen
- Aufbrauchsfrist: 6 Monate

Kosten mit Verpackung und MwSt. (Stand 2005):

m \ Modus	rezeptiert
20 g	8,26 €
50 g	14,63 €
100 g	25,28 €

10.17 Proktologika

10.17.1 Hydrophiles Diltiazemhydrochlorid-Gel 2 % (NRF 5.6.)

Standardabgabemenge: 50 g

Zusammensetzung (Angaben in g für 100 g):

Substanz	Menge
Diltiazemhydrochlorid	2,0
Hydroxyethylcellulose-Gel DAB	98,0

Kommentar:
Das wasserlösliche Diltiazemhydrochlorid ist in dem offizinellen hydrophilen Hydroxyethylcellulose-Gel DAB gelöst enthalten. Der Arzneistoff wirk erschlaffend auf die glatte Muskulatur der Gefäße und Sphinkteren. Normalisierung des Sphinktertonus und bessere lokale Durchblutung dürften Ursachen schnellerer Abheilung von Analfissuren sein. In ähnlicher Weise werden auch organische Nitrate und Nifedipin lokal angewendet.

Indikationen:
- versuchsweise zur rektalen Lokalbehandlung bei chronischen und akuten Analfissuren
- in der Perianalregion sollten andere Grundlagen gewählt werden, die einem Feuchtigkeitsstau vorbeugen; bessere Alternativen: Pasten, Cremes
#
Warnhinweise und Inkompatibilitäten:
- Sensibilisierungsgefahr: Sorbinsäure

Anwendungshinweise:
- ein- bis dreimal täglich dünn auftragen
- Aufbrauchsfrist: 6 Monate im Kühlschrank

Kosten mit Verpackung und MwSt. (Stand 2005):

m \ Modus	rezeptiert
20 g	9,55 €
50 g	14,05 €
100 g	21,54 €

10.17.2 Ölige Phenol-Injektionslösung 5 % (m/V; NRF 5.3.)

Standardabgabemenge: 10 ml

Zusammensetzung (Angaben in g für 100 g):

Substanz	Menge
Phenol	5,4
Raffiniertes Erdnussöl	94,6

Kommentar:
Sterile, wasserfreie, ölige Phenol-Lösung mit 50 mg Phenol pro ml (0,926 g) Zubereitung in 10-ml-Injektionsflasche. Rezepturmäßig sehr aufwendige Zubereitung für die öffentliche Apotheke. Die Rezeptur wurde wegen der grundsätzlichen Negativbewertung des Phenol durch das BfArM (bedenklich auf Haut und Schleimhaut; siehe Kap. 9, S. 108 ff) vorübergehend aus dem NRF gestrichen. In dieser speziellen Anwendung gilt die Phenol-Lösung jedoch ausnahmsweise als vertretbar.

Indikationen:
- Sklerotherapie nach Blanchard bei Hämorrhoidalleiden

Warnhinweise und Inkompatibilitäten:
- relativ hohes toxisches Potenzial (lokal sowie bei Resorption: Leber- und Nierenschäden)
- Sensibilisierungsgefahr: Phenol
- Injektion oberhalb der Hämorrhoiden, nicht direkt in die Hämorrhoidalkissen
- siehe Negativ-Monographie der Aufbereitungskommission B7 beim BGA/BfArM

Anwendungshinweise:
- zu Händen des Arztes
- Aufbrauchsfrist: 3 Tage, vor Anbruch 1 Jahr

Kosten mit Verpackung und MwSt. (Stand 2005):

m \ Modus	rezeptiert
1 × 10 g	9,88 €
6 × 10 g	18,57 €

10.17.3 Chininhydrochlorid-Injektionslösung 20 % mit oder ohne Mepivacainhydrochlorid 2 % (NRF 5.4.)

Standardabgabemenge: 10 ml

Zusammensetzung (Angaben in g für 100 g):

Substanz	mit Mepivacain	ohne Mepivacain
Chinindihydrochlorid (kristallwasserfrei)	19,070	19,120
Mepivacainhydrochlorid	1,907	
Natriummonohydrogenphosphat-Dodecahydrat	0,790	0,809
Wasser für Injektionszwecke	78,233	80,071

Kommentar:
Sterile wässrige Lösung mit 200 mg Chinindihydrochlorid je ml Lösung in 10-ml-Injektionsflasche. Der stark saure pH-Wert des Dihydrochlorids wird durch ein basisches Phosphat neutralisiert. Als Sterilprodukt sehr aufwendige Zubereitung für die öffentliche Apotheke.

Indikationen:
- Sklerotherapie nach Blond bei Hämorrhoidalleiden

Warnhinweise und Inkompatibilitäten:
- Sensibilisierungsgefahr: Chinin, Mepivacain
- vor Anwendung eventuell Allergietestung durchführen
- Notfallbereitschaft muss gegeben sein
- submuköse Injektion in die Hämorrhoidalpolster, keinesfalls intraarteriell
- pro Injektionsstelle nur 0,1 ml injizieren, Nekrosegefahr

Anwendungshinweise:
- zu Händen des Arztes
- Aufbrauchsfrist: 3 Tage, vor Anbruch 1 Jahr im Kühlschrank

Kosten mit Verpackung und MwSt. (Stand 2005):

m \ Typ	mit Mepivacain	ohne Mepivacain
1 × 10 g	14,82	14,23 €
6 × 10 g	48,27	44,74 €

10.17.4 Ethanolhaltige Zinkchlorid-Sklerosierungslösung (NRF 5.5.)

Standardabgabemenge: 10 ml

Zusammensetzung (Angaben in g für 100 g):

Substanz	Menge
Calciumchlorid (Dihydrat)	13,3
Zinkchlorid (kristallwasserfrei)	0,7
Wasserfreies Glycerol	8,5
Mepivacainhydrochlorid	3,0
Ethanol 96 %	50,0
Wasser für Injektionszwecke	24,5

Kommentar:
Rezeptur, die sich durch jahrzehntelange Erfahrung in der Praxis bewährt hat. Eine Zuordnung der Wirkung zu den einzelnen Bestandteilen ist schwierig. Als Sterilprodukt sehr aufwendige Zubereitung für die öffentliche Apotheke.

Indikationen:
- Sklerotherapie nach Blond bei Hämorrhoidalleiden
- Alternative zu Vorschrift NRF 5.4. bei Chininallergie

Warnhinweise und Inkompatibilitäten:
- Sensibilisierungsgefahr: Mepivacain
- Notfallbereitschaft muss gegeben sein
- submuköse Injektion in die Hämorrhoidalpolster, keinesfalls intraarteriell

Anwendungshinweise:
- zu Händen des Arztes
- Aufbrauchsfrist: 3 Tage, vor Anbruch 1 Jahr im Kühlschrank

Kosten mit Verpackung und MwSt. (Stand 2005):

m \ Modus	rezeptiert
1 × 10 g	10,81 €
6 × 10 g	24,13 €

10.18 Stomatologika

10.18.1 Chlorhexidingluconat-Mundspüllösung 0,1 oder 0,2 % (NRF 7.2.)

Standardabgabemenge: 250 g

Zusammensetzung (Angaben in g für 100 g):

Substanz	0,1 %	0,2 %
Chlorhexidingluconat-Lösung 20 % (m/V)	0,533	1,065
Sorbitol-Lösung 70 %	36,000	36,000
Patentblau V	0,001	0,001
Propylenglycol	0,020	0,020
Macrogol-40-glycerolhydroxystearat	0,120	0,120
Pfefferminzöl	0,020	0,020
Gereinigtes Wasser	63,306	62,774

Kommentar:
Anwendungsfertige Lösung, kein Konzentrat wie bei bestimmten Handelspräparaten. Chlorhexidin ist ein synthetisches kationisches Antiseptikum, das bakteriostatisch gegenüber grampositiven sowie gramnegativen Bakterien wirkt und auch Wirksamkeit gegen Candida albicans zeigt. Da Chlorhexidin sehr bitter ist, werden zur Geschmacks- und Geruchskorrektur Süßstoff und Pfefferminzöl zugesetzt, außerdem ist ein blauer Farbstoff enthalten (Patentblau V).

Indikationen:
- Entzündungen im Mund- und Rachenraum
- vor und nach operativen Eingriffen im Mund- und Rachenraum
- zur Mundhygiene bei Patienten, bei denen keine übliche Mundpflege möglich ist

Warnhinweise und Inkompatibilitäten:
- bräunliche Verfärbung von Zähnen und Kunststofffüllungen bei längerer Anwendung, die durch professionelle Zahnreinigung entfernbar ist
- Verfärbung feiner Hornfortsätze auf der Zungenoberfläche, sodass die Zunge behaart erscheint („Haarzunge"); kann durch Reinigen der Zungenoberfläche mit einer Zahnbürste entfernt werden
- Geschmacksstörungen
- enthält 11 Vol.-% Alkohol

Anwendungshinweise:
- ein- bis zweimal täglich nach dem Essen mit 15 ml unverdünnter Zubereitung im Mund spülen oder im Rachen gurgeln
- Verschlucken der Lösung und Nachspülen mit Wasser vermeiden
- Aufbrauchsfrist: 6 Monate

Kosten mit Verpackung und MwSt. (Stand 2005):

m \ c	0,1 %	0,2 %
50 g	6,54	6,65 €
100 g	6,94	7,11 €
250 g	8,38	8,84 €

10.18.2 Dexpanthenol-Lösung 5 % (NRF 7.3.)

Standardabgabemenge: 50 g

Zusammensetzung (Angaben in g für 100 g):

Substanz	Menge
Dexpanthenol	5,00
Natriumbenzoat	0,15
Wasserfreie Citronensäure	0,10
Gereinigtes Wasser	94,75

Kommentar:
Wässrige Dexpanthenol-Lösung, die durch Benzoesäure konserviert wird. Die pH-Einstellung im schwach sauren Bereich ohne Pufferung stellt einen Kom-

promiss dar zwischen physiologischem pH-neutralem Milieu und ausreichender Azidität. Nur im Sauren liegt die Benzoesäure als Wirkform des Konservierungsmittels vor.

Indikationen:
- Heilungsförderung bei Haut- und Schleimhautdefekten
- Mundpflege

Warnhinweise und Inkompatibilitäten:
- Sensibilisierungsgefahr: Dexpanthenol, Benzoesäure; bei langer Applikationsdauer häufig

Anwendungshinweise:
- ein- bis dreimal täglich auf die erkrankte Körperstelle auftragen
- Mundspülungen und feuchte Verbände: Lösung vor Gebrauch zu gleichen Teilen mit frisch abgekochtem und wieder erkaltetem Wasser mischen
- Mundspülungen: 3- bis 4-mal täglich etwa 5–10 ml dieser Mischung 3 Minuten im Mund belassen
- Aufbrauchsfrist: 6 Monate

Kosten mit Verpackung und MwSt. (Stand 2005):

m \ Modus	rezeptiert
50 g	6,58 €
100 g	7,78 €
200 g	10,38 €

10.18.3 Citronensäure-Glycerol 0,5/1 oder 2 % (NRF 7.4.)

Standardabgabemenge: 250 g

Zusammensetzung (Angaben in g für 100 g):

Substanz	0,5 %	1 %	2 %
Wasserfreie Citronensäure	0,50	1,00	2,00
Glycerol 85 %	84,00	84,00	84,00
Orangenflüssigaroma	0,01	0,01	0,01
Gereinigtes Wasser	15,49	14,99	13,99

Kommentar:
Glycerinhaltige wässrige Lösung, in der sich 0,5–2 % Citronensäure befinden. Citronensäure gilt als potenter Stimulator der Salviation, vorausgesetzt die Patienten sind ausreichend hydratisiert. Citronensäure-Glycerol macht die Schleimhaut geschmeidig, hat aber selbst keine reinigenden Eigenschaften.

Indikationen:
- Mundpflege, besonders bei bewusstlosen Patienten

Warnhinweise und Inkompatibilitäten:
- Citronensäure erniedrigt den pH des normalerweise leicht alkalischen Speichels, was auf vorgeschädigter Schleimhaut Schmerzen verursachen kann
- Glycerol hat langfristig eher austrocknende Eigenschaften

Anwendungshinweise:
- Aufbrauchsfrist: 6 Monate

Kosten mit Verpackung und MwSt. (Stand 2005)

m \ c	0,5 %	1 %	2 %
50 g	6,28	6,28	6,30 €
100 g	6,94	6,96	7,03 €
200 g	8,35	8,42	8,50 €

10.18.4 Tretinoin-Haftpaste 0,05 oder 0,1 % (NRF 7.9.)

Standardabgabemenge: 20 g

Zusammensetzung (Angaben in g für 100 g):

Substanz	0,05 %	0,1 %
Lipophile Tretinoin-Verreibung 2 % (NRF-Stammzubereitung S.29.)	2,5	5,0
Hypromellose 2.000	40,0	40,0
Hydrophobes Basisgel DAC	57,5	55,0

Kommentar:
Tretinoin liegt fein verteilt suspendiert vor. Die Konzeption der Haftpaste ist unter Hypromellose-Haftpaste 40 % bei den Grundlagen beschrieben. Wasserfreie hydrophobe Zubereitung mit einem hohen Anteil an suspendiertem Quellstoff (Hypromellose), kein Hydrogel; hydrophile Gele werden häufig ebenfalls in der Mundhöhle angewendet.

Indikationen:
- Lokalbehandlung bei Lichen ruber mucosae

Warnhinweise und Inkompatibilitäten:
- bei Anwendung durch den Patienten erklärungsbedürftige Arzneiform

Anwendungshinweise:
- ein- bis zweimal täglich auf die betroffenen Schleimhautstellen auftragen
- Aufbrauchsfrist (aus therapeutischen Gründen verkürzt): 4 Wochen; Haltbarkeit jedoch 3 Monate

Kosten mit Verpackung und MwSt. (Stand 2005)

m \ c	0,05 %	0,1 %
20 g	11,04	11,30 €
50 g	17,75	18,34 €
100 g	28,97	30,18 €

10.18.5 Künstlicher Speichel (NRF 7.5.)

Standardabgabemenge: 100 g

Zusammensetzung (Angaben in g für 100 g):

Substanz	nichtaromatisiert	aromatisiert
Kaliumchlorid	0,120	0,120
Natriumchlorid	0,085	0,085
Natriummonohydrogenphosphat-Dodecahydrat	0,250	0,250
Calciumchlorid-Dihydrat	0,015	0,015
Magnesiumchlorid-Hexahydrat	0,005	0,005
Sorbinsäure	0,100	0,100
Carmellose-Natrium 400	0,500	0,500
Orangenflüssigaroma	–	0,010
Glycerol 85 %	–	0,990
Sorbitol-Lösung 70 %	4,300	2,500
Gereinigtes Wasser	zu 100,0	zu 100,0

Kommentar:
Visköse, isotonische Lösung, mit vergleichbaren Eigenschaften wie Speichel. Konserviert mit 0,1 % Sorbinsäure; bei Überempfindlichkeit gegen Sorbin-

säure kann die Lösung auf Veranlassung des Arztes alternativ mit 4-Hydroxybenzoesäure-Estern konserviert werden. Die schwache Pufferung trägt dem Kompromiss zwischen einem angestrebten gut schleimhautverträglichen pH-neutralen Milieu und dem erforderlichen niedrigen pH unter 5,5 Rechnung, der Voraussetzung für die antimikrobielle Wirkung der Sorbinsäure ist. Wegen der zahlreichen Bestandteile aufwendige Herstellung in der öffentlichen Apotheke.

Eigenschaften und Indikationen:
- Speichelersatz, wenn der natürliche Speichelfluss nicht in ausreichender Weise angeregt werden kann
- Abpufferung der Säuren im Mund und Befeuchtung der Mundschleimhäute

Warnhinweise und Inkompatibilitäten:
- keine

Anwendungshinweise:
- bei Bedarf mehrmals täglich auf die Mundschleimhaut sprühen
- ohne Konservierungsmittel innerhalb eines Tages aufbrauchen
- Aufbrauchsfrist: 6 Monate

Kosten mit Verpackung und MwSt. (Stand 2004):

m \ Typ	nichtaromatisiert	aromatisiert
50 g	10,86	10,90 €
100 g	11,18	11,21 €
200 g	11,62	11,67 €

10.19 Sonstiges

10.19.1 Zinkleim DAB (Gelatina zinci, Zinci gelatina)

Standardabgabemenge: 100 g

Zusammensetzung (Angaben in g für 100 g):

Substanz	Menge
Zinkoxid	10,0
Glycerol 85 %	40,0
Gelatine	15,0
Gereinigtes Wasser	35,0

Kommentar:
Der lokaltherapeutische Effekt von Zinkleim ist nicht auf pharmakologische Effekte zurückzuführen, sondern auf die physikalischen Eigenschaften der Zubereitung und daraus hergestellter Verbände.

Indikationen:
- variköser Symptomenkomplex (Zinkleim-Verband zur Kompression)
- Ruhigstellung und Fixierung bei Distorsionen und Subluxationen (halbstarrer Stützverband)
- Abdeckung von Hautstellen, an denen keine Verbände angelegt werden können

Warnhinweise und Inkompatibilitäten:
- nicht auf superinfizierten Hautarealen anwenden

Anwendungshinweise:
- zu Händen des Arztes
- *Anlegen eines Zinkleim-Verbandes*: Flasche mit Zinkleim vor Gebrauch in heißem Wasser unter gelegentlichem Schütteln erwärmen, bis sich der Inhalt verflüssigt hat. Unterschenkel zur Abschwellung 1–2 Stunden hoch lagern und bei starker Behaarung rasieren. Ulkus oder ekzematöse Stellen eventuell pudern oder mit einer Paste bestreichen und mit einer Kompresse oder Gaze bedecken. Fußgelenk und Knie mit einer Wattemanschette polstern. Haut mit dem erwärmten, geschüttelten Zinkleim bepinseln, Mullbinden in etwa 4 Lagen von den Zehen bis zum Knie glatt anwickeln und jeweils mit Zinkleim bepinseln. Mullbinde gelegentlich abschneiden, um drückende Falten zu vermeiden. Die Kompression lässt sich abstufen, indem an den zu komprimierenden Stellen mehrere Schichten übereinander gelegt oder verstärkende Längsstreifen eingeklebt werden
- nach 3–14 Tagen Verband in warmem Wasserbad abnehmen
- Zinkleim nach Anbruch im Kühlschrank aufbewahren (Konservierungsmittel sind wegen Allergisierungsgefahr unerwünscht)
- Aufbrauchsfrist: 6 Monate

Kosten mit Verpackung und MwSt. (Stand 2005):

m \ Modus	rezeptiert
50 g	6,58 €
100 g	7,78 €
200 g	10,38 €

10.19.2 Depigmentierende Kligman-Salbe 2 oder 3 % Hydrochinon (freie Rezeptur)

Standardabgabemenge: 20 g

Zusammensetzung (Angaben in g für 100 g):

Substanz	2 %	3 %
Hydrochinon	2,0 g	3,0 g
Dexamethason	0,1	0,1
Hydrophile Tretinoin-Verreibung 2 % (NRF-Stammzubereitung S.28.)	5,00	5,00
Wasserhaltige hydrophile Salbe DAB, konserviert mit Sorbinsäure	99,792	99,48

Kommentar:
Die Rezeptur vereinigt drei Wirksubstanzen mit depigmentierenden Eigenschaften in einer Grundlage. Dexamethason und Tretinoin liegen suspendiert vor, Hydrochinon löst sich im Wasseranteil der anionischen Creme. Die stärkste Wirkung geht offenbar von Hydrochinon aus, das in bis zu 3%iger Konzentrationen rezeptiert werden kann. Hydrochinon ist oxidationsempfindlich und führt sekundär zu stark gefärbten Zersetzungsprodukten. Dies kann durch niedrigen pH-Wert und Antioxidanzien (zur Stabilisierung wird häufig Ascorbinsäure verwendet) verzögert werden. Auch Dexamethason und Tretionoin zeigen Oxidationsreaktionen. Sie werden mikrofein gepulvert rezeptiert. Das mit der Stammverreibung eingebrachte Butylhydroxytoluol (BHT) ist in der Creme noch etwa 0,002%ig enthalten. Inwieweit es die oxidativen Veränderungen verzögert, ist nicht untersucht. Verpackung in Aluminiumtuben und Aufbewahrung im Kühlschrank werden empfohlen.

Indikationen:
- Hyperpigmentierungen
- Chloasma
- Melanodermitis toxica

Warnhinweise und Inkompatibilitäten:
- bei Reizungen und leichten Entzündungen der Haut durch Tretinoin und Hydrochinon Applikationsfrequenz reduzieren
- nicht in der Schwangerschaft anwenden
- Sensibilisierungsgefahr: Cetylstearylalkohol, Propylenglycol, Hydrochinon

Anwendungshinweise:
- einmal täglich dünn auf die befallenen Partien auftragen
- nur auf die hyperpigmentierte Haut auftragen
- Behandlungsdauer: etwa 8–12 Wochen
- Aufbrauchsfrist: 1 Monat (Richtwert für nichtstandardisierte, bei Plausibilitätsprüfung stabil erscheinende Rezepturen)

Kosten mit Verpackung und MwSt. (Stand 2005):

m \ c	2 %	3 %
20 g	10,15	10,20 €
50 g	12,99	13,06 €
100 g	17,74	17,86 €

10.19.3 Minoxidil-Haarspiritus 2 oder 5 % (NRF 11.121.)

Standardabgabemenge: 50 g

Zusammensetzung (Angaben in g für 100 g):

Substanz	2 %	5 %
Minoxidil	2,0	5,0
Isopropylpalmitat	1,0	1,0
Macrogol-40-glycerolhydroxystearat	2,5	2,5
Propylenglycol	7,5	15,0
Ethanol 70 % (V/V)	87,0	76,5

Kommentar:
Minoxidil ist in Wasser schlecht löslich, besser in Propylenglycol und vor allem in Alkohol. Die Löslichkeit ist jedoch bei einem geringen Wasseranteil im Mehrkomponentengemisch maximal. Da Propylenglycol und Ethanol bei längerfristiger Anwendung die Kopfhaut austrocknen, ist ihr Anteil in der Rezeptur reduziert. Die Löslichkeit von Minoxidil wird durch das hautverträgliche Isopropylpalmitat und einen Lösungsvermittler sichergestellt.

Indikationen:
- Anwendung auf der Kopfhaut bei androgenetischer Alopezie

Warnhinweise und Inkompatibilitäten:
- alkoholbedingte Austrocknung, Rötung und Juckreiz
- Sensibilisierungsgefahr: Minoxidil (Kontaktallergien wurden beschrieben)

- nach längerer Zeit gelbe oder rötliche Verfärbung der Lösung möglich, Ursache hierfür ist unklar
- Inhomogenitäten durch Solubilisator und Isopropylpalmitat sind harmlos und lassen sich durch Umschütteln beseitigen, bei zu kalter Aufbewahrung kann Minoxidil in großen Kristallen ausfallen

Anwendungshinweise:
- zweimal täglich etwa 1 ml Lösung auf die Kopfhaut auftragen
- Aufbrauchsfrist: 6 Monate
- nicht unter 20 °C aufbewahren, da Minoxidil bei Übersättigung auskristallisiert

Kosten mit Verpackung und MwSt. (Stand 2005):

m \ c	2 %	5 %
20 g	10,96	13,93 €
50 g	14,13	21,51 €
100 g	19,49	34,29 €
200 g	30,47	59,94 €

11 Kompatibilitätstabellen der pharmazeutischen Industrie und Rezeptur mit Fertigarzneimitteln

Wertvolle standardisierte Rezepturen finden sich neben den offizinellen Vorschriften der Formularien und Arzneibücher auch in den Informationen und Vorschlägen pharmazeutischer Unternehmen. Die Auswahl entsprechender Kompatibilitätstabellen für die 1. Auflage dieses Buches hatte notgedrungen eher zufälligen Charakter. Sicherlich hatten wir nicht von allen existierenden Kompatibilitätstabellen Kenntnis erhalten.

Die Fülle des Materials ist bereits ein Problem, ein weiteres ist die heterogene Qualität der verfügbaren Unterlagen. Sprengt schon die ernsthafte formale Beurteilung den Rahmen eines Rezepturtaschenbuches, so ist die vom Leser erwartete inhaltliche Auseinandersetzung im Detail erst recht nicht zu leisten. Ohne eine solche Beurteilung wäre aber die Wiedergabe der Informationen wenig hilfreich und missverständlich. Deshalb wird bei dieser Ausgabe vom Abdruck firmenbezogener Kompatibilitätstabellen abgesehen.

Wir befürworten jedoch weiterhin eine größere Auswahl von industriell hergestellten Grundlagen mit verschiedenen Eigenschaften für das dermatologische Rezeptieren. Der Arzt soll dabei aber eine gut abgesicherte Information über die galenische Verträglichkeit sowie die physikalische und chemische Stabilität voraussetzen können. Die Dermatologen sind stark daran interessiert, die freie Rezeptur langfristig für die optimale Behandlung ihrer Patienten zu erhalten und dafür tragfähige Konzepte gemeinsam mit der pharmazeutischen und kosmetischen Industrie zu erarbeiten.

11.1 Wirkstofffreie und wirkstoffhaltige Dermatika mit besonderen Kassenvereinbarungen

Wichtig für die Rezeptur ist die Kenntnis derjenigen wirkstofffreien und wirkstoffhaltigen Dermatika, für die mit den Krankenkassen besondere Bedingungen für die Rezeptur vereinbart wurden. In Tab. **42** und Tab. **43** sind diejenigen Dermatika aufgeführt, für die mit den Krankenkassen vereinbart wurde, dass bei Rezepturen nur die tatsächlich verwendete Menge berechnet wird (Stand: 15.1.2005). Im Normalfall wird sonst die gesamte angebrochene Packung berechnet, die für die Herstellung der Rezeptur benutzt wurde. Daher sind die in Tab. **42** und Tab. **43** aufgeführten Dermatika aus wirtschaftlichen Gründen für die Rezeptur besonders geeignet.

Tabelle **42** Wirkstofffreie Dermatika, für die gemäß Vereinbarung mit den Krankenkassen bei Rezepturen nur die tatsächlich verwendete Menge berechnet wird (Stand: 15.1.2005)

Bestandteil	Packung	Einkaufspreis* (€)	Preis* (€/100 g) inkl. 90-%-Aufschlag ohne MwSt.
Alfason Basis CreSa Creme	100 g	5,06	9,61
Asche Basis-Creme	50 g	3,70	14,06
Asche Basis-Lotio	100 ml (97,5 g)	3,70	7,2
Asche Basis-Salbe	50 g	3,70	14,06
Basis Cordes RK	250 g	12,88	9,79
Cordes T. E. C.	50 g	7,11	27,02
Decoderm Basiscreme	50 g	3,18	12,08
Dermatop Basiscreme	50 g	3,21	12,2
Dermatop Basissalbe	50 g	3,21	12,2
Eucerinum anhydricum	1 000 g	17,80	3,38
Jellin Basiscreme	50 g	2,09	7,94
Jellin Basissalbe	50 g	2,09	7,94
Kochsalz 0,9 % isotonisch, Glasflasche	100 ml (100 g)	3,07	5,83
Lygal Salbengrundlage	200 g	7,82	7,43
Milch Cordes Emulsion	200 g	7,91	7,52
Neribas Creme	100 g	5,49	10,43
Neribas Fettsalbe	100 g	5,93	11,27
Neribas Salbe	100 g	5,49	10,43
Nubral Lotion	200 ml (195 g**)	6,94	6,76
Pasta Cordes	250 g	13,74	10,45
Topisolon Basissalbe	50 g	3,70	14,06
Unguentum Cordes	1 000 g	27,60	5,24

11.1 Wirkstoff. und wirkstoff.- Dermatika mit bes. Kassenvereinbarungen

Bestandteil	Packung	Einkaufspreis* (€)	Preis* (€/100 g) inkl. 90-%-Aufschlag ohne MwSt.
Wolff Basiscreme halbfett	50 g	3,76	14,29

* bei Preisänderungen gelten die jeweils aktuellen Preise der Großen Deutschen Spezialitätentaxe (Lauer-Taxe)
** Schätzwert

Tabelle **43** Arzneistoffhaltige Dermatika, für die gemäß Vereinbarung mit den Krankenkassen bei Rezepturen nur die tatsächlich verwendete Menge berechnet wird (Stand: 15.1.2005)

Bestandteil	Packung	Einkaufspreis* (€)	Preis* (€/100 g) inkl. 90-%-Aufschlag ohne MwSt.
Alfason Creme	50 g	9,31	35,38
Alfason CreSa Creme	50 g	9,31	35,38
Alfason Salbe	50 g	9,31	35,38
Betamethason V 1,22 % Cordes RK	10 g	9,44	179,36
Betnesol V crinale 0,1 %	50 ml (45 g**)	10,12	42,73
Ichthyol	30 g	5,05	31,98
Leukichthol	100 g	27,03	51,36
Linola Creme	150 g	9,15	11,59
Lotio Cordes	250 g	9,32	7,09
Nerisona Creme	30 g	6,38	40,41
Nerisona Fettsalbe	30 g	6,38	40,41
Nerisona Salbe	30 g	6,38	40,41
Parfenac Creme	50 g	4,88	18,54
Parfenac Fettsalbe	50 g	4,88	18,54
Parfenac Milch Emulsion	50 g	4,88	18,54
Parfenac Salbe	50 g	4,88	18,54
Solutio Cordes Lösung	120 ml (111,4 g)	5,87	10,01
Topsym Creme	15 g	3,64	23,05
Topsym F Salbe	50 g	10,12	38,46

Bestandteil	Packung	Einkaufspreis* (€)	Preis* (€/100 g) inkl. 90-%-Aufschlag ohne MwSt.
Topsym Lösung	15 ml (13,5 g**)	3,64	51,22
Topsym Salbe	15 g	3,64	23,05
Ultralan Creme	30 g	6,38	40,41
Ultralan Fettsalbe	30 g	6,38	40,41
Ultralan Salbe	30 g	6,38	40,41
Volonimat Creme	50 g	9,31	35,38
Volonimat Salbe N	50 g	9,31	35,38
Widmer Carbamid Creme	100 g	6,81	12,94

* bei Preisänderungen gelten die jeweils aktuellen Preise der Großen Deutschen Spezialitätentaxe (Lauer-Taxe)
** Schätzwert

12 Weiterführende Literatur

Stellungnahmen und Leitlinien

Stellungnahme der Arzneimittelkommission der Deutschen Apotheker. Bedenkliche Rezepturarzneimittel (Stand Mai 2005). Pharm Ztg 2005; 150:1758. Siehe auch NRF 2005, Abschnitt I.5.2.1.

Bundesapothekerkammer. Leitlinien zur Qualitätssicherung. Herstellung und Prüfung der nicht sterilen Rezeptur- und Defekturarzneimittel. www.abda.de (Rubrik: Themen – Qualitätssicherung – Leitlinien zur Qualitätssicherung).

Eidgenössische Pharmakopöekommission (EPK). Regeln der Guten Herstellungspraxis für Arzneimittel in kleinen Mengen, Erläuterungen zu den Regeln der Guten Herstellungspraxis für Arzneimittel in kleinen Mengen. In: Stabsbereich Pharmakopöe bei Swissmedic – Schweizerisches Heilmittelinstitut. Swissmed J. 2002; 1:1–32 (Sonderdruck 9/2002). www.swissmedic.ch/files/pdf/Sonderdruck_9_2002_D.pdf.

Hünerbein B, Eifler-Bollen R. Dermatologische Rezepturen, Leitlinie der GD Gesellschaft für Dermopharmazie. Bonn 2003. www.gd-online.de. Nachgedruckt in NRF-Text I.6.1.

Meigel WN, Altmeyer P, Jahn S und die DDG-Kommission „Magistrale Rezepturen". Empfehlungen zu „Magistralen Rezepturen" erarbeitet. Hautarzt. 1997; 48:702. Siehe auch Dtsch Derm. 1997; 45:600.

Schwarz JA, Bass R, Holz-Slomczyk M, Völler RH, Wartensleben H. Therapieversuche mit nicht zugelassenen Prüfsubstanzen (Compassionate Use) und zugelassenen Arzneimitteln (Off-label Use). Pharm Ind. 1999; 61:309–14.

Historische und aktuelle Formularien

ABDA – Bundesvereinigung Deutscher Apothekerverbände, Hrsg. Neues Rezeptur-Formularium (NRF 2004). Loseblattsammlung, 21. Ergänzung. Eschborn: Govi-Verlag Pharmazeutischer Verlag; Stuttgart: Deutscher Apotheker-Verlag; 2004.

ADKA Service-Abteilung, Hrsg. Herstellungsvorschriften aus Krankenhausapotheken. Formularium hospitale. Loseblattsammlung, 5. Ergänzung. Stuttgart: Deutscher Apotheker Verlag; 2002.

Braun H, Koch K. Pharmzeutische und pharmakologische Erläuterungen zu den Reichsformeln (RF). Stuttgart: Süddeutsche Apotheker-Zeitung. 1946.

Braun H, Krause H. Pharmazeutische und pharmakologische Erläuterungen zu den Deutschen Rezeptformeln (DRF). Berlin: Duncker & Humblot; 1950.

Institut für Arzneimittelwesen der DDR, Hrsg. Standardrezepturen 1990 (SR 90). Für das Apothekenwesen bestimmte Ausgabe. 16. Aufl. Berlin: Ullstein Mosby; 1993.

Sächsische Landesapothekerkammer, Hrsg. Standardisierte Rezepturen NRF/SR. Pharmazeutisches Laboratorium des Neuen Rezeptur-Formulariums in Zusammenarbeit mit Apothekerkammer Sachsen-Anhalt. Eschborn: Govi-Verlag Pharmazeutischer Verlag; 2004.

Fachartikel und Rezepturbücher

Altmeyer P, Bergmeyer V, Wienand W. Analyse magistraler Rezepturen von niedergelassenen Dermatologen. Hautarzt. 1997; 48:17–20.

Deplazes C, Möll F, Panizzon R. Dermatologische Magistralrezepturen der Schweiz. 2. Aufl. Winterthur: Eigenverlag C. Deplazes; 1997.

Gehring W. Ist die Eigen-Rezeptur noch zeitgemäß? TW Dermatologie. 1994; 24:371–8.

Gloor M, Thoma K, Fluhr J. Dermatologische Externatherapie. Unter besonderer Berücksichtigung der Magistralrezeptur. Berlin, Heidelberg, New York: Springer; 2000.

Groppe S. Maßgeschneiderte Arzneimittel aus der Apotheke. Pharm. Z. 2002;147: 3706–12.

Müller KH. Zeitgemäße Herstellung von dermatologischen Externa. Dermatol. Monatsschr. 1992; 178: 129–36.

Neidel D. Perspektive Rezeptur in Thüringer Apotheken. Dtsch. Apoth. Ztg. 2003;143:4660–7.

Niedner R, Ziegenmeyer J. Dermatika. Stuttgart: Wissenschaftliche Verlagsgesellschaft; 1992.

Niedner R, Gloor M. Magistrale Rezeptur. Hautarzt. 2000; 51:278–95.

Orfanos CE, Garbe C. Therapie der Hautkrankheiten. Berlin, Heidelberg, New York: Springer; 2001.

Thoma K, Daniels R. Apothekenrezeptur und -defektur. Loseblattsammlung. Stuttgart: Deutscher Apotheker Verlag; 2004.

Wolf G, Süverkrüp R. Rezepturen, Probleme erkennen, lösen, vermeiden. Stuttgart: Deutscher Apotheker Verlag; 2002.

Zesch A. Externa. Berlin, Heidelberg, New York: Springer; 1988.

Aufbereitungmonographien und Nachzulassung

Braun R. Aufbereitung und Nachzulassung. Pharm Z. 1989; 134: 1369–73.

Bundesinstitut für Arzneimittel und Medizinprodukte. Löschliste (Löschen fiktiver Arzneimittelzulassungen aufgrund von Verzicht gemäß § 105 Absatz 3 Satz 2 AMG in Verbindung mit § 31 Absatz 1 Nummer 1 Satz 2 AMG), http://www.bfarm.de/de/Arzneimittel/nzul_nreg/loesch_list/Loeschliste-20030630.pdf.

Holz-Slomczyk M, Hildebrandt A. Aufbereitung beim BGA/Bundesinstitut für Arzneimittel und Medizinprodukte. Eine Bilanz. Pharm Ind. 1994; 56:680–5.

Thesen R, Schulz M, Braun R. „Negativ"-Monographien: eine Übersicht. Pharm Z. 1994; 139:3360 und Anhang.

13 Sachregister

A

Abdeckpaste
- hydrophile hautfarbene 32
- hydrophobe hautfarbene 39

Abszesse 53
Acne comedonica 75, 261 ff
Acne papulopustulosa 256 ff, 261 ff
Acne vulgaris 255
Acridinfarbstoff 64
Adstringens 110, 160 f, 232 f
Aknebehandlung 3, 54
Aknetherapeutika 255
Alkohole 81
Allergierisiko 111
Alopezie, androgenetische 71, 279
Altersxerosis 131
Aluminiumchlorid-Hexahydrat 52, 88, 253 f
Aluminiumchlorid-Hexahydrat-Gel 20 % 41, 52, 93, 253
Aluminiumchlorid-Hexahydrat-Lösung 20 %, isopropylalkoholhaltige 52
Amine, aliphatische 110
Aminoglycosidantibiotikum 55
Ammoniumbituminosulfonat 53, 99, 134, 207 ff
Ammoniumbituminosulfonat-Salbe 30, 53, 209
Ammoniumbituminosulfonat-Zinkoxidschüttelmixtur 207
Amöben 64, 219 f
Amphotensid 85
Analfissuren 267
Analpruritus 194 ff
Anästhetikum
- lokales 59

Aniontensid 30
Anthralin 62
Antibiotika 53
- Resistenz 53
- Sensibilisierungsrisiko 53 f

Antiekzematosa, kortisonfreie 207
Antihidrotika 253
Antihistaminika 56
Antihypertensivum 71
Antiinfektiosa 234
Antimykotika 56
Antioxidans 66
Antioxidanzien 96
Antiprotozoenmittel 70
Antipruriginosa 72, 193
Antipsoriatika 62, 200
Antiseptikum 64
Aphthen 188, 191
Apothekenzuschlag 17
Applikationshilfen 19
Arabisch Gummi 111
Arzneibuch 15
Arzneilösungen siehe Lösungen
Arzneimittel, Qualitätsmängel 102
Arzneimittelexantheme 152 f, 155, 190
Arzneimittelpreisverordnung 17
Arzneistoff
- Bedenklichkeit 115
- Qualität 115

Ascorbinsäure 96
Aufbereitungsmonographien 112
Aufbrauchsfrist
- **Fertigarzneimittel** 103
- Rezepturen 104
- Richtwerte 106

Auskristallisieren 98
Azelainsäure 58

B

Bacitracin 53
Bäder 49

Bakterien
- gramnegative 55, 59 ff, 64
- grampositive 54 f, 61, 64

Balanitis 188, 191
Basiscreme DAC 135
- hydrophobe 133

Basisgel DAC
- hydrophobes 125

Behandlungscompliance 8
Benzoesäure 94
Benzoetinktur 110
Benzol 110
Benzoylperoxid 58
- Gel 255

Benzylbenzoat 58
- Emulsion 241

Betamethasonvalerat-Creme, hydrophile 188
Betamethasonvalerat-Emulsion, hydrophile 190
Betamethasonvalerat-Haftpaste 191
BHT *siehe* Butylhydroxytoluol
Biguanid 72
Bleiverbindungen 110
Blockkopolymere 85
Borax 110
Borsäure 110
Brandwunden 246 f
Brillantgrün 59, 63, 69, 110
Bufexamac 59
Butylhydroxytoluol 96

C

Calciumkanalblocker 62
Candidainfektionen 234 f, 237 f, 240
Candidosen 57, 239
Capsaicin 59, 200
Capsaicin-Creme, hydrophile 199
Carbomer 87
Carbomer-Gel DAB, wasserhaltiges 148
Carmellose-Natrium 87
Carnaubawachs 79
Castellani-Lösung 4
Cetylpalmitat 79
Cetylstearylalkohol-Überempfindlichkeit 128, 134
Chininallergie 270
Chininhydrochlorid-Injektionslösung 20 % 269

8-Chinolinol 60
Chinolinderivate 60
Chinolinsulfat-Monohydrat-Lösung 0,1 % 231
Chinosol 60
Chloasma 278
Chloramphenicol 54
Chlorhexidin 61
Chlorhexidindiacetat 61
Chlorhexidindigluconat-Creme, hydrophile 61
Chlorhexidindigluconat-Lösung, ethanolhaltige 48
Chlorhexidingluconat-Mundspüllösung 49, 61, 271
Chlorbutanol-Hemihydrat 94
Chloroform 110
Chlortetracyclinhydrochlorid 56, 141
Chrom-(IV-)Verbindungen 110
Ciclopiroxolamin 57
Cignolin 62
Citronensäure 97
- wasserfreie 90

Citronensäure-Glycerol 49, 273
Clindamycin 54
Clioquinol 60
Clobetasolpropionat-Creme, hydrophile 192
Clotrimazol 30, 56
- Hautspray 1 % 49
- Lösung 1 % 49, 57, 234

Clotrimazol-Salbe 2 %, hydrophile 237
Collodiumwolle 88
Creme, ambiphile 35, 37, 135
Creme DAB
- nichtionische hydrophile 35

Creme SR DAC
- anionische hydrophile 139
- nichtionische hydrophile 138

Cremes
- ambiphile 26
- Aufbrauchsfrist 107
- Hautemulsionen 37
- hydrophile 33
- liophile 32

Cremes und Emulsionsgrundlagen 128
Cremor basalis 37, 135
Crotonöl 110

D

DAC *siehe* Deutscher Arzneimittel-Codex
Dermatikarezepturen
- ohne mikrobielles Risiko 93
Dermatitiden, juckende 194 ff
Dermatitis
- akneiforme 256
- atopische 122, 124, 126, 130 f, 135, 173 ff, 178 f, 181 f, 256
- eosinophile 243
- periorale 152, 193, 243 f
Dermatitis solaris 190
Dermatomykosen 226
Dermatosen 120
- bakteriell infizierte 231
- intertriginöse 151
- nässende 218
Dermatoxerose 172, 174 ff
Desinfektionsspiritus 226
Desinfizienzien 215
Deutsche Rezeptformeln 4
Deutscher Arzneimittel-Codex 16
Deutsches Arzneibuch 15
Dexpanthenol 61
Dexpanthenol-Creme 5 %
- hydrophile 61
- hydrophobe 61
Dexpanthenol-Lösung 5 % 272
Diacetylazotoluol 110
Diltiazemhydrochlorid 62
Diltiazemhydrochlorid-Gel 2 %, hydrophiles 62
Dimeticon 62
Dithranol 62
- Macrogol-Salbe 203
- Öl, abwaschbares, mit Salicylsäure 2 % 202
- Salbe mit Salicylsäure 2 % 200

E

Effluvium, androgenes 63
Eisenoxide 85
Ekzem 133, 208
- chronisches 133, 209 f, 212 ff
- lichenifiziertes 183, 185, 189, 192
- numuläres 201
- seborrhoisches 178 f, 181 f, 243 f
Ekzeme 133

Emulgatoren 82
Emulsionen, Aufbrauchsfrist 106
Emulsions-Zinkoxid-Schüttelmixtur 45
Enoylacyl-Trägerprotein-Reduktase 76
Entamoebia histolytica 70
Eosin 63
Eosin-Dinatrium-Lösung
- ethanolhaltige 229
- wässrige 230
Erythrasma 239
Erythromycin 54
- Creme, hydrophile 258
- Gel, ethanolhaltiges 259
- Lösung, ethanolhaltige 257
Escherichia coli 217
17α-Estradiol 63
Estradiolbenzoat 63
Estradiolhemihydrat 63
Estriol 63
Ethacridinlactat 64
Ethacridinlactat-Monohydrat 64
Ethacridinlactat-Monohydrat-Lösung 219
- ethanolhaltige 220
Ethacridinlactat-Monohydrat-Salbe 1 % mit Salicylsäure 3 % 221
Ethacridinlactat-Monohydrat-Zink-Paste 1 % 222
Ethanol 94
Ether 80
Ethylacetat 80
Eucerinum anhydricum 7, 29, 122
Eucerinum cum aqua 7, 130
Eucerinum-Grundlagen 7
Eucerinum-W/O-Grundlage 7
Europäisches Arzneibuch 15
Externa
- kortikosteroidhaltige 8
- obsolete 108

F

Fällungen 98
Fertigarzneimittel 3, 5
- Kosten 17
- Laufzeit 102
Fettalkohole 78
Fette 78
Firnisse *siehe* Lacke 50
Fluoreszeinfarbstoff 63
Formaldehyd 110

Formularium hospitale 16
Fuchsin 63
- Lösung, ethanolhaltige 65
Fusidinsäure 55

G

Gelatine 88
Gele
- hydrophile 274
- lipophile 38
Genitalmykosen 234 f, 237 f, 240
Genodermatosen, hyperkeratotische 65, 70, 73
Gentamicin 55
Gentianaviolett-Lösung 225
Giardia lamblia 70
Gingivitis 188, 191
GKV-Modernisierungsgesetz 17
Glyceroltrinitrat 65
Glycole 81
Grenzflächenaktivität 99
Großhandelszuschlag 17
Grundlagen 25
- Auswahlkriterien 25
- Cremes 32
- Gele 38
- Kosten 19
- Lösungen 46
- Pasten 43
- Pflaster 46
- Puder 51
- Salben 28
- Schüttelmixturen 41
- Systematik 26
- Zinkleim 46
- zinkoxidhaltige 150

H

Haarwuchsmittel 63, 71
Halbfertigprodukte 101
Haltbarkeit
- Fertigarzneimittel 102
- Grundstoffe 101
Hämorrhoiden 71, 111, 269
Händedesinfektion 227
Handekzem 205 f
- hyperkeratotisches 168, 171

Harnstoff 65
Harnstoff-Cetomacrogol-Salbe 174
Harnstoff-Creme
- hydrophile 172
- lipophile 171
Harnstoff-Emulsion, hydrophile 38
Harnstoff-Natriumchlorid-Salbe, lipophile 177
Harnstoff-Paste 40 % 264
Harnstoff-Paste 40 % mit Clotrimazol 1 % 236
Harnstoff-Wollwachsalkohol-Salbe, wasserhaltige 176
Hartfett, halbfestes 120
Hautemulsionen *siehe* Cremes 37
Hautemulsionsgrundlage, hydrophile 145
Hautmykosen 234, 237
Hautschäden, strahlenbedingte 246 f
Hefen 61, 72
Herpes simplex 77
Herpes Zoster 77
Herstellerabgabepreis 17
Herstellungsdatum 104
Hilfsstoffe 78
- hydrophile 81, 82
- hydrophobe 78, 81
- obsolete 109
Hochdruckerkrankungen 62
Höllensteinstift 74
Homöopathisches Arzneibuch 15
Hühneraugen 267
Hydrochinon 66
Hydrocortison-Creme, hydrophile 179
Hydrocortisonacetat-Creme
- hydrophile 178
- lipophile 180
Hydrogele *siehe* Gele, hydrophile 40
Hydroxyethylcellulose-Gel DAB 147
Hydroxyethylcellulosi mucilago 147
α-Hydroxysäuren 70
Hyetellose 87
Hymetellose 87
Hyperhidrosis 52, 253 f
Hyperkeratosen 267
Hyperpigmentierungen 278
Hyprolose 87
Hypromellose 87
- Haftpaste 40 % 127

I

Ichthyosis 168, 177
Ichthyosis vulgaris 163 ff, 167, 171, 173 ff
Imidazole 56
Impetigo contagiosa 221 ff, 228, 231 f
individuelle Rezeptur 6
- Vorteile 6
- Ziele 8
Inscriptio *siehe* Rezeptformalität 10
Insektenrepellens 58
Insektenstiche 56
Interdigitalmykosen 239
Invocatio *siehe* Rezeptformalität 11

J

Jojobaöl 80
Juckreiz 71

K

Kaliumpermanganat 66
Kaliumpermanganat-Lösungskonzentrat 1 % 228
Kanzerogenität 71
Kassenvereinbarungen 281
Keratinolyse 58
Keratoderma palmoplantare 163, 171
Keratosen, aktinische 75
Kligman-Salbe 66, 278
Kokken
- gramnegative 53
- grampositive 59
Kompatibilitätstabellen 281
Komplexbildner 96
Konservierungsmittel 91
Konsistenzgeber 78 f
Kontaktdermatitis 190
Kopfhautekzeme 186
Kortikosteroide 67
- Kosten 22
Kosten
- Betamethason-Creme 20
- Dexpanthenol-Salbe 24
- Einarbeiten von Arzneistoffen in Rezeptur 21 f
- Fertigarzneimittel 17
- Prednisolon-Creme 20
- Rezepturen 18
- Verordnung größerer Externamengen 22
Krätze *siehe* Skabies 241
Kühlsalbe DAB 129

L

Lacke 50
Lanae alcoholum unguentum aquosum 33
Larva migrans cutanea 75, 242
Lauer-Taxe 17
Laufzeit 102
Läusebefall 58, 71
Lavasept-Konzentrat 72
LCD-Creme, hydrophile 211
LCD-Vaseline 212
Lichen ruber mucosae 188, 191, 275
Lichen ruber planus 184 f, 189, 192
Lichen sclerosus et atrophicans 184 f
Lichen simplex chronicus 200
Lichtschutzpaste 158 f
Liniment DAC, nichtionisches wasserhaltiges 142
Liniment SR DAC, wasserhaltiges 143
Linimentum aquosum N 142
Linimentum aquosum SR 143
Lipide mit Esterstruktur 79
Lipidkomponenten 79
Liquor carbonis detergens 74
Lokalanästhesie 194
Lösemittel 80
- nichtalkoholische 81
Lösevermittler 81
Löslichkeit, mangelnde 97
Lösungen
- Aufbrauchsfrist 106
- wässrige und alkoholische 47
Lotio alba aquosa 151
Lupus erythematodes 184 f, 189, 192

M

Macrogole 81 f
Macrogol-Salbe DAC 146
Marktbereinigung 108, 112
Melanodermitis toxica 278
Mepivacainhydrochlorid 2 % 269
Merbromin 63, 110
Methoxsalen 69

Methoxsalen-Badekonzentrat 0,5 % 206
Methoxsalen-Creme 0,0006 %, hydrophile 204
Methoxsalen-Hautspiritus 0,15 % 205
Methyl-4-hydroxybenzoat 95
Methylrosaniliniumchlorid 63, 69
– Lösung 225
Methylviolett 69, 110
Metronidazol 70
Metronidazol-Creme, hydrophile 244
Metronidazol-Gel 0,75 %, hydrophiles 243
Miconazol 56
Miconazolnitrat-Creme 2 %
– anionische 240
– hydrophile 238
Miconazolnitrat-Lösung 1 %, ethanolhaltige 239
Milchsäure 70, 91
Mindestberechnungsmengen 23
Minimalpufferung 89
Minoxidil 71
– Haarspiritus 279
Mollusca contagiosa 75
Morbus Darier 163 ff, 167, 171, 177
MRSA siehe Staphylokokken, multiresistente 55
Mucilago basalis hydrophobica 125
Mundgel 148
Mundpflege 272 f
Mycosis fungoides 184 f, 192, 207

N

Nachzulassung 112
Nagelauflösung 65
2-Naphthol 110
Natriumacetat 90
Natriumcitrat 90
Natriumdihydrogenphosphat-Dihydrat 90
Natriumedetat 97
Natriumhydrogencarbonat 90
Natriumhydroxid 90
Natriumlactat-Lösung 90
Natriummonohydrogenphosphat-Dodecahydrat 90
Negativaufbereitung 113 f
Neues Rezeptur-Formularium siehe NRF 2
Neuropathien 60
NRF, Definition 2
Nystatin 57

O

O/W-Lotionen siehe Cremes, Hautemulsionen 37
Oberflächenanästhetikum 72
Okklusivverband 50
Öle, fette 78
Oleum zinci 161
Ölkappe 166
Onychomykosen 51, 236, 265
Oxytetracyclinhydrochlorid 55
Ozonide 110

P

Palmitoylascorbat 96
Pantothensäure 61
Paraffine 78 – 79
Parasiten 71
Partialglyceride 78
Pasta zinci 156
Pasten
– flüssige 45
– harte 43
– weiche 44
Pediculosis 241, 245
Peeling 70
Permethrin 71
– Creme, hydrophile 245
Pflaster siehe Grundlagen 46
pH-Erhöhung 90
pH-Regulanzien 88, 96
Phenol 71, 94, 111
– Injektionslösung 5 %, ölige 268
Pigmente 85
Pilze 59, 64
Pityriasis versicolor 239
Pix lithantracis 74
pK_s-Wert 89
Polidocanol 600 72
Polidocanol-600-Zinkoxid-Schüttelmixtur 198
Polidocanol-Creme
– hydrophile 194
– hydrophobe 196
Polidocanol-Creme 5 % mit Harnstoff 5 %, hydrophobe 197
Polidocanol-Gel, hydrophiles 193
Polihexanid 72, 95
Polihexanid-Gel, hydrophiles 250

Polihexanid-Lösung 249
Polihexanid-Salbe 0,04 %, hydrophile 252
Poloxamer 85
Polyenantibiotikum 57
Polyethylenglycole 31, 82
Polymethacrylat-Natrium 111
Polyole 81
Polypeptidantibiotikum 53
Positivaufbereitung 114
Povidon, lösliches 88
Povidon-Iod 73
Povidon-Iod-Lösung 215
Povidon-Iod-Salbe 216
Povidon-Iod-Salbe 10 %, weiche 216
Povidon-Iod-Zucker-Salbe 248
Povidoni-iodi solutio 215
Praescriptio *siehe* Rezeptformalität 11
Präkanzerosen 75
Prednisolon-Creme 20
– hydrophile 182
Problemstoffe 108
– Empfehlungen 116
Proktologika 267
Propionibacterium acnes 58
Propyl-4-hydroxybenzoat 95
Propylenglycol 93
Protozoen 64
Prurigo simplex subacuta 200
Pruritus 130, 135, 152 f, 155
– anogenitaler 178 f, 181 f
– aquagener 200
Pseudomonas aeruginosa 217
Psoralene 69
Psoriasis 112, 163 ff, 167, 184 f, 189, 201 f, 205 ff, 209 f, 212 ff
Psoriasis capillitii 186
Psoriasisbehandlung 73 f
Puder 51
– Grundstoffe 85
Pustulosis palmoplantaris 184 ff, 192
PUVA-Bad 49, 69
PUVA-Therapie 205 f
Pyodermien 221, 223 f, 228, 231 f
Pyrethroide 71

Q

Qualitätsanforderungen 1
Quecksilber-(I-)chlorid 111

R

Rezept, Gliederung 10
Rezeptformalität 10
– Arztstempel 12
– Bezeichnung von Gewichtsmengen 11
– Inscriptio 10
– Invocatio 10
– Praescriptio 10
– Signatura 10
– Subscriptio 10
Rezeptieren
– spontane Rezeptur 5
– traditionalistisches Konzept 3
– Verdünnung wirkstoffhaltiger Fertigarzneimittel 5
– Verwendung obsoleter Substanzen 4
Rezepturen
– harnstoffhaltige 171
– salicylsäurehaltige 162
– traditionelle 4
Rezeptursammlung 119
– gesetzliche Grundlagen 15
Rhagaden 74
Richtkonzentration, obere 52, 55, 60
Rivanol 64
Rivanol-haltige Lösung 219
Rivanol-Lösung, alkoholische 220
Rivanol-Zink-Paste 222
Rosazea 58, 70, 243 f, 256

S

Salbe DAB
– hydrophile 124
– wasserhaltige hydrophile 140
Salbe DAC, weiche 128
Salben 28
– Aufbrauchsfrist 107
– hydrophile 31
– hydrophobe 28
– O/W-Absorptionssalbe 30
– W/O-Absorptionssalbe 29
– Wasser aufnehmende 29
Salbengrundlagen
– fettfreie 146
– wasserfreie 119
Salicyl-Pflaster 266
Salicylsäure 73, 97
Salicylsäure-Aknespiritus 256

Salicylsäure-Collodium 10 %, milchsäurehaltiges 266
Salicylsäure-Creme, hydrophile 166
Salicylsäure-Creme 5 % mit Steinkohlenteerspiritus 10 %, hydrophile 214
Salicylsäure-Gel, ethanolhaltiges 167
Salicylsäure-Hautspiritus, fettende 169
Salicylsäure-Hautspiritus 1, isopropylalkoholhaltiger 170
Salicylsäure-Öl 164
– abwaschbares 165
Salicylsäure-Salbe 162
Schälmittel 264
Schleimhautdefekte 273
Schmerzen, postzosterische 200
Schürfwunden 246 f
Schüttelmixturen *siehe* Grundlagen
Schwangerschaftsdermatosen 152
Seborrhö 256
Signatura *siehe* Rezeptformalität
Silbernitrat 74
– Lösung 0,5 oder 1 % 232
– Lösung 10 % 233
Silikonöle 78
Skabies 58, 71
– Behandlung 58, 71
Softisan 378 120
Solubilisator 84
Solutio Castellani 4, 64
Sorbinsäure 94
Speichelersatz 275
Spiritus picis lithantracis 74
Sprays 51
Squalan 79
Standardrezepturen 16
Staphylococcus aureus 55, 217
Staphylokokken 54 f, 64, 72
– multiresistente 55, 72
Stärke 111
– Arten 88
Stauungsekzem 178 f, 181 f
Steinkohlenteer 74
– Lösung 74
– Salbe 210
Steroidantibiotikum 55
Stomatologika 271
Streptokokken 54 f, 64, 72
Subscriptio *siehe* Rezeptformalität 11
Synergisten 96

T

Talkum 86, 111
Tenside 82
– nichtionische 84
Tetrachlorkohlenstoff 110
Tetracycline 54
Tetracyclinhydrochlorid 55
Therapiefreiheit, ärztliche 115 f
Thesit 72
Thesit in Lotio alba 198
Tiabendazol 75
Tiabendazol-Gel 10 %, lipophiles 242
Tinea corporis 238 ff
Tinea pedis 238, 240
Tinkturen 47, 50
α-Tocopherol 96
Toxizität 109
Traditionen 3
Tragant 111
Tretinoin 75 f
Tretinoin-Creme
– hydrophile 76 f, 261
– hydrophobe 76, 260
Tretinoin-Gel, hydrophiles 76
Tretinoin-Haftpaste 81
Tretinoin-Lösung, ethanolhaltige 263
Triamcinolonacetonid-Creme, hydrophile 183
Triamcinolonacetonid-Emulsion, hydrophile 185
Triamcinolonacetonid-Haftpaste 187
Triamcinolonacetonid-Hautspiritus 186
Triarylmethanfarbstoffe 63
Trichomoniasis 70
Trichophytoninfektionen 234 f, 237
Triclosan 76, 94
– Creme 2 %, hydrophobe 227
Triglyceride 80
Triphenylmethan-Farbstoffe 64, 69
Trometamol 90

U

Ulkusreinigung 215
Ultraschallkontaktgel 149
Ulzera 217, 248
Umschlag 50
Unguentum alcoholum lanae 123
Unguentum emulsificans 124

Unguentum emulsificans aquosum 140
Unguentum emulsificans aquosum N SR 138
Unguentum emulsificans nonionicum aquosum 136
Unguentum leniens 129
Unverträglichkeiten, physikalisch-chemische 97

V

Vaselin 79
Vaselin DAB, weißes 119
Vaselinüberempfindlichkeit 121, 134, 138, 140
Vaselinum album 119
Vasodilatator 65
Verband
– fettfeuchter 50
– feuchter 50
Verbrennungen 215, 217
Verdickungsmittel 86
Verfallsdatum 102 ff
Verhornungsstörungen 177
Verklumpungen 99
Verpackungen 19
Verrucae planae 75
Verrucae vulgares 266
Verschreibung 12
Vitamin-A-Säure 75
Vitiligo 207
Vulvitis 188, 191

W

Wachse 78, 80
Walrat 111
Warzen 74
Warzensalbe 265
Warzentherapeutika 264
Wasserstoffbrücken-Bindungen 98
Wechselwirkungen 97
– Grenzflächeneffekte 99
– ionische 98
– über Wasserstoffbrücken 98
– Wirkungsbeeinflussung 99
Weiterverarbeitungsdatum 101
Windeldermatitis 151, 156, 160 f, 246 f
Wirkstoffe 52
– obsolete 111
– problematische 114
Wollwachsalkohole 83
Wollwachsalkohol-Salbe DAB 29, 122
– wasserhaltige 130
Wollwachsalkohol-Salbe pH 5, wasserhaltige 132
Wollwachsalkohol-Salbe SR DAC 123
Wundbehandlung 146
– Mittel 246
Wundheilung 61

X

Xanthangummi 88
Xerosis 130, 135

Z

Zinci oleum 161
Zinci oxidi lotio 151
Zinci pasta 156
Zinkchlorid-Sklerosierungslösung, ethanolhaltige 270
Zinkleim *siehe* Grundlagen 46
Zink-Öl 161
Zink-Paste DAB 156
– weiche 160
Zink-Puder 150
Zinkleim DAB 276
Zinkleim-Verband 277
Zinkoxid 77, 86
Zinkoxid-Schüttelmixtur 151
– ethanolhaltige 153
Zinkoxid-Talkum-Puder 50 % 150
Zinksulfat-Heptahydrat 77
Zugsalbe 53, 209